NOUVELLE

PYRÉTOGRAPHIE,

OU

TRAITÉ SUR LES FIÈVRES

DITES CONTINUES,

CONSIDÉRÉES D'APRÈS LA DOCTRINE PHYSIOLOGIQUE,

Par J.-T.-H. Blondin,

MÉDECIN REÇU PAR LA FACULTÉ DE MÉDECINE DE PARIS,

Médecin cantonnal, Membre correspondant du Conseil de Salubrité de la ville de Moulins, Médecin adjoint des épidémies.

In febribus curandis medico
altum sit judicium.

Auc.

A PARIS,

Chez J.-B. BAILLIÈRE, Libraire de l'Académie royale de Médecine, rue de l'École de Médecine, n° 13;

Et à Moulins,

Chez ROCH et ENAUT, rue Saint-Pierre, n° 24.

1838.

NOUVELLE

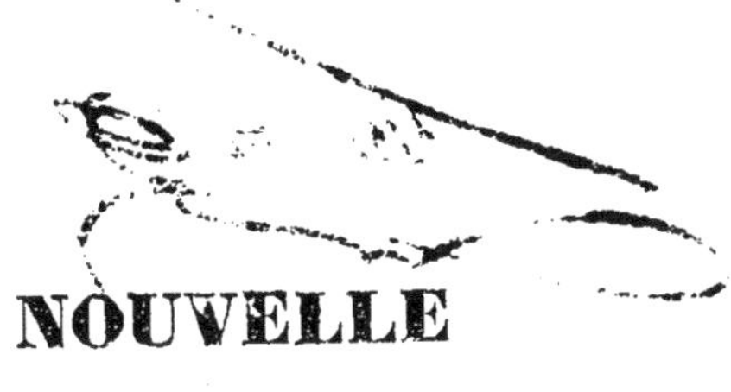

PYRÉTOGRAPHIE.

Tout contrefacteur ou distributeur d'exemplaires de cet ouvrage, non revêtus de ma signature, sera poursuivi devant les tribunaux.

Moulins, Imprimerie de Roch et Enaut.

NOUVELLE
PYRÉTOGRAPHIE,

ou

TRAITÉ SUR LES FIÈVRES

DITES CONTINUES,

CONSIDÉRÉES D'APRÈS LA DOCTRINE PHYSIOLOGIQUE,

Par J.-T.-H. Blondin,

MÉDECIN REÇU PAR LA FACULTÉ DE MÉDECINE DE PARIS,

Médecin cantonnal, Membre correspondant du Conseil de Salubrité de la
ville de Moulins, Médecin adjoint des épidémies.

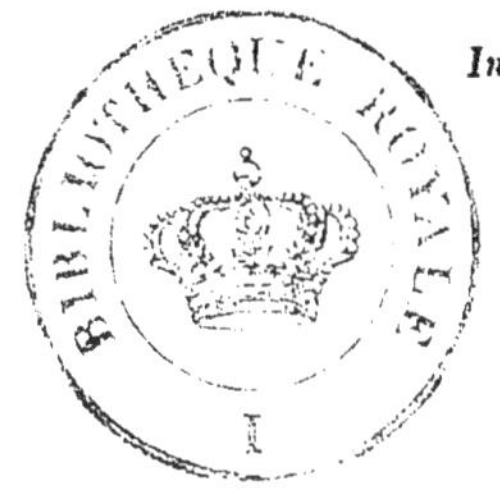

*In febribus curandis medico
altum sit judicium.*

Auc.

A PARIS,

Chez J.-B. BAILLIÈRE, Libraire de l'Académie royale de
Médecine, rue de l'École de Médecine, nᵒ 13 ;

Et à Moulins,

Chez ROCH et ENAUT, rue Saint-Pierre, nᵒ 24.

1838.

A M. F.-J.-V. Broussais,

Membre de l'Institut, Professeur à l'école de Médecine, Officier
de la Légion-d'honneur ;
Médecin en chef et premier Professeur à l'Hôpital militaire d'ins-
truction de Paris ;
Inspecteur des Armées ;
Membre titulaire de l'Académie royale de Médecine, de la Société
médicale d'émulation et de l'Athénée de médecine de Paris ;
Membre honoraire de la Société de médecine, chirurgie et pharmacie
du département de l'Eure, et de la Société médicale de Douai ;
Membre correspondant de la Société Linnéenne de Bordeaux et du
Cercle médical de Wats ;
De la Société d'émulation de Liège,
De la Société de médecine de Louvain, de la Société médicale de
Tournai,
Des Sociétés de médecine de Bruxelles et de Breda ;
Associé honoraire de la Société médico-chirurgicale de Cadix ;
De l'Académie de médecine de Madrid ;
De la Société patriotique de Cordoue ;
De la Société médicale de la Nouvelle-Orléans et de celle de Phila-
delphie,
Comme un témoignage public de ma reconnoissance, et de la haute
estime que m'inspirent ses travaux et ses succès dans l'enseigne-
ment de la Médecine.

Et à M. P.-B. Terrier,

Docteur en Médecine,

Gage de l'amitié la plus sincère.

NOUVELLE

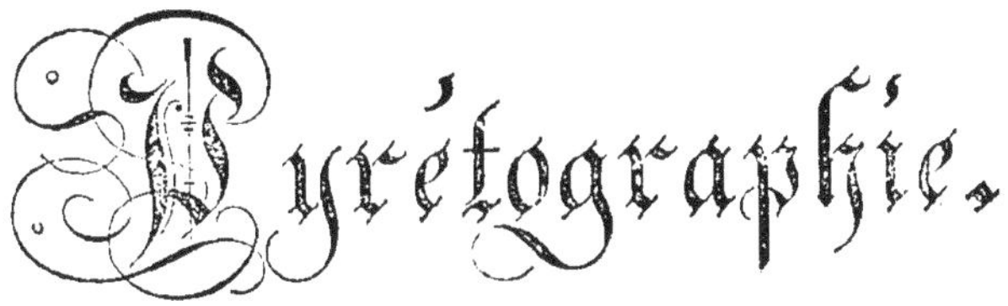

Introduction.

Jusqu'à ce jour, la science manquait d'un traité sur les fièvres dites continues, qui indiquât d'une manière précise le traitement qui convient le mieux pour les combattre, basé sur les rapports qu'on observe entre les symptômes variés qu'elles présentent et les altérations des organes. En entreprenant ce travail, je ne me suis point dissimulé les difficultés que je devais rencontrer à chaque pas; aussi je prie le public médical d'avoir égard aux efforts que j'ai faits pour traiter l'une des parties de la médecine qui présentent le plus de difficultés; et si je suis assez heureux pour atteindre le but que je me propose, j'aurai rendu un service réel à l'humanité et à la science.

Pinel a été regardé, et l'est assez généralement encore aujourd'hui, comme celui qui a créé la meilleure classification des fièvres. Cependant cette classification, ainsi que la nomenclature de certains termes qui servent dans sa *Nosographie philosophique* à désigner quelques ordres de fièvres, sont entachés de défauts qu'il est nécsssaire de signaler dans l'intérêt même de la science; car la médecine fait des progrès chaque jour, et chacun de ses membres doit faire tous ses efforts, pour la faire marcher de front avec les autres sciences.

L'écrivain que je viens de citer a-t-il fait faire un pas à la médecine, en enseignant, en publiant même l'existence de fièvres essentielles? Non certainement; car beaucoup de ses disciples, qui ont partagé ses idées, les ont propagées, et ont entretenu une foule de jeunes praticiens dans l'erreur où on les avait élevés eux-mêmes. En méconnaissant la plupart des altérations organiques, ils ont méconnu le siége des fièvres: ils devaient par conséquent en ignorer le traitement.

A l'époque où l'anatomie pathologique languissait encore dans l'enfance, il était sans doute permis d'admettre l'existence de fièvres essentielles, parce que les lésions organiques n'étaient pas encore connues ; mais depuis que cette branche de la médecine a été éclairée par le flambeau de la physiologie, elle a été étudiée avec plus de soin, aussi a-t-elle fait d'assez grands progrès, pour qu'on raye aujourd'hui le mot essentiel de toute pyrétologie.

Et cependant à l'époque où Pinel a écrit, il faisait de nombreuses autopsies ; il devait donc observer les altérations variées des organes chez les individus qui avaient succombé aux fièvres adéno-ményngées, adynamiques ou ataxiques, comme il lui a plu de les désigner. Or, si la plupart des lésions que l'on observe tous les jours à la suite de ces affections lui ont été méconnues, que faut-il penser? qu'il a fait des ouvertures de cadavres avec peu de soin, ou que fidèle à son système de fièvres essentielles, il a omis à dessein de signaler des lésions qui n'ont pas dû lui être toujours inapperçues.

En effet, quel est le médecin qui, pour peu qu'il ait fait ou vu faire d'autopsies, n'a observé des traces d'inflammation sur l'encéphale ou ses dépendances, sur la muqueuse gastrointestinale, les conduits biliaires, le foie, la rate ou le mésentère à la suite des fièvres typhoïdes ou gastriques par exemple. Quelquefois, il est vrai, ces traces d'inflammation sont si légères, qu'il est difficile de les reconnaître, et l'on a peine à se rendre compte à soi-même comment elles ont pu faire périr les individus ; mais on ne doit pas perdre de vue qu'après la mort les traces de phlogose de certains organes , et surtout des membranes muqueuses, s'effacent d'une manière toute particulière.

D'après de telles considérations, je pose en principe que toutes les fièvres, sans en excepter une seule (je ne parle ici que des fièvres continues), sont symptomatiques , attendu qu'elles dépendent de l'inflammation primitive des organes, comme je le démontrerai plus tard.

J'ai dit que la classification des fièvres par Pinel, et la nomenclature de plusieurs termes dont il s'est servi pour les désigner étaient vicieuses en partie : dans un moment, je prouverai ce que j'avance. En passant du simple au composé, cet auteur avait adopté une marche excellente pour l'étude des fièvres; malheureusement il méconnut le siége de plusieurs de ces maladies, et commit de graves erreurs dans leur traitement. Un seul ou plusieurs symptômes sympathiques lui ont souvent suffi pour établir une dénomination entre elles.

S'il a reconnu une irritation de l'estomac dans la fièvre

qu'il a désignée sous le nom de ményngo-gastrique, et que Hippocrate, Selle, Stahl, Tissot et autres ont nommée bilieuse, parce que ces auteurs la regardaient déterminée par la bile, n'est-il pas resté leur imitateur servile dans le traitement de cette affection, en en prescrivant pour base les évacuants.

Je puis en dire autant de la fièvre muqueuse ainsi désignée par certains auteurs, appelée pituiteuse, mésentérique, glutineuse, gastrique par d'autres, et que l'auteur de la nosographie philosophique a distinguée des autres fièvres sous celui de adéno-ményngée. Il entrevit, d'une manière imparfaite, l'irritation des voies digestives dans cette fièvre, et lui assigna la dénomination que je viens de citer. Mais cette dénomination n'indique pas du tout le siège primitif de la maladie; car que signifient ces deux mots adéno-ményngée, glande, membranes : il aurait dû y ajonter celui de gastrique, et alors il eût été compris. Sans être d'accord avec les humoristes sur le siége de cette affection, il partage au moins leur manière de voir pour le traitement.

Mais sa nomenclature pèche bien plus encore pour sa dénomination des fièvres adynamiques et ataxiques. En effet, que l'observateur judicieux examine avec attention les symptômes propres à la première de ces deux affections, et qu'il dise ensuite de bonne foi, si l'affaissement général, l'atonie

des muscles, la lenteur de leurs mouvemens, le coucher sur
le dos, la prostration, etc., etc., etc., sont des symptômes qui
annoncent une asthénie générale essentielle, et si on ne les
remarque pas dans beaucoup de maladies aiguës : qu'il dise
que les douleurs intestinales, les vomissemens, la diarrhée
ou la constipation, la sécheresse de la langue, la rougeur de
cet organe sur ses bords et à sa pointe, sont des signes qui
n'annoncent pas une inflammation gastro-intestinale, on se
moquera de lui ; qu'il dise enfin que la stupeur, le coma, la
somnolence, le délire sont des symptômes qui annoncent une
débilité générale, il passera aux yeux de ses confrères pour
un ignorant.

Pinel, qui avait fait oublier le mot de putridité dans cette
fièvre, ne s'est pas aperçu qu'en signalant une erreur dans
laquelle étaient tombés la plupart de ses prédécesseurs, il en
commettait lui-même une autre non moins grave, en publiant, à l'instar de Brown, que la fièvre adynamique était
due à une faiblesse générale, à une asthénie essentielle. Or,
je prouverai, en examinant chacun d'eux séparément, que les
symptômes de cette fièvre sont dus en général à un surcroît
d'activité dans les organes, et non à une prétendue asthénie,
j'excepterai cependant ceux qu'on observe au moment où la
vie va finir.

Le mot de malignité a été employé par Hippocrate, et après lui, par beaucoup d'autres auteurs, au nombre desquels je vois Huxam, Pringle, Lind, Stoll, Selle, pour désigner le mauvais caractère des maladies en général, et plus particuliè-rement celui de la fièvre quils ont appelée maligne. La plus grande partie des médecins, pensant que l'action de cette fièvre sur les organes était tout-à-fait asthénique, débilitante, employèrent, pour la combattre, tantôt les stimulans et les toniques les plus énergiques, tantôt les sudorifiques ou les évacuans, parfois aussi les émissions sanguines et les opiacés. Aussi, que de malades devinrent les victimes de traitemens aussi incendiaires! Enfin, Sydenham pensa que cette prétendue malignité ne dépendait, le plus souvent, que d'un traitement mal dirigé, qui ne faisait qu'accroître une inflammation déjà aiguë par elle-même.

Plus tard, Pinel remplaça le mot de malignité, dont le sens est assez vague en médecine, par celui d'ataxie, qui lui servit à désigner son cinquième ordre, et il ne fut pas plus heureux pour la dénomination de cette fièvre qu'il ne l'avait été pour la précédente. En effet, que veut dire le mot ataxie? un dérangement portant atteinte au système nerveux, une irrégularité dans les crises et les paroxysmes. Telle est du moins sa signification comme terme de médecine. Eh bien!

je le demande, cette dénomination d'ataxie convient-elle pour désigner une affection dont les symptômes annoncent toujours une inflammation de l'encéphale ou de ses dépendances très-souvent compliquée de celle des voies digestives ou de tout autre organe contenu dans l'abdomen. Aujourd'hui on s'accorde assez généralement à appeler typhoïdes ces deux dernières maladies , à cause de certains rapports de ressemblance qu'elles présentent avec le typhus. Cependant il existe entre ces affections des différences qui n'ont pas été assez précisées par les auteurs, et entre autres par M. Louis , qui a créé cette nouvelle dénomination et que je ferai connaître en faisant de ces fièvres l'histoire particulière. Il existe aussi entre elles des différences assez tranchées pour que je donne à chacune une dénomination spéciale.

Pour rendre ce traité plus lucide, j'ai cru devoir créer, en partie du moins, une classification à l'aide de laquelle je traite d'abord des fièvres les plus simples, puis de celles qui sont compliquées de l'irritation d'un plus grand nombre d'organes. J'ai cru qu'il fallait, autant que possible , baser la nomenclature des termes dont j'ai fait choix , pour désigner tel ou tel ordre de fièvres, sur le nom d'un seul ou de plusieurs organes primitivement affectés ou sur celui d'un organe dont l'irritation persiste après la disparition de celle

d'autres organes qui n'avaient été affectés que secondairement. Telles sont les fièvres auxquelles je donne le nom de
céphalo-gastrique et de entéro-adéno-céphalique.

Je range ces fièvres dans neuf ordres.

Le premier comprend la fièvre inflammatoire annoncée par
un surcroît d'excitation dans les principaux organes de la
circulation et par la distension des vaisseaux sanguins en
général.

La fièvre gastrique occupe le second ordre. J'ai conservé
ce mot qui indique bien le siège de la maladie.

J'ai désigné sous le nom de gastrique folliculeuse la fièvre
que Pinel a appelée adéno-méningée. La dénomination que
je lui donne me paraît préférable à celle de l'auteur que je
viens de citer, parce qu'elle indique de suite quels sont les
organes primitivement affectés, savoir : la membrane muqueuse gastro-intestinale et ses cryptes muqueux.

Mon quatrième ordre renferme la fièvre ataxique de Pinel,
à laquelle je donne le nom de céphalo-gastrique ; cette dénomination me semble préférable à toute autre, même à celle
de typhoïde, attendu qu'elle fait connaître de suite que dans
cette affection c'est l'encéphale ou ses dépendances qui sont
irrités les premiers, ou que des symptômes inflammatoires y
existent encore, lors même que le tube intestinal n'est plus

phlegmasié. J'ai recucilli un assez bon nombre d'observations de cette maladie, tant dans les hôpitaux que dans ma pratique particulière, et qui viendront à l'appui de ce que j'avance.

Le cinquième ordre est formé par la fièvre que je nomme entéro-adéno-céphalique, et qui n'est autre que l'adynamique de Pinel. Ce que j'ai dit de la fièvre précédente, relativement aux symptômes inflammatoires qui débutent vers le cerveau ou qui y persistent pendant la durée de la maladie, est applicable à cette fièvre, parce que l'inflammation qui commence par se manifester sur le tube intestinal y persiste après la cessation des symptômes cérébraux.

Le typhus occupe le sixième ordre. Je le place immédiatement après les fièvres céphalo-gastrique et entéro-adéno-céphalique (typhoïdes), parce que je fais connaître les rapports d'analogie et de différence qui existent entre ces affections, rapports que je n'ai pas encore vu décrits exactement jusqu'à ce jour dans aucune pyrétologie.

Je range la fièvre jaune dans le septième ordre.

Le huitième est occupé par le choléra-morbus épidémique, qui jusqu'ici n'a figuré dans aucun ouvrage élémentaire, comme formant un ordre à part dans la classification des fièvres.

Le neuvième ordre enfin renferme la peste.

On sera sans doute étonné que la fièvre hectique ne trouve point place dans mon cadre des fièvres ; la raison qui m'empêche de l'y ranger, c'est que je la regarde comme étant l'un des symptômes de toute maladie lente et grave , se terminant par la mort.

Si l'on examine avec attention les symptômes de ces différentes fièvres , on voit qu'elles ont presque toutes leur siége dans le tube digestif , et ce serait avec raison que le professeur Broussais aurait avancé qu'elles sont toutes dues à la gastro-entérite , s'il eut fait exception de la fièvre inflammatoire. Quelquefois encore l'on parvient à arrêter, dès le début, la cépholo-gastrique , avant que des signes d'irritation se soient manifestés du côté des voies digestives.

Pour que cet ouvrage eût été plus complet , peut-être eût-on désiré que j'eusse parlé des fièvres rémittentes et intermittentes. Leur histoire , j'en conviens , devrait venir immédiatement après celle des fièvres continues ; je ne ferai qu'une seule observation à ce sujet , c'est qu'ayant eu en vue d'indiquer d'une manière particulière le traitement qui doit se déduire d'après les symptômes qu'on observe dans les fièvres continues , et les altérations des organes, j'ai pensé que mon traité , dégagé de tout ce qui pourrait avoir quelque rapport

avec les fièvres rémittentes et intermittentes , n'en présente-
rait que plus d'intérêt, par cela même qu'il serait plus concis.

A la suite de chacune des fièvres dont je fais la description,
j'ai grouppé un certain nombre d'observations qui ont été
faites avec la plus grande exactitude. Je signale l'époque de
la maladie à laquelle j'ai été appelé , le traitement que j'ai mis
en usage , selon les indications et les cas de succès ou d'insuccès que j'en ai obtenus.

Telle devrait être la marche que tout écrivain conscien-
cieux devrait suivre ; en rapportant les faits avec vérité , il
ferait avancer la science , qui , recevant sans cesse une nouvelle impulsion , n'en ferait que de plus rapides progrès. Au
nombre des observations que je cite , je signale plus particulièrement celles qui se rapportent aux fièvres gastrique ,
céphalo-gastrique, et gastro-adéno-céphalique. J'ai vu régner
ces maladies épidémiquement , la première pendant l'été et
l'automne de l'année 1831 ; les dernières, pendant l'hiver et
le printemps de l'année 1835.

Au nombre des médicamens dont j'ai retiré le plus de succès , après l'emploi des émissions sanguines , je dois signaler
les préparations chlorurées qui ont été vraiment héroïques dans
la dernière période des fièvres céphalo-gastrique et gastro-
adéno- céphalique. Je dois à un excellent ami , M. Terrier, le

succès que j'ai retiré de cette médication. Ce fut lui qui, dans une conversation particulière, m'engagea à employer, à l'instar du professeur Chomel, ces préparations dans les affections typhoïdes ; il m'assura en avoir retiré lui-même de fort bons effets dans la dernière période de ces maladies. Quoique je n'aie pas eu occasion d'employer les chlorures dans le typhus, la fièvre jaune et la peste , je n'hésite pas à les recommander dans ces maladies , parce que je crois qu'ils ne manqueront pas d'avoir de l'efficacité dans leur dernière période , surtout dans celle du typhus , d'après la grande analogie qu'il présente avec certains symptômes des fièvres typhoïdes.

Beaucoup de médecins ont prétendu que les fièvres en général, mais plus particulièrement les bilieuses et les pituiteuses, étaient causées par l'âcreté des humeurs ou leur surabondance, mais surtout par celle de la bile et de la pituite. Partant de ce faux principe , ils s'obstinèrent à répéter imprudemment l'usage des évacuants, pour chasser hors de l'économie les humeurs altérées , la bile selon les uns , et la pituite d'après les autres. On abusa tellement de ces médicamens , qu'il ne se présentait aucune fièvre à l'observation , sans qu'on y recourût de suite. Aussi, que de fièvres inflammatoires et gastriques ont revêtu un caractère pernicieux, ou sont passées à l'état typhoïde sous l'influence de cette médication, et ont déterminé la mort ! Néanmoins , bien qu'elle fît plus de victimes que la maladie n'en eût fait si elle eût été abandonnée à elle-même , elle prit un tel degré de confiance dans l'esprit public , qu'il ne survenait pas la moindre fièvre sans qu'on demandât à corps et à cris vomitifs et purgatifs , comme si ces médicamens eussent été un baume propre à guérir tous les maux. Cette confiance s'accrut tellement, qu'aujourd'hui même l'homme de l'art est encore souvent pressé par des malades ignorants ou obstinés, pour qu'il leur prescrive des évacuants à l'aide desquels la bile, qui selon eux est cause de leur maladie , puisse être expulsée.

Cette persuasion que le médecin ne peut toujours détruire, leur vient de l'ignorance et de la superstition dans lesquelles ils naissent , croupissent et finissent par mourir. Espérons que les institutions primaires qui sont établies dans les villes et dans les campagnes, apporteront dans les basses classes de la société une amélioration rapide; espérons qu'avec les progrès de la civilisation et des lumières, les préjugés populaire disparaîtront indubitablement. L'homme de l'art doit-il céder aux désirs inconsidérés de certains malades en leur accordant des remèdes qu'il sait pouvoir leur être nuisibles? Non certainement, une telle conduite de sa part annoncerait ou de l'ignorance, ou trop de condescendance. Il doit demeurer ferme dans une résolution une fois prise, quand de cette résolution souvent dépendent les jours des malades.

Dans l'épidémie de fièvre gastrique que j'ai observée en 1851, j'ai mis en pratique le traitement recommandé dans cette maladie par le professeur Broussais, et je m'en suis fort bien trouvé, puisque sur deux cent trente-deux malades qui furent soumis à mes soins, je n'en ai perdu que cinq, dont deux moururent par imprudence. A l'article *Fièvre gastrique*, je rapporte l'observation de l'un de ces cinq malades, qui succomba au choléra sporadique, déterminé par l'administration d'un vomitif, qu'un confrère obstiné avec lequel j'avais été appelé en consultation donna au malade pour ainsi dire malgré moi.

Il faut que le médecin qui écrit soit indépendant, et ne se laisse pas subjuguer par l'ascendant ou le grand nom de ceux qui ont pu traiter le même sujet avant lui. Il faut qu'il lise leurs écrits avec attention, qu'il les compare avec ceux des auteurs contemporains, et qu'ils le juge avec bonne foi et impartialité, en mettant de côté tout esprit de prévention.

Avant d'écrire sur une maladie, il faut autant que possible qu'il en ait observé avec soin les symptômes et la marche dans ses différentes périodes. Il faut qu'il puisse dire si le sujet doit succomber à une effusion grave : « à l'autopsie je

» rencontrai telle ou telle lésion, plutôt sur un tel organe

» que sur tel autre. »

C'est ainsi qu'en cherchant à devenir utile à la société, l'homme laborieux, le médecin philantrope s'instruira beaucoup dans l'étude des maladies. Je ne terminerai pas cet article, sans dire avec Sydenham, que le traitement des fièvres requiert dans un médecin beaucoup de sagacité et de pénétration, et que le succès dépend surtout de son discernement pour le mode de traitement qu'il met en usage. J'ajouterai qu'il faut qu'avec un esprit calme et présent, il examine séparément et ensemble, les symptômes et la marche de ces maladies, et qu'il ait égard, dans leur traitement, à la saison, à l'âge, à la constitution et aux forces des individus.

CONSIDÉRATIONS

SUR

LA FIÈVRE EN GÉNÉRAL.

HIPPOCRATE, que l'on regarde à juste titre comme le père de la Médecine, était natif de l'île de Cos et vivait long-temps avant Jésus-Christ (450 ans à peu près). Cet homme illustre voyagea long-temps et dans différentes contrées pour s'instruire dans l'étude de la médecine. L'un de ses plus grands mérites, c'est d'avoir allié l'art de guérir et la philosophie, d'avoir fort bien décrit un grand nombre de maladies, et d'avoir prescrit la diète dans celles qui étaient aiguës. Hippocrate n'avait pas sur la fièvre les idées que nous en avons aujourd'hui ; il ne la considérait point comme une entité : pour lui le mot *fièvre* était synonime de *chaleur*. Les moyens qu'il employa pour la combattre étaient peu nombreux : la diète, des boissons aqueuses, quelques évacuants, étaient les seuls auxquels il paraît avoir eu recours. Ce qui l'a sans doute empêché d'agir plus activement, c'est qu'il pensait que les fièvres guérissaient par le seul secours de la nature.

Anaxagore regardait la bile comme cause des fièvres. Aristote réfuta cette opinion, en prouvant que dans plusieurs de ces maladies ce liquide n'était pas prédominant. Je regarde comme de la plus haute importance les idées de ces deux philosophes ; car elles nous font connaître l'époque où s'est manifestée l'opinion sur la généralité des fièvres bilieuses.

Platon, cet ambitieux philosophe qui avait fondé un système sur la création, s'érigea en médecin, et attribua les fièvres continues à la superfluité du feu ou de l'air, et les fièvres intermittentes à la superfluité de l'eau ou de la terre. Cette théorie, quoique fausse, n'en obtint pas moins pendant fort long-temps beaucoup de suffrages.

Hérophile prétendit que les fièvres étaient dues à la dégénération des humeurs. Erasistrate les attribua à la fausse direction qu'elles parcouraient ainsi qu'à la déviation de l'air. Il définissait la fièvre une chaleur intense dans toutes ou seulement dans quelques-unes des parties du corps, accompagnée d'un pouls violent, dont la cause, de même que celle de l'inflammation, réside dans un engorgement quelconque.

Selon Soranus, la fièvre consistait dans une solution absolue des voies ou dans leur rareté. Le premier il a rejeté les purgatifs du traitement des maladies, surtout des fièvres.

Archigènes, l'un des fondateurs de l'école éclectique, distingua bien les variétés que présente le pouls dans les différentes fièvres. Il changea la série des jours critiques d'Hippocrate, et au lieu du vingtième jour il fixa le vingt-unième.

Galien, qui vécut 600 après Hippocrate, cultiva plusieurs sciences, mais plus particulièrement la médecine, qu'il alla étudier dans les écoles de la Grèce et de l'Égypte. Il s'arrêta à Alexandrie, qui recélait alors les médecins les plus distingués ; de là il se rendit à Rome, où, jaloux de sa gloire, ses confrères entreprirent de le faire passer pour magicien ; mais, malgré l'envie et la calomnie, il y jouit de toute la confiance de l'empereur Marc-Aurèle. Sa doctrine était basée sur l'humorisme, dont il fut le principal fondateur ; aussi rapportaitil toutes les fièvres à la dégénération des humeurs, excepté la quotidienne, qu'il attribuait à l'altération du pneuma. Il définissait la fièvre en général, une chaleur contre nature développée dans le cœur, et qui, partant de ce viscère, se répandait par tout le corps à l'aide des artères et des veines. Galien avait une facilité extraordinaire pour écrire; aussi laissa-t-il de très-nombreux ouvrages sur la médecine. Plus tard, les Arabes s'emparèrent de ses écrits et se traînèrent péniblement sur ses pas, en le copiant plus ou moins servilement. Cette doctrine qui fut enseignée en Europe dans le moyen-âge, à l'époque où la langue grecque fut apportée de Constantinople en Italie par Constantin, fut très-violemment attaquée par Paracelse, le plus fanfaron des médecins du 16e siècle, qui voua au feu les écrits du médecin de Pergame. Il attribuait la fièvre à la combustion du soufre et du nitre. Galien fut le premier qui classa les fièvres, dont il multiplia trop les espèces, d'après les observations d'Hippocrate et d'après son ardente imagination.

Aëtius, l'un des sectateurs de Galien, faisait résider la cause des fièvres dans l'altération de la bile ou de la pituite. D'après lui, cependant, la fièvre ardente était compliquée d'une inflammation occulte des intestins. Cette dernière observation est remarquable et doit être notée avec soin, parce qu'elle est la première, jusqu'alors, sur l'inflammation intestinale comme cause de fièvre.

Palladius attribuait la fièvre, en général, à des irritations externes, à un trop grand exercice, à la violence des passions, à l'engorgement des organes, à la suppression de la transpiration ou à la dégénération des humeurs.

Les médecins arabes, entr'autres Avicenne et Rhazès, créèrent une théorie des fièvres en tout analogue à celle du médecin grec. Rhazès observa le premier que, dans le cours des fièvres la sueur n'est pas une véritable crise, mais seulement un signe que la nature opérera un effort ultérieur.

Mengo Bianchelli a défini la fièvre, une chaleur contre nature, se propageant du cœur dans tout le reste du corps. Il admettait deux espèces de pouls, l'un élevé au milieu et pressé des deux côtés ; l'autre tordu comme un fil. Savonarola a mieux exposé que tous les médecins qui l'ont précédé, les règles de précautions applicables à son examen.

Si nous nous reportons à des temps moins reculés, nous voyons diverses opinions émises sur la fièvre, beaucoup de théories fausses pour la plupart et qui devaient être une conséquence nécessaire de systèmes plus ou moins absurdes, et enfin quelques idées profondes et de bonnes observations, noyées dans un chaos d'idées confuses et obscures.

La fièvre, disait Sydenham, n'est autre chose qu'un effort de la nature qui agit de tout son pouvoir pour détruire ou chasser la matière morbifique très-ennemie du corps, et rendre ainsi la santé aux malades. Il la distinguait en essentielle et symptomatique. La première a son siège dans le sang, sans dépendre d'aucune autre maladie. La fièvre symptomatique dépend le plus souvent d'une inflammation. Il saignait plus ou moins, dans l'intention de rétablir le cours du sang, indication qu'il importait beaucoup de remplir ; puis il prescrivait les évacuants.

Si Baglivi remarqua que les fièvres étaient dues à l'inflammation des organes, s'il a observé que les malignes et les mésentériques surtout dépendent d'une inflammation des voies digestives, il ne les a pas combattues par la saignée. On n'en est pas étonné, lorsqu'en lisant cet auteur on voit qu'il attribue cette inflammation à l'âcreté des humeurs. Il remarqua les fièvres intermittentes, que plus tard on a désignées sous le nom de pernicieuses, et ne sut pas leur opposer le quinquina. Baglivi fit judicieusement observer que les vomitifs étaient en général nuisibles dans le traitement des fièvres, mais plus particulièrement dans les pays méridionaux. Il n'a pas défini la fièvre.

Stahl, qui fut l'un des plus grands médecins de son temps, soutint des opinions paradoxales : tel fut son système de l'autocratie de l'ame sur le corps en santé et en maladie, système qui lui suscita beaucoup d'admirateurs et beaucoup d'adversaires. Il prétendait qu'un médecin ne doit agir qu'en suivant avec attention les effets de l'ame sur le corps. En faisant de l'ame le principe de tous les mouvemens vitaux, Stahl a renversé la barrière qui séparait la médecine de la philosophie ; par son système il disculpe les médecins des idées de matérialisme dont certains philosophes les ont chargés, soit par ignorance, soit par calomnie. Il définit la fièvre un effort conservateur de l'ame pour éloigner les causes morbifiques auxquelles le corps est soumis.

Selon Hoffman, l'un des fondateurs du solidisme, la fièvre dépend du spasme et de l'atonie, quelquefois aussi des humeurs. Dès lors on voit que le système de Galien ne doit plus jouer qu'un rôle secondaire. En effet, le traitement mis en pratique par le médecin allemand consiste dans des calmans et des toniques, sans abandonner entièrement les évacuans. Il déclara avoir vu des traces d'inflammation sur l'estomac, les intestins et les méninges chez tous les individus qui avaient succombé à la fièvre.

Boërhaave professa d'abord la médecine d'Hippocrate ; mais, peu à peu dominé par les idées de son siècle, il créa un système particulier. Dans une seule théorie il voulut réunir la philosophie vitale d'Hippocrate, les principes chimiques de Sylvius et le mécanisme de Bellini. Cette théorie était très-vicieuse; mais le plan en était hardi et avait été conçu par un vaste génie. Boërhaave n'exposa pas subitement son système : ce ne fut qu'avec une sage lenteur qu'il publia ses idées ou les enseigna dans ses cours. Il regardait la fièvre comme une maladie très-fréquente, toujours accompagnée d'inflammation, et le plus souvent d'un grand nombre d'accidens. Quand ces accidens surviennent promptement, la fièvre est aiguë; quand ils sont tardifs elle est lente. Boërhaave considérait la fièvre comme une marche que suit la nature pour la guérison, idée tout-à-fait fausse, puisque la mort en est assez souvent le résultat. Sa médication fut symptomatique.

Sauvages multiplia trop les espèces de fièvres. Il en devait être ainsi ; car il définissait les maladies par les symptômes qu'elles présentaient plutôt que par leurs causes. Il se montra grand partisan du système de Stahl, touchant le pouvoir de l'ame sur le corps ; s'il n'eût pas été aussi enthousiaste de ce système, ses principes eussent été plus sûrs et plus utiles. Il prétendit que la cause de la fièvre en général consistait dans les efforts que fait l'ame pour lever les obstacles qui s'opposent à la liberté des mouvemens du cœur. Cette idée se trouve reproduite dans plusieurs de ses dissertations. Un grand reproche que l'on doit faire à Sauvages, c'est d'avoir considéré les fièvres comme des maladies générales, et d'avoir voulu soumettre la médecine à des calculs d'algèbre et à des démonstrations géométriques très-subtiles. Cela tient sans doute à ce que ce médecin était très-profond mathématicien.

Bordeu fut un bon écrivain en médecine du 18e siècle, et, sans contredit, l'un des restaurateurs de la doctrine d'Hippocrate ; il se mit à la tête de l'opposition qu'éleva la faculté de médecine de Montpellier contre la doctrine de Boërhaave, qui dominait alors, et le premier fut l'auteur d'une nouvelle doctrine sur l'observation du pouls dans les maladies. Il attribuait la fièvre à l'inégale distribution des forces, et prétendait qu'elle était due à l'irritation des viscères. Cette définition eût été excellente, s'il n'eût séparé l'irritation de l'inflammation. Ce fut lui qui, le premier, avança que pour faciliter l'étude des fièvres et pour les bien localiser, il faudrait établir la dénomination de chacune d'elles d'après l'organe le plus irrité.

Cullen, l'un des admirateurs de la théorie d'Hoffman, soutint son système, et avança que les cas où la fièvre était déterminée par les humeurs étaient peu fréquents. Il prétendit qu'elle était le résultat de la faiblesse des fonctions et produite par un spasme de la périphérie. Sa classification des fièvres continues est très simple. Il les divise en inflammatoire et nerveuse, ou typhus.

Toutes les fièvres, selon Brown (1), excepté la synoque, sont produites par une asthénie générale due à des causes débilitantes. Partant de ce faux principe, il fut nécessairement conduit à établir que ces maladies étaient asthéniques. Dès lors, pour être conséquent avec lui-même, il dut avoir recours à une médication stimulante pour les combattre. Aussi, que de

______

(1) Brown fut un médecin de hasard ; car, destiné dès son bas âge au métier de tisserand, il fut envoyé à Dunse pour y étudier la grammaire, et entrer, s'il était possible, dans l'état ecclésiastique. Ses goûts l'ayant détourné de l'étude de la théologie, il alla étudier la médecine à Edimbourg. Ce fut dans cette ville qu'il fut reçu comme précepteur dans la maison de Cullen qui le protégea et fut son maître, et dont il ne tarda pas à se séparer. Voulant démontrer à ses élèves, qui avaient pris le nom de Brownistes, les effets de sa méthode, il s'accoutuma à l'usage de l'opium ; mais un jour, en ayant pris une trop forte dose, il fut frappé d'une apoplexie à laquelle il succomba.

malades sont devenus les victimes d'une pareille médication !
On n'est pas étonné de voir Brown professer de tels principes,
lorsqu'on se rappelle qu'il n'avait en anatomie que les con-
naissances les plus superficielles, et qu'il ignorait les rapports
qui existent entre cette branche de la médecine et la physiologie. Mais il avait lu beaucoup, et grâces à une imagination
ardente, féconde aussi il faut le dire, il soutint un système
dont il ne fut pas l'inventeur à dire vrai, mais qu'il débar-
rassa de toute idée humorale. Les idées du médecin écossais
se propagèrent rapidement et ne tardèrent pas à exercer une
bien funeste influence non seulement en Angleterre, mais
encore en France, en Allemagne, et surtout en Italie et dans
les États-Unis. Brown n'était pas partisan des humeurs ; aussi,
dans ses *Élémens de Médecine*, évite-t-il avec soin de les regarder comme causes des maladies. C'est à peu près le seul
service dont la science lui soit redevable ; mais qu'il est léger,
quand on le compare aux funestes effets qui ont été le résultat
de son déplorable système ! Le principe fondamental de ce
système était que tout agit sur l'économie comme stimulant,
ou est doué d'une puissance excitative, et qu'il existe dans les
corps animés un principe correspondant qu'il appelle l'*exci-
tabilité*. D'après cette manière de raisonner, il fut conduit à
admettre comme curatifs des fièvres, les stimulans les plus
énergiques.

Selle, quoiqu'ayant mal défini la fièvre, remarqua que le
système nerveux joue un très-grand rôle dans son développement. Il divisa les fièvres en continentes, rémittentes, ataxiques et intermittentes. Il faisait dépendre la fièvre d'un vice
particulier des solides et des fluides, et plus particulièrement
de l'épaississement du sang.

Stoll pensait que la fièvre en général dépendait de change-

mens survenus dans l'irritabilité du cœur et des artères. Il
chercha à rapprocher les fièvres d'après leur analogie. A la
suite de nombreuses ouvertures de cadavres, il avait remarqué des traces d'inflammation chez les individus qui avaient
succombé aux fièvres ; mais il n'avait sur l'inflammation que
des idées inexactes, puisqu'il l'attribuait à l'âcreté des humeurs ; aussi abusa-t-il des vomitifs ! Il recommande la saignée dès le début et les toniques vers le déclin. On doit lui
savoir gré d'avoir été avare de ce dernier moyen thérapeutique.

J.-P. Franck définissait la fièvre une affection de la nature
irritée, et réagissant contre un stimulus morbifique, avec
lésion de quelque fonction. Il établit une classification très-
simple des fièvres, et les distingua en nerveuse, inflammatoire et gastrique. Cet auteur se trompe évidemment sur la
cause de la fièvre gastrique, qu'il attribue à des matières nuisibles contenues dans le canal intestinal. Sa médication consistait dans la saignée au début, moyen dont il se montra trop
avare, les évacuans et les toniques.

Borsieri, ainsi que Glisson en avait déjà fait la remarque,
reconnut que les organes étaient irritables, et avança que la
fièvre était due à l'augmentation de cette irritabilité. Malheureusement cette idée lumineuse, qui aurait dû faire changer la thérapeutique des fièvres, ne fut d'aucune utilité, puisque la médication qu'il recommande contr'elles repose principalement sur les évacuans.

Pinel a entrevu le siége de quelques fièvres, qu'il a appelées *essentielles* et rangées dans six ordres. Sa classification
est la meilleure et la plus simple de toutes celles qui ont paru
jusqu'à lui ; du moins on l'a jugée telle. Mais si l'auteur de
la *Nosographie philosophique* mérite des louanges pour cette

classification , on peut lui reprocher 1º de ne pas avoir parlé de la fièvre en général ; 2º de ne l'avoir pas définie ; 3º d'avoir donné le nom d'*essentielles* à des fièvres qui ont toutes un siége primitif, qu'il a reconnu dans quelques-unes de ces maladies ; 4º enfin, de s'être montré dans la thérapeutique grand humoriste et partisan du système de Brown, tout en déclarant ne pas approuver la médication du médecin écossais. La nomenclature de plusieurs mots dont s'est servi Pinel pour désigner telle fièvre plutôt que telle autre, est entachée de défauts que j'ai critiqués dans l'Introduction de cet ouvrage.

Tandis que Pinel en France tâchait de rendre plus lucide l'étude des fièvres , tout en se laissant influencer par les idées de Brown, Stoll et Franck , deux hommes distingués en Italie, Tomassini et Razori , faisaient tous leurs efforts pour découvrir le siége de ces maladies : Tomassini les regarda comme étant toutes de nature sthénique. Razori posa en principe que l'excès de stimulus prédomine dans ces maladies.

Prost, médecin très-érudit mais modeste, qui s'est attaché à rechercher la nature des maladies sur les organes, fit de nombreuses recherches sur la fièvre ataxique, et observa , chez tous les individus qui avaient succombé à cette affection, des traces d'inflammation sur la membrane muqueuse des intestins.

Bretonneau, dans la fièvre qu'il a désignée sous le nom de *dothinentérite*, dont les symptômes n'étaient autres que ceux de la fièvre ataxique et de l'adynamique, a remarqué la lésion des plaques de Peyer et des follicules de Brunner.

S'emparant de cette observation du médecin de Tours, Louis rapprocha assez imparfaitement les analogies qui existent entre le typhus et la dothinentérite, et nomma cette dernière affection *typhoïde*. Ce médecin n'a pas adopté de traitement bien arrêté pour combattre les affections typhoïdes, puisqu'il recommande contr'elles tantôt les anti-phlogistiques et tantôt les toniques ; il insiste plus particulièrement sur ces derniers. Il n'exclut pas de ce traitement les purgatifs et certains révulsifs externes.

Mais un homme dont le nom devait faire époque dans la science, le professeur Broussais, doué d'un grand génie et d'une vaste érudition, renversa l'échafaudage sur lequel reposait depuis si long-temps la doctrine des fièvres. Il posa en principe qu'il n'y a pas de fièvres essentielles, et que toutes sont symptomatiques, c'est-à-dire, dépendantes d'une inflammation organique. Il va plus loin, en les rapportant toutes à la gastro-entérite. Les observations d'Aëtius, de Baglivi, d'Hoffman, de Bordeu, de Glisson, de Borsieri, de Tomassini, de Razori, de Prost, sur le siége, la cause ou la nature des fièvres, avaient vivement frappé son attention, et contribuèrent sans doute, avec les remarques qu'il avait faites sur les lésions des organes dans ces maladies, à les lui faire considérer comme symptomatiques. Ce médecin regarde la fièvre en général comme étant le résultat d'une inflammation primitive ou sympathique du cœur, laquelle détermine des contractions plus fréquentes de cet organe, accélère la circulation et augmente la chaleur. Il a avancé que toute irritation qui peut déterminer la fièvre est une nuance de l'inflammation ; que toute irritation interne s'étend à l'estomac et au cœur et gagne le cerveau ; qu'il n'y a jamais exaltation ni diminution de la vitalité dans tous les organes à la fois, et que l'énergie trop considérable de la fonction d'un organe précipite, suspend ou dénature celle d'un ou de plusieurs autres organes.

Si l'on me demandait ce que c'est que la fièvre en général,

je répondrais qu'elle consiste dans l'accélération des mouvemens du cœur et par conséquent de la circulation, ainsi que
dans l'augmentation de la chaleur. J'ajouterais que ces phé-
nomènes sont le résultat d'une inflammation ou seulement
d'une irritation primitive (1), mais le plus souvent sympathique du cœur.

Je m'explique, et prends la fièvre gastrique continue, par
exemple, pour prouver mon assertion. Tant que l'on ne fait
qu'observer les symptômes précurseurs de cette affection,
comme dégoûts, perte d'appétit, nausées, borborygmes, pesanteur à l'épigastre après le repas, constipation ou légère
diarrhée, il n'y a pas encore de fièvre. Pourquoi ? Tout simplement parce que l'organe qui doit être affecté primitivement
ne l'est pas encore assez pour qu'un trouble assez grand se
communique aux autres organes de l'économie et surtout au
cœur. Mais attendez encore quelques jours, et dès le moment
où vous verrez l'inflammation gastro-intestinale bien prononcée, la fièvre s'emparera de votre malade. Et comment, me dira
peut-être quelque médecin peu physiologiste, ce phénomène
s'opère-t-il ? Par sympathie répondrai-je. Comme le système
nerveux établit les plus grands rapports entre les organes, nul
d'entr'eux ne peut être gravement affecté, sans que les autres,
ou du moins les plus importans à la vie, ne soient plus ou
moins irrités. Et c'est précisément à ce système nerveux qu'il
faut rapporter l'irritabilité de nos organes. En effet, coupez
un nerf qui va porter la sensibilité dans telle partie plutôt
que dans telle autre, vous paralysez cette partie : elle cesse
d'être irritable.

(1) Pour moi l'irritation est le premier degré de l'inflammation.

CHAPITRE PREMIER.

Fièvre Inflammatoire.

Plusieurs médecins, parmi lesquels je citerai Stoll, Cullen, Franck, Pinel, ont admis l'existence de fièvres continues essentielles. Cette persuasion, fondée sur l'erreur, a fait de nombreuses victimes; d'autres praticiens, tels que Sauvages, Gilbert, Castel, Broussais, Bouillaud, Gendrin, ont regardé avec raison toutes les fièvres continues comme dépendantes d'une lésion quelconque de l'organisme, et ont été naturellement portés à en chercher la canse dans l'altération des organes.

Au nombre des médecins qui ont étudié la fièvre inflammatoire, les uns en ont placé le siège dans le sang, les autres dans les propriétés vitales du cœur trop exaltées; J.-P. Franck dans l'irritabilité des vaisseaux sanguins; Alard l'a fait résider dans la peau et le tissu cellulaire sous-cutané; le professeur Broussais dans les membranes muqueuses et surtout dans la muqueuse gastro-intestinale. M. Bouillaud le place dans le cœur et les gros vaisseaux. Je partage pleinement cette dernière opinion.

Les causes de la fièvre inflammatoire sont parmi les prédisposantes; le jeune âge, l'âge adulte, un tempérament sanguin, la gestation, l'insolation, l'action d'un froid trop rigoureux, telle que celle d'un bain froid, les bains de vapeurs sulfureuses, l'usage des bains très-chauds, le printems, l'hiver, l'habitation dans des lieux élevés et exposés au nord ; une nourriture trop succulente, l'excès dans le vin ou les liqueurs, l'omission d'une émission sanguine, la suppression d'un exutoire annuel, l'oisiveté succédant brusquement à une vie laborieuse, des coups, une chûte, des passions ardentes, les veilles prolongées, l'excès d'étude : ces causes peuvent devenir également déterminantes. Ces dernières sont l'action trop prolongée des rayons solaires, le passage brusque du chaud au froid, une sueur supprimée, l'ivresse après un excès de fatigue, l'époque de la puberté chez les jeunes gens, l'approche de la menstruation chez les filles, la suppression brusque d'une hémorragie habituelle, des passions ardentes, une blessure, la dentition difficile, l'apparition de la gale, des dartres, de la syphilis, ou la suppression trop prompte de ces maladies ; la présence de substances dans les voies digestives, qui les excitent trop fortement ; une course trop précipitée. Certaines professions y prédisposent plus que d'autres, telles que celles de cloutier, forgeron, boulanger, etc.

La marche de cette maladie est le plus souvent uniforme ; les symptômes d'irritation augmentent d'abord, et diminuent ensuite ; quelquefois, cependant, ils se soutiennent avec le même degré, jusqu'à ce que quelque crise favorable vienne terminer la maladie. Ordinairement il y a le soir un ou deux paroxismes qui ne cèdent que le matin ; dans certaines circonstances, plus rares il est vrai, ces paroxismes ne se manifestent que le matin. Ils sont quelquefois si légers qu'il est difficile de les reconnaître.

Cette fièvre se termine quelquefois après douze ou vingt-

quatre heures : le plus souvent sa durée est de sept ou quatorze jours. Rarement elle va au-delà, quoique cependant
elle puisse durer dix-sept, vingt jours et même davantage.
Elle est ordinairement sporadique, par fois endémique, mais
bien rarement épidémique. Elle se termine le plus ordinairement par la santé; par d'autres maladies, telles qu'une fièvre
intermittente, des abcès non critiques, une fièvre typhoïde,
et enfin par la mort, ce qui est plus rare. La convalescence
en est le plus souvent prompte et facile ; les rechûtes sont
rares. Les symptômes qui sont propres à cette fièvre la font
très-facilement distinguer de toute autre ; quant au pronostic,
il n'est jamais fâcheux, à moins que, sous l'influence d'une
médication anti-rationnelle, elle ne soit passée à l'état typhoïde, ou ne soit compliquée de l'inflammation aiguë de
quelques autres organes.

Il est rare, comme je viens de le dire, que la mort sur-
vienne à la suite de la fièvre inflammatoire; cependant, quand
elle a lieu, on remarque des altérations organiques. Ces altérations existent tantôt sur le péricarde, dans le cœur et les
gros vaisseaux, tels que l'aorte, la veine cave, etc., tantôt
sur la membrane muqueuse qui tapisse les fosses nasales, la
bouche, les sinus frontaux ou maxillaires, ou sur la membrane muqueuse du tube digestif, de la vessie ou de l'utérus.
Quelquefois on remarque des traces d'irritation sur les poumons, la plèvre, l'encéphale ou les méninges, le foie ou les
conduits biliaires, les reins ou la rate. D'autres fois encore,
elles existent dans une articulation ou sur certains muscles,
et même sur la peau. De ces organes, les uns sont affectés
primitivement, les autres ne le sont que sympathiquement,
le système nerveux jouant un très-grand rôle dans cette espèce
de fièvre.

Ces lésions observées consistent en des rougeurs bien marquées que l'on voit à la surface interne du cœur ou des gros vaisseaux. MM. Bouillaud , Louis , les ont observées assez fréquemment , et en citent un assez bon nombre d'exemples. J'ai vu moi-même ces rougeurs en différentes fois, et entr'autres sur l'aorte d'un individu mort dans l'une des salles de M. Cayol, à la Charité, en 1825. Elles se voient par fois sur la muqueuse œsophagienne bronchique , sur celle de l'utérus ou de la vessie, mais plus souvent sur celle des voies digestives : Gendrin en cite des observations. Le professeur Broussais a remarqué souvent l'inflammation de la muqueuse gastro-intestinale dans cette fièvre, et l'autopsie lui a fait reconnaître des traces de phlegmasie sur cette même membrane. Dans quelques cas la plèvre offre des rougeurs, ou bien il y a engouement du poumon , les vaisseaux capillaires de cet organe sont engorgés : l'auteur que je viens de nommer en cite des observations. Dans quelques cas rares les vaisseaux capillaires de l'encéphale sont injectés , certains muscles sont ramollis, des traces d'irritation se remarquent aussi dans certaines articulations. Dans une épidémie de fièvre inflammatoire observée à Nancy par Bagard , le péricarde fut presque constamment le siége de la maladie. J'avais oublié de parler du ramollissement du cœur, observé plusieurs fois par Franck et par le professeur Bouillaud. Le sang tiré de la veine est plus chaud que celui que l'on tire dans toute autre maladie ; il se coagule très promptement et se recouvre d'une couenne inflammatoire.

Tels sont les différens désordres que l'on trouve sur les organes des individus qui ont succombé à cette maladie, désordres dont on se rend compte aisément, si on les compare aux symptômes qu'a offerts la maladie. En effet, un surcroît d'excitation n'est-il pas annoncé dans les principaux organes de la circulation, par les battemens du cœur, qui sont plus tumultueux et plus précipités que de coutume, par un pouls fort, dur et plein ; par les secousses plus fortes de quelques artères, comme des carotides, des temporales, des radiales ; par la douleur ressentie, par quelques malades, le long du trajet de ces artères et des veines qui les accompagnent ; par la distension des vaisseaux sanguins en général, la plénitude des capillaires, d'où résultent le gonflement et la rougeur vive de quelques membranes muqueuses et du système dermoïde, mais surtout du visage. La céphalalgie, par fois très-intense, ne peut-elle pas dépendre des rougeurs qu'on observe sur la membrane muqueuse qui tapisse les sinus frontaux, les muscles surciliers, sus-orbitaires, ou de l'irritation sympathique de ces organes? C'est à l'aide des symptômes que j'indique plus bas, que l'on peut également se rendre compte des altérations qui existent dans les organes de la circulation. C'est ainsi que la chaleur de la peau est tantôt modérée, tantôt incommode et brûlante au toucher ; la langue est ordinairement plus rouge que dans l'état normal; assez souvent les malades éprouvent du dégoût et de la constipation ; l'urine est rouge, peu abondante et plus ou moins chargée ; des hémorrhagies ont lieu assez souvent par le nez, la bouche, l'utérus ou l'anus dès le début de la maladie ou vers sa fin ; la respiration est gênée, quelquefois même difficile : c'est lorsqu'il y a irritation de la plèvre et même du poumon ou des muscles qui servent à la respiration.

La toux, l'oppression, la difficulté à respirer éprouvée par quelques malades, les douleurs ressenties par d'autres du côté de la vessie ou de l'utérus, ne s'expliquent-elles pas par l'engorgement des vaisseaux capillaires des poumons, une irritation commençante des bronches, de la plèvre, de la muqueuse qui tapisse l'utérus, la vessie? Les douleurs à l'épigastre, la constipation ne sont-elles pas des signes d'irritation des voies digestives? Le hoquet, les douleurs ressenties dans la poitrine lors de l'inspiration, les pesanteurs dans les cuisses ou les bras, annoncent certainement une irritation du diaphragme, des muscles des régions thoraciques et sacro-lombaire, ainsi que celle de quelques-uns des membres thoraciques ou pelviens. Enfin les vertiges, les éblouissemens, les hallucinations, les yeux brillans, un sommeil entrecoupé de rêves ne sont-ils pas des symptômes qui annoncent une lésion quelconque du système nerveux, principalement du cerveau ou de ses membranes ?

Là doit se borner l'examen des altérations des organes, comparées avec les symptômes offerts par la fièvre inflammatoire. Cet examen, si je le voulais, pourrait être poussé plus loin; car il n'est pas un seul organe qui ne soit susceptible d'être plus ou moins irrité dans cette maladie. Beaucoup de médecins se sont fait une idée fausse de la fièvre inflammatoire, et en ont par conséquent ignoré le traitement. Aussi que de malades ont péri victimes des préjugés et de l'ignorance ! De ce que les uns ont remarqué que, dans beaucoup de cas, cette maladie guérissait sous l'influence d'une médication peu active aidée des forces de la nature, ils ont pensé que l'on devait toujours se borner à la diète, à quelques tisanes rafraîchissantes, et tout au plus à une légère saignée. D'autres, comme Brown, qui l'ont regardée comme un effet de l'asthénie, ont prodigué les toniques, les stimulans ou les sudorifiques; mais, je le demande, est-ce là le traitement qu'on doit faire subir à un malade menacé d'une inflammation de l'encéphale, du cœur, du péricarde, du poumon, des

bronches ou de la plèvre? Le médecin doit-il rester plus long-
temps dans l'expectation et laisser aller la maladie, lorsque
les symptômes d'une gastro-entérite, d'une cystite, d'une mé-
trite sont imminens? Non, certainement, il ne doit pas demeurer plus long-temps spectateur tranquille des progrès que
fait la maladie : il doit faire une médecine active, perturba-
trice.

Si c'est le système circulatoire qui offre le plus de signes
d'irritation, il faut ouvrir la veine, et même plusieurs fois,
jusqu'à ce que le pouls cède; toutefois, il faut avoir égard à
l'âge, aux tempéramens, aux forces des malades. Elle sera
également pratiquée, quand le cerveau, la plèvre ou les
poumons menaceront de s'enflammer. Il faut encore donner
la préférence à la saignée générale, lorsque plusieurs organes
sont irrités à la fois. Elle sera en outre indiquée par un tempérament sanguin, la jeunesse, l'âge adulte, l'habitude des
saignées, une grande chaleur à la peau. Mais si l'irritation
paraît fixée sur une membrane muqueuse, telle que celle des
voies digestives, de l'utérus et de la vessie, sur certains muscles, il faudra donner la préférence aux sangsues ou aux
ventouses scarifiées, qu'on réitérera selon les indications.
Si la maladie dépend de la suppression brusque des mens-
trues ou d'hémorrhoïdes, il faudra appliquer des sangsues,
dans le premier cas à la vulve, dans le second cas à l'anus,
dans l'intention de rappeler l'hémorrhagie. Ces sangsues ne
seront appliquées qu'en petit nombre, pour qu'elles puissent
agir comme irritant, et remplir le but qu'on se propose. Si ce
moyen échoue, il faut ordonner vingt-cinq à trente sangsues,
dans l'intention d'obtenir un dégorgement local qui puisse
remplacer cette hémorrhagie. Si la fièvre inflammatoire est
due à la guérison spontanée d'un exutoire habituel, on rap-

pellera, s'il est possible , la suppuration là où elle existait déjà. Dans le cas contraire , on appliquera un vésicatoire, un séton ou un cautère aussi près qu'on le pourra du lieu où siégeait l'ancien exutoire.

Les boissons seront aqueuses , mucilagineuses ou acidulées, et seront presque toujours données froides aux malades ; telles qu'une décoction d'orge , de chiendent nitrée , une infusion de violettes ou de fleurs de guimauve édulcorée , la limonade citrique ou tartarique , l'eau édulcorée avec le sirop de groseilles , d'orgeat ou de vinaigre , l'eau de veau , de poulet. Parmi ces tisanes , on fera choix de celle qui conviendra le mieux et qui flattera le plus le goût des malades.

Dans certaines circonstances , les bains entiers seront trèsutiles ; dans d'autres , on aura recours aux bains de pieds , à des sinapismes. On aura soin d'entretenir la liberté du ventre par des lavemens émolliens, et de favoriser les crises qui tendront à se manifester. On combattra la céphalalgie qui est parfois des plus intenses , par des applications de sangsues , en plus ou moins grand nombre , aux tempes, au cou , derrière les oreilles ; par la glace sur la tête ; par des compresses imprégnées d'une solution contenant par once d'eau distillée, cinq grains de cyanure de potassium , et un demi-grain d'extrait de belladone. On aura le soin d'employer cette solution tiède , sinon elle n'aurait pas ou du moins fort peu d'efficacité. La convalescence, ai-je dit plus haut, est prompte et facile ; oui , mais lorsque les malades suivent un régime exact. C'est ainsi qu'ils reprendront peu à peu leurs habitudes , lorsque toute irritation aura cessé du côté des organes qui ont été affectés , et que le pouls aura repris son type naturel. Pour ne pas donner lieu à une nouvelle pléthore , ils devront éviter de faire usage d'alimens trop irritants ou substantiels , du vin pur, de liqueurs; en un mot, ils éviteront les causes qui ont déterminé la maladie. Ils devront respirer un air pur, et prendre un exercice proportionné à leurs forces.

Tel est le traitement de la fièvre inflammatoire qui me paraît le plus rationnel. Hippocrate, dans son *Traité des Épidémies*, a décrit plusieurs exemples de cette fièvre, avec cette touche qui n'appartient qu'à un grand génie. Depuis, un grand nombre d'observateurs tels que Galien, Forestus, Stahl, Hoffman, Stoll, Tissot, Veisz, Franck, Pinel, Boisseau, Bouillaud, Alard, Louis, Gendrin en ont également publié des exemples qui méritent d'être consultés ; ceux surtout qui ont été écrits par MM. Louis, Gendrin et Bouillaud. J'ai été moi-même si souvent à portée de traiter cette fièvre, que j'ai cru devoir en rapporter ici plusieurs observations qu'on ne lira pas sans intérêt.

PREMIÈRE OBSERVATION.

M. L...., âgé de 48 ans, d'un tempérament gastro-sanguin, et dont la vie a été constament laborieuse, interrompt brusquement ses occupations dans le mois de mai 1831, pour jouir plus commodément des douceurs de la vie, que semblaient lui promettre une fortune considérable et une santé jusque-là florissante. Mais à peine quelques mois se sont écoulés au milieu de distractions agréables, que M. L..... commence par éprouver des lassitudes, de l'engourdissement dans les lombes et les membres, et de la céphalalgie. Ces symptômes ont à peine existé deux ou trois jours, qu'une fièvre intense se déclare, accompagnée de signes inflammatoires. A ma visite du 13 j'observai les symptômes suivans : contractions du cœur précipitées, artères temporales battant avec force, pouls dur et plein à 104 pulsations, veines en général distendues , peau brûlante au toucher, langue un peu plus rouge que dans l'état normal, humide, yeux larmoyants, face rouge et très-chaude , céphalalgie sus-orbitaire assez intense , respiration gênée ; la poitrine résonne bien partout , l'auscultation ne fait rien découvrir qui annonce l'irritation des poumons. L'urine est rouge , la soif modérée ; inappétence.

Saignée de quatre palettes , compresses d'eau vinaignée sur le front , limonade , repos.

14. Rémission de la fièvre , céphalalgie moins intense.

Le sang tiré la veille , offre une couenne d'une ligne d'épaisseur.

Limonade , repos et diète.

15. Pouls dur et précipité , les battemens de cœur sont tumultueux , la respiration est gênée , l'urine coule en moins grande quantité, légère constipation, la céphalalgie a reparu, la langue est sèche , la soif vive.

Saignée de quatre palettes , lavement émollient, chiendent nitré pour tisane.

16. Le malade a bien reposé la nuit ; il n'a éprouvé qu'un très-léger redoublement de fièvre, l'urine dépose un sédiment briqueté. Deux bouillons, même tisane. Le mieux se soutient les 17 et 18 ; le malade entre en convalescence le 19. Je prévins M. L....., quand il fut entièrement rétabli, que je pensais que sa maladie était due à la vie indolente qu'il menait depuis quelques mois , après l'avoir eue laborieuse pendant trente ans , et que s'il voulait m'en croire , il se créérait de nouvelles occupations. M. L..... ne tint compte de mes observations ; mais deux mois après il fut frappé d'apoplexie et succomba.

2ᵉ OBSERVATION.

Un homme âgé de 30 ans , d'un tempérament sanguin , accoutumé de bonne heure au vin et aux femmes , éprouve dans le mois de mars 1832 une légère paralysie du bras droit, qui, bien qu'elle ne fut pas accompagnée de fièvre , le força néanmoins de renoncer pour quelque temps à ses habitudes les plus chères et de garder le repos : pendant un mois le malade renonce à toute espèce de travail , et garde presque toujours le lit ou la chambre. Dans cet espace de temps , il acquiert un embonpoint extraordinaire ; étonné d'un tel changement , le malade s'affecte et dit que sa paralysie est incurable , qu'il va succomber incessamment. Donnant cours à ses pensées qui , chaque jour , deviennent plus sinistres , M. A... est pris, le 24 mars, d'une fièvre violente qui a débuté par un frisson de trois heures de durée. Le 25, je le trouvai dans l'état suivant : pouls dur donnant 100 pulsations par minute, battemens du cœur , de l'artère carotide et de l'artère radiale précipités, respiration gênée, face d'un rouge cramoisi ; les vaisseaux capillaires y sont très-apparens et distendus ; peau chaude, l'haleine l'est également , la langue est rouge et un peu sèche , céphalalgie intense , soif vive. Le traitement de la paralysie est suspendu , et le malade est soumis à l'usage de tisanes rafraîchissantes.

26. Légère rémission de la fièvre , le pouls ne fournit que 88 pulsations ; néanmoins, les battemens de cœur , quoique moins forts que la veille, sont aussi précipités ; les artères carotides et temporales battent avec moins de violence.

Saignée de cinq palettes , eau édulcorée avec le sirop de groseilles.

28. Le malade a passé la nuit dans une grande agitation ,

le pouls est plein et dur à 104 pulsations , la face est animée , céphalalgie sus-orbitaire intense, la langue est sèche et rouge, le ventre est tendu , le malade n'est pas allé du ventre depuis trois jours , la respiration n'est pas libre , l'urine est rouge et en petite quantité ; soif très-vive.

Saignée de quatre palettes , un bain , un lavement émollient , limonade nitrée , diète.

29. Rémission de la fièvre, céphalalgie moindre, face moins rouge; deux selles assez abondantes ont donné du soulagement, pouls moins dur à 90 pulsations , respiration libre , urine plus abondante.

30. Le sang tiré la veille offre une couenne inflammatoire peu épaisse ; le malade a eu un paroxysme léger quatre heures après la saignée; la rémission est arrivée de bonne heure, le pouls est assez mou : il fournit 92 pulsations ; les battemens du cœur sont moins forts , la respiration se fait bien , la céphalalgie est moins intense.

Un bain , limonade nitrée , diète et repos.

31. Paroxysme léger, céphalalgie nulle , langue humide , pouls à 86 pulsations , peau douce au toucher ; le malade a eu, quelques heures avant ma visite, une légère épistaxis ; il demande des alimens.

Deux bouillons , limonade. Le mieux continue de se soutenir ; la convalescence a lieu le 3 avril. Pendant toute la durée de cette fièvre , le malade n'a pas éprouvé de mieux de sa paralysie; le traitement en fut repris quinze jours après , et elle finit par céder à la douche.

3ᵉ OBSERVATION.

Marie R..., âgée de 16 ans, d'une constitution sèche, mariée depuis huit mois et enceinte de quatre mois et demi,

éprouve dans les premiers jours de juin 1831, un engourdissement dans les membres inférieurs , des bourdonnemens d'o-
reilles , qu'elle compare au bruit d'une cloche qui a cessé de
sonner, de la difficulté à prendre sa respiration , de l'oppression, de la céphalalgie, quelques vomissemens de sang. Deux
jours se passent ainsi , après lesquels une fièvre intense se
déclare. Le soir même la malade éprouva deux paroxysmes ;
le lendemain matin il y eut une légère rémission. Trois jours
se passèrent de la sorte , pendant lesquels les mêmes phéno-
mènes se renouvelèrent. On m'appela le 7 juin, 4e jour de la
maladie. A ma visite , pouls précipité , dur et élevé , face
très-rouge , langue peu rouge, peau brûlante , mais douce au
toucher ; céphalalgie , oppression ; le cœur bat avec précipi-
tation , les secousses des artères carotides et temporales sont
très- apparentes , engourdissement général.

Saignée de quatre palettes et demie , limonade tartarique,
repos et diète.

Le 8 , la malade a eu un redoublement de fièvre à l'entrée
de la nuit ; mais à ma visite , la rémission était arrivée. Les
bourdonnemens d'oreilles , les douleurs lombaires , l'oppression ont disparu , la céphalalgie est moindre , la soif est modérée , le sang offre une couenne peu épaisse.

Limonade , un bouillon , repos.

10. Disparition de la fièvre et des symptômes qui l'accompagnaient, à la suite d'une épistaxis abondante.

4e OBSERVATION.

Georgette , domestique , âgée de 17 ans , d'un tempérament lymphatico-sanguin , est surprise par un violent orage,
dans le mois d'août 1834. Ayant le corps trempé de sueur ;
elle est obligée de chercher un abri ; mais la pluie qui tombe

par torrents, l'a bientôt pénétrée ; la pauvre Georgette ne rentre chez ses maîtres que pour se mettre au lit. Une fièvre des plus intenses s'était manifestée. A ma visite, pouls précipité, dur et à 120 pulsations , face rouge et animée , yeux étincelans , réponses assez vagues , céphalalgie sus-orbitaire très-intense , secousses violentes de l'artère carotide , le cœur bat avec une force extraordinaire ; peau chaude , mais douce au toucher, langue naturelle , soif vive. Saignée de cinq palettes , eau édulcorée avec le sirop de groseilles , compresses froides sur le front.

Le lendemain 17, légère rémission, accompagnée de sueur. La malade est plus tranquille, les désordres observés la veille dans le système circulatoire ont disparu en grande partie , la céphalalgie est moins intense , légère constipation.

Un lavement émollient , même boisson , diète , repos , un bain entier.

19. Les deux jours précédens, la malade a eu un redoublement de fièvre le soir , et lors de la rémission elle a éprouvé une sueur peu abondante. A ma visite , le pouls est à 92 pulsations et dur , la céphalalgie existe toujours , la respiration est libre, le ventre est souple, un peu d'engourdissement dans les lombes , soif modérée.

Douze sangsues au-dessus des orbites , compresses froides sur le front , eau de groseilles , diète. Je recommande de donner à cette malade, quand la rémission arrivera, plusieurs tasses d'une infusion de bourrache très-chaude , dans l'intention de favoriser la sueur qui paraît vouloir devenir critique ; en effet, cette médication, continuée pendant deux jours , a procuré quelques sueurs copieuses ; à la suite de la dernière, la fièvre n'est pas revenue.

5ᵉ OBSERVATION.

Je fus appelé dans le mois d'avril 1835 pour donner des soins à une jeune femme qui était tombée dans un étang. Cette femme, d'une constitution sèche et sanguine , avait ses règles au moment de l'accident. Une suppression, pour ainsi dire instantanée , en fut le résultat , et le lendemain je visitai la malade.

17. Chaleur brûlante , face rouge , langue sèche et rouge , céphalalgie frontale , mouvemens du cœur tumultueux , artères temporales battant avec force , pouls dur, accéléré à 115 pulsations par minute , des douleurs vagues dans le ventre et surtout à l'hypogastre , pesanteur dans les lombes et les cuisses , soif vive.

Huit sangsues à la vulve , dans l'intention de rappeler les règles , cataplasmes chauds et sinapisés à l'intérieur des cuisses , infusion de safran , repos et diète.

18. Mêmes symptômes, plus ceux-ci : douleurs prononcées à l'hypogastre , ventre tendu , constipation , délire fugace , urine rare et rouge couleur de sang. Les règles n'ont point reparu. Même prescription que la veille.

19. Rêvasseries , yeux fixes et brillants , langue sèche, émission de l'urine douloureuse , constipation , tension de l'abdomen , surtout à la région iléo-cœcale du côté droit.

Saignée de six palettes , dix sangsues à la vulve , chiendient nitré , lavement émollient , potion diurétique , diète.

21. Ventre redevenu souple, l'urine coule plus facilement, pouls dur, accéléré à 106 pulsations , céphalalgie, langue sèche et rouge , chaleur très-prononcée à la peau.

Saignée de trois palettes , potion et tisane diurétique , un bain , lavement émollient , diète.

23. Le paroxysme de la fièvre s'est fait plus tard que de

coutume ; la malade a reposé pendant plusieurs heures de la nuit ; la chaleur de la peau est douce au toucher, la langue redevient humide , la céphalalgie est presque nulle , l'urine dépose un sédiment grisâtre.

Limonade , un bain entier, un bouillon.

24. Epistaxis très-abondante , fièvre presque nulle, langue humide , chaleur à peu près naturelle , ventre souple , urine très-sédimenteuse , soif modérée.

Limonade nitrée , une crême au riz , deux bouillons.

La malade continue d'avoir la fièvre jusqu'au 27 , époque à laquelle elle disparut entièrement.

6e OBSERVATION.

Le 2 septembre 1835 , une jeune fille âgée de 19 ans , d'un tempéramment nevroso-sanguin , ayant ses règles , gardait ses bestiaux sur la rive gauche de la Loire , lorsqu'un chien que l'on poursuivait comme atteint de la rage , parut tout-à-coup devant elle. Son premier mouvement, pour éviter la rencontre de l'animal furieux, qui se jetait sur plusieurs des vaches confiées à sa garde , fut de se jeter dans le fleuve jusqu'à la poitrine. La frayeur qu'éprouva cette jeune fille , plutôt que l'action de l'eau , dont la température était au moins à dix-sept ou dix-huit degrés , déterminèrent une brusque suppression du flux menstruel, et une fièvre intense se manifesta presqu'aussitôt.

Le lendemain , la malade me présenta les symptômes suivans : tremblement des mains, agitation générale, pouls dur et accéléré à cent dix pulsations , céphalalgie , face animée et portant l'empreinte de la frayeur, yeux hagards, pupilles dilatées , chaleur de la peau élevée mais douce au toucher , mouvemens du cœur précipités , ventre tendu, constipation.

(29)

Saignée de quatre palettes, un bain entier, potion éthérée, infusion de tilleul et de feuilles d'oranger, demi-lavement, diète.

La malade a eu la veille, à l'entrée de la nuit, un paroxisme fébrile de courte durée ; le spasme général est moindre, la céphalalgie a diminué, le lavement a procuré deux selles abondantes de matières dures. Les symptômes observés la veille dans l'appareil circulatoire sont à peu près les mêmes.

Saignée de quatre palettes ; le reste *ut suprà*, moins le lavement.

Le 5, au moment de la rémission, sueur abondante. A ma visite, le pouls est mou et peu accéléré, la langue est humide, la face plutôt pâle que rouge, la céphalalgie a disparu, la peau est douce au toucher, la membrane pituitaire est très-rouge, le spasme n'a pas entièrement cédé.

Pilulles anti-spasmodiques, tilleul édulcoré avec le sirop de pointes d'asperges, un bain entier, un bouillon.

Le 6, cessation complète de la fièvre ; le spasme ne disparaît que quelques jours plus tard.

7e OBSERVATION.

Depuis quelque temps mademoiselle D...., âgée de quinze ans, non encore réglée, éprouvait, à la fin de chaque mois, des lassitudes, de l'engourdissement dans les membres inférieurs, des douleurs dans les lombes et à l'hypogastre, des vomissemens. Ordinairement une hémorrhagie nasale faisait disparaître ce cortège de symptômes, qui étaient les prodrômes de quelque affection qui pouvait devenir plus ou moins grave.

A la fin de mai 1835, elle éprouva de nouveau les symptômes que je viens de signaler. Cette fois l'epistaxis n'eut pas lieu , et la malade s'en trouva aussi plus mal ; elle fut prise , en effet , de fièvre continue accompagnée de deux paroxysmes dans la nuit , et d'une rémission bien marquée le matin. Je ne vis cette jeune demoiselle que le quatrième jour de sa maladie , et j'observai les symptômes suivans : pouls dur et précipité , mouvemens du cœur tumultueux , oppression , yeux rouges , larmoyans , conjonctives injectées , face colorée , peau brûlante mais douce au toucher, langue blanchâtre , sans être rouge à ses bords ou à sa pointe , céphalalgie frontale , bourdonnemens d'oreilles , sommeil entrecoupé de rêves ; parfois la malade s'imagine voir des objets lumineux ; l'urine est rouge.

Je soupçonnai que l'approche des règles devait être cause de cette maladie. En effet , je fus pleinement confirmé dans mon opinion , lorsque la mère de la jeune personne me dit s'être aperçue qu'un peu de sang avait·taché les draps de sa fille , le premier jour de sa fièvre. Il ne me restait donc plus qu'à favoriser la première éruption des règles , tout en combattant la fièvre qui s'était déclarée.

Saignée de quatre palettes , six sangsues à la vulve , cataplasme émollient très-chaud et renouvelé souvent aux parties génitales ; infusion légère de safran pour tisane ; repos et diète. Le 3 juin je vis Melle D... dans la rémission de sa fièvre. Une sueur peu abondante recouvrait la poitrine et la tête ; la céphalalgie avait cédé en grande partie ; plus de bourdonnemens d'oreilles ; la respiration se faisait librement ; mais la malade continue de se plaindre d'un malaise général , de pesanteur dans les lombes et le bas-ventre. Elle a reposé pendant quatre heures de la nuit. Le sang tiré la veille offre une couenne peu épaisse.

Quatre sangsues à la vulve , deux sinapismes à la face

interne et supérieure des cuisses, infusion de safran édulcorée avec le sirop d'armoise. Diète.

Le 4, la malade a peu reposé la nuit; elle a eu deux redoublemens de fièvre; l'hypogastre est tendu et douloureux
au toucher. Le pouls est mou et donne 92 pulsations.

Cataplasmes sinapisés et très-chauds aux cuisses, cataplasme émollient sur le ventre, un demi - lavement. Une
tasse, tous les quarts-d'heure, d'une infusion plus forte de
safran édulcorée avec le sirop d'armoise.

5. Les règles se sont montrées dans la nuit, et coulent
assez abondamment à ma visite. La fièvre a diminué : le
pouls est à 84 pulsations, la face naturelle, la langue est
humide, la céphalalgie est très-légère, l'hypogastre est moins
tendu.

Infusion de tilleul, cataplasme émollient sur le ventre,
deux bouillons, repos.

8. Les règles cessent de couler, la fièvre a entièrement
disparu, la malade entre en convalescence.

8e OBSERVATION.

Un maréchal, âgé de 28 ans, d'un tempérament sanguin,
est obligé de suspendre son travail le 11 septembre 1836; des
tintemens d'oreilles, de la céphalalgie, un engourdissement
dans les membres, un malaise général, de la fièvre même,
le forcent à s'aliter. Je fus appelé le lendemain, et j'observai
tous les symptômes de la fièvre inflammatoire. Mal-aise général, pesanteur dans les membres inférieurs et les lombes, céphalalgie, face rouge et animée, yeux rouges, conjonctives
infiltrées, peau brûlante mais douce au toucher, langue naturelle, battemens très-forts des artères carotides et temporales; le cœur se contracte avec force, le pouls est plein et

élevé à 95 pulsations par minute; la respiration est un peu gênée; il y a de l'oppression; douleur fixe, mais de peu d'étendue, à la région précordiale; rien de particulier du côté des voies digestives. Soif vive.

Saignée de six palettes, limonade, diète et repos.

13. Rémission, accompagnée de sueur à la tête et à la poitrine; les symptômes observés la veille ont diminué de moitié; le malade ne se plaint que de céphalalgie et du point qui répond à la région précordiale.

Vingt-cinq sangsues *loco dolenti*, limonade, un bain entier, diète.

14. Le paroxysme fébrile est à peine sensible; le pouls est à 82 pulsations; céphalalgie presque nulle; constipation depuis le commencement de la maladie; la douleur précordiale a disparu : le malade veut manger.

Un lavement, limonade, trois bouillons.

16. Le malade entre en convalescence.

9e OBSERVATION.

M...., âgé de 34 ans, d'un tempérament gastro-sanguin, ouvrier au canal latéral à la Loire, travaille, le 10 janvier 1836, pendant cinq heures dans l'eau jusqu'aux genoux; mais, saisi par le froid, il est obligé de laisser son travail; il rentre chez lui et se met au lit. Chemin faisant, la fièvre s'était emparée de lui. Appelé le lendemain, j'observai les symptômes suivans : Pouls dur, plein et précipité; battemens du cœur et des artères sous-cutanées forts et fréquents; face rouge et animée, yeux larmoyans, céphalalgie frontale intense, peau chaude et douce, respiration gênée, oppression, douleur fixe à la région précordiale, dans l'étendue d'une pièce de cinq francs; abdomen tendu et douloureux à l'épigastre; constipation.

Vingt sangsues à l'épigastre, lavement émollient, eau d'orge édulcorée avec le sirop de guimauve; potion calmante, diète, repos.

12. La fièvre n'a pas eu de rémission : les symptômes gastriques ont seuls disparu. Le lavement a procuré une selle abondante de matières dures. Quant aux autres symptômes, ils sont aussi intenses que la veille : la douleur précordiale a même augmenté.

Saignée de cinq palettes, 15 sangsues à la région du cœur, infusion de tilleul édulcorée avec le sirop de pointes d'asperges. Un bain, diète.

13. Soulagement : la rémission a été accompagnée d'une sueur peu abondante à la poitrine seulement; la face est moins rouge, le pouls moins dur et à 86 pulsations; la respiration est libre, la douleur précordiale à peine sensible. Céphalalgie peu intense.

Même tisane, un bain, diète, repos.

15. Paroxysme fébrile très-intense vers les huit heures du soir; la douleur a augmenté; le pouls est à 108 pulsations, dur et élevé; la face est de nouveau très-rouge, la langue sèche, les yeux sont brillants, le ventre est tendu à la région iléo-cœcale. Étonné d'un changement aussi subit, je demandai aux personnes qui entouraient le malade, s'il n'avait pas commis d'imprudence. On me dit qu'il était allé la veille dans son jardin, et qu'on n'avait jamais pu l'empêcher de manger, et même de boire du vin.

Saignée de quatre palettes, 20 sangsues *loco dolenti*, un lavement émollient, fomentations adoucissantes sur l'abdomen ; infusion de tilleul et de feuilles d'oranger, édulcorée avec le sirop de pointes d'asperges.

16. La fièvre est moins forte, le pouls est devenu mou, à 95 pulsations ; la langue est sèche et rouge ; la céphalalgie frontale a diminué, ainsi que la douleur précordiale ; mais l'irritation gastrique n'a pas cédé.

Douze sangsues à la région iléo-cœcale ; deux demi-lavemens et cataplasmes émolliens ; eau d'orge édulcorée avec le sirop de gomme ; diète.

17. Le malade se trouvant beaucoup mieux, se fit conduire à son chantier, où d'autres ouvriers, sous sa direction, étaient occupés à extraire de la terre pour faire des terrassemens. Pendant qu'il est occupé à examiner lss travaux, un éboulement considérable a lieu et le surprend. Ses camarades le rapportent chez lui sans connaissance. Ce malheureux ne survécut que quelques heures à cet évènement. Autopsie 36 heures après la mort.

Cadavre de 5 pieds 8 pouces à peu près, membres tendus avec raideur, ecchymoses nombreuses sur la région lombaire gauche.

Crâne. L'encéphale et les méninges ne présentent pas d'altérations.

Thorax. Les poumons sont sains, la plèvre du côté gauche offre une ancienne adhérence, le péricarde est sain : le cœur, examiné avec soin, après avoir été soumis au lavage, m'offrit quatre plaques d'un rouge pâle : l'une de ces rougeurs, siégeant dans le ventricule droit, avait au moins une ligne et demie de diamètre ; la membrane qui tapisse l'aorte ascendante offre également quelques rougeurs, mais plus foncées que celles du cœur.

Abdomen. Le péritoine est sain ; quelques rougeurs sur la

membrane muqueuse de l'iléum : deux ou trois follicules sont un peu tuméfiées. Le rein gauche a été déchiré en partie ; l'artère rénale divisée, a fourni une hémorragie de huit à dix onces de sang épanché dans la cavité abdominale ; le grand psoas, dans le tiers supérieur de son étendue, a été réduit comme en bouillie. A la région des deux dernières vertèbres dorsales et première lombaire, la moëlle-épinière est réduite en une pulpe homogène et désorganisée entièrement.

Chez l'individu qui fait le sujet de cette observation, et dont la mort fut accidentelle, la fièvre inflammatoire avait été évidemment déterminée par l'irritation primitive du cœur et de l'aorte.

CHAPITRE II

Fièvre Gastrique.

Cette maladie a reçu différens noms, selon les auteurs qui l'ont traitée, et d'après les symptômes qui les ont le plus frappé. C'est ainsi que Galien, Sauvages, Boerhaave, Stoll, Tissot, l'ont appelée fièvre bilieuse, qu'elle a été désignée sous celui de *gastrique* par Selle, Baillou, sous celui de *cholérique* par Hoffman, de *méningo-gastrique* par Pinel, de *pepsique bilieuse* par Récamier.

Loin de nous ces fausses théories qui, basées sur l'ignorance, ont fait de cette affection une fièvre essentielle, en en faisant résider le siège dans l'altération des humeurs gastro-intestinales, pancréatico-biliaires, dans la trop grande quantité de la bile et surtout dans son âcreté. Grâces aux progrès de l'anatomie pathologique, l'on sait aujourd'hui où réside positivement le siège de la fièvre gastrique. Tommasini a dit qu'elle n'était autre chose qu'une inflammation du foie qui s'étend de proche en proche aux organes digestifs. M. le professeur Broussais, au génie duquel il était réservé de découvrir quels sont les organes primitivement affectés dans la fièvre gastrique, a prouvé par ses belles recherches anatomiques, que ce sont l'estomac et les intestins. En effet, c'est bien là qu'on retrouve à l'autopsie des traces d'irritation , et si d'autres organes sont irrités , ils ne le sont que secondairement.

Quelquefois les symptômes de cette maladie sont si légers , qu'on lui a donné simplement le nom d'*embarras gastrique* , quant l'irritation paraît être bornée à l'estomac ; de *gastrique intestinale* , quant elle s'étend à l'estomac et aux intestins , ou seulement d'*embarras intestinal* , quant le duodénum ou quelque autre partie du tube digestif se trouve enflammé très-légèrement , l'estomac paraissant sain ; d'autres fois aussi , ces symptômes acquièrent un tel degré d'intensité , qu'on lui donne le nom de *choléra-morbus.*Ce ne sont là que des variétés de symptômes , qui nécessitent de la part du médecin un traitement plus ou moins actif, mais pour lesquels il est inutile de faire des articles séparés à l'instar de certains pyrétologistes.

Cette fièvre reconnaît pour causes , l'âge adulte , la vicillesse , un tempérament bilieux et irritable , une grande sensibilité, une habitation dans les contrées chaudes et humides, ou seulement très-chaudes , ou voisines de quelques marais. L'été , la fin de cette saison , l'automne , les émanations délétères respirées dans les hôpitaux , les camps , les prisons , les vaisseaux, les lazarets ; un séjour dans les lieux bas , marécageux ; l'usage des alimens irritans ou difficiles à digérer, surtout des substances grasses, des viandes noires, des champignons vénéneux ; les excès de table , l'abus des liqueurs alcooliques , des boissons froides pendant une transpiration abondante ; l'usage intempestif de certains médicamens , comme les vomitifs, les purgatifs , les toniques ; en un mot de tous ceux qui peuvent irriter les voies digestives. Un excès de fatigue , l'insolation prolongée , un exercice forcé , une

vie tout-à-coup sédentaire , les passions fortes , telles que la
colère ; les veilles prolongées , les études forcées , la présence
de vers dans les intestins , la dentition , une suppression
brusque d'une dartre, de la gale , de la goutte ; les coups , les
chutes sur la tête ou sur l'abdomen , les fractures.

Cette fièvre est sporadique, endémique dans certaines localités et assez souvent épidémique. J'observerai qu'elle n'attaque jamais un grand nombre de personnes à la fois , sans le
concours de plusieurs causes en même temps.

Elle s'annonce ordinairement par un frisson plus ou moins
prolongé , suivi de chaleur, qui continue pendant son cours ;
rarement elle débute par la chaleur. Les malades ont une soif
vive ou modérée , ils demandent des boissons froides , et
ont de la constipation ou de la diarrhée. De ces deux symptômes , l'un est presque toujours constant pendant le cours de
la maladie. Le pouls est accéléré , tantôt dur et tantôt mou ;
la peau est chaude, brûlante, souvent âcre au toucher ; quelquefois elle est presque froide. La respiration est libre dans
la plupart des cas; quelquefois, cependant, l'haleine est brûlante et il y a de l'oppression. Il faut stétoscoper et percuter la
poitrine, car on pourrait s'en laisser imposer par les crachats
qui ont une couleur jaune ou même rouillée , couleur qui
leur est communiquée par la bile , sans qu'il y ait inflammation de l'organe pulmonaire. Les malades éprouvent du dégoût , des nausées , des vomissemens ou des selles de matières blanchâtres , jaunes ou noirâtres , et dans quelques cas
même sanguinolentes. L'appétit diminue promptement et finit
par devenir nul. La bouche est amère , pâteuse ; la langue
constamment rouge à sa pointe et à ses bords; plus ou moins,
il est vrai , selon le degré d'irritation des voies digestives ;
blanche , jaune , verdâtre ou même noirâtre à son milieu. Des

douleurs plus ou moins vives se font sentir dans la région abdominale , quelquefois dans un seul ou dans les deux hypo-
chondres. Les sueurs ne sont pas continues , c'est à la tête
principalement qu'on les remarque à la fin de chaque paroxysme. Les excrémens sont quelquefois très-jaunes, blanchâtres ou même gris. L'urine est épaisse , safranée , sédimenteuse ; souvent la sclérotique , le pourtour des lèvres ,
les ailes du nez prennent une teinte jaune ; rarement l'ictère
devient général. Parfois on remarque des dérangemens dans
les fonctions de l'entendement, comme délire fugace, assoupissement , sommeil entrecoupé de rêves. D'autres fois certains malades éprouvent de l'abattement , ou une prostration
des forces assez grande. Cette affection dure ordinairement sept ou quatorze jours, quelquefois elle va jusqu'au
vingt-unième et même au-delà; dans ce dernier cas, elle revêt souvent le caractère typhoïde. Quelquefois aussi elle cesse
après le troisième jour : c'est quant elle est légère et ration-
nellement traitée. Les rechûtes sont plus fréquentes dans
cette affection que dans la précédente.

Cette fièvre se termine heureusement dans quelques cas
rares, par des vomissemens de matières bilieuses , ou une
diarrhée de matières semblables , une hémorrhagie nasale ,
des sueurs abondantes ou des urines à sédiment rouge ou
briqueté ; enfin , assez ordinairement avant la fin du second
septinaire , par des éruptions pustuleuses aux lèvres et aux
nez. Ces évacuations, presque toujours salutaires quant elles
ont lieu , me paraissent être un effet de l'amélioration de
la maladie.

Cette fièvre se termine par d'autres maladies ; dans quelques cas par une fièvre tierce, des furoncles, la fièvre milliaire,
une inflammation du cerveau ou des ménynges, de l'estomac

ou des intestins ; lorsque cette maladie doit revêtir le caractère typhoïde, celui du typhus ou de la fièvre jaune, on remarque que les symptômes, au lieu de diminuer après les premiers jours, vont au contraire en augmentant d'intensité. Elle ne se termine ordinairement par la mort, que lorsqu'elle s'est changée en l'une des fièvres que je viens de nommer. Lorsque cette maladie se termine d'une manière funeste, ce qui est très-rare, il faut en chercher le siége sur la membrane muqueuse gastrointestinale ; que l'inflammation ait été vive, qu'elle ait été légère, c'est là qu'on en retrouve des signes manifestes. D'autres organes, selon les cas, tels que le cœur, le cerveau, le foie, la vésicule, les conduits biliaires, la rate, le mésentère, le diaphragme, la peau, peuvent offrir des traces d'inflammation primitives ou secondaires. A l'autopsie, on observe toujours des rougeurs plus ou moins vives sur la membrane muqueuse de l'estomac et des intestins, mais principalement du duodénum. J'ai vu assez souvent ces rougeurs ; mais jamais je ne les ai observées formant une espèce de cercle autour du pilore ou du cardia, comme des médecins le prétendent. Quand je les ai remarquées ainsi disposées, toujours les individus étaient morts d'une véritable gastrite. L'estomac contient des matières blanches, jaunes ou verdâtres, qui, bien souvent, forment comme une espèce d'enduit emplastique sur la membrane muqueuse, et empêcheraient d'y remarquer les altérations, si on ne prenait la précaution de la laver plusieurs fois et de la râcler avec le manche d'un scalpel. Ces matières sont formées d'un mélange de bile et de mucosités. Quelquefois on trouve des traces d'irritation dans les conduits biliaires ou la vésicule : ce sont de petites plaques d'un rouge pâle qui siègent sur la membrane muqueuse qui tapisse ces organes. Le foie, la rate sont assez souvent engorgés et paraissent ternes ; quelquefois les glandes mésentériques sont gonflées , rougeâtres ; les vaisseaux de l'encéphale sont engorgés ; parfois , enfin , on remarque sur la peau les traces d'éruptions variées.

Si l'on compare les altérations des organes avec les symptômes que présente cette fièvre, l'on ne peut révoquer en doute son caractère inflammatoire. En effet, les douleurs épigastriques plus ou moins aiguës, accompagnées de vomissemens plus ou moins répétés, la diarrhée ou la constipation, n'annoncent-ils pas qu'il existe dans les voies digestives une inflammation dont on retrouve toujours des traces sur la muqueuse , lorsque les individus viennent à succomber ? L'irritation du foie, de la vésicule biliaire, de ses conduits, qui n'est jamais primitive, n'est-elle pas annoncée par une plus grande sécrétion de bile, des rapports acides, des vomissemens de matières bilieuses, et par les douleurs que les malades ressentent profondément sous l'hypocondre droit? Une toux sèche, diaphragmatique, le hoquet, les douleurs qui s'étendent d'un hypocondre à l'autre, les vomissemens ne sont-ils pas des signes d'une irritation diaphragmatique ? Le délire fugace ou la somnolence, les rêvasseries, n'annoncent-ils pas une irritation de l'encéphale ou des méninges, qui, du reste , se trouve établie par les rougeurs que présentent les méninges, ou par l'engorgement des vaisseaux capillaires du cerveau? Les éruptions différentes qui apparaissent sur la peau, indiquent une irritation sympathique de cet organe, qui a du reste avec les membranes muqueuses les plus grands rapports. La prostration, l'engourdissement de certains muscles, ne peuvent dépendre que de l'irritation de ces mêmes muscles ou des nerfs qui s'y distribuent , y portent la sensibilité, ou même encore d'une irritation particelle de la moëlle-épinière.

J'attribue les dégoûts , les nausées , la perte d'appétit à la présence des mucosités et de la bile contenues dans l'estomac, sécrétées en raison de l'irritation de cet organe, du foie, de la vésicule ou des conduits biliaires. Les vomissemens , comme je l'ai dit plus haut, peuvent dépendre de deux causes, soit de l'irritation primitive fixée à l'estomac, soit de l'irritation sympathique du diaphragme. La rougeur de la langue , à sa pointe et sur ses bords, est un signe toujours constant de l'inflammation de l'estomac. Son enduit blanc ou verdâtre dépend , selon moi , dans le premier cas , d'une plus grande quantité de mucosités que de bile dans l'estomac ; dans le second cas, au contraire, je pense que c'est la bile qui prédomine sur les mucosités. L'ictère partiel ou général, la teinte jaunâtre ou grise des excrémens , sont les signes bien positifs d'une inflammation du foie ou de la vésicule biliaire, dont l'action sécrétoire se trouve augmentée ou diminuée d'après le degré d'irritation de ces organes.

Pendant fort long-temps les vomitifs et les purgatifs ont formé la base du traitement de la fièvre gastrique, sans qu'on ait songé à accuser ces médicamens incendiaires des maux qu'ils produisaient. Enfin, un homme d'un génie supérieur, le professeur Broussais, qui aime à s'instruire les organes à la main, a découvert d'une manière positive le siège de cette fièvre, et d'une main habile en a tracé le traitement le plus rationnel qui eût été employé jusqu'à lui. Persuadé que les vomitifs et les purgatifs ne faisaient qu'accroître l'inflammation gastro-intestinale qui existe dans cette affection , ce praticien les rejeta sans restriction , tandis qu'avant lui on les employait à toutes les époques de la maladie, sans avoir égard à la gastro-entérite , dont la plupart des médecins ne voulaient pas même admettre l'existence dans cette maladie. Aussi, que de fièvres gastriques ont guéri en peu de temps d'après la méthode anti-phlogistique, tandis que, dans bien des cas, elles auraient pu passer à l'état typhoïde, sous l'influence des vomitifs, purgatifs, toniques, stimulans, etc., etc. ! Qu'on rende donc hommage au génie de l'homme célèbre qui a rendu de si grands services à l'humanité en faisant avancer la science !

Mais, me diront sans doute les partisans de l'ancienne doctrine, les évacuans guérissent la fièvre gastrique. D'accord ; mais dans un certain nombre de cas seulement. C'est lorsque la maladie est légère ou lorsqu'elle est à sa fin, et que les signes de phlegmasie du tube intestinal ont cédé, ou lorsqu'ils ne font qu'aider une crise qui s'est manifestée par les selles. On peut encore prescrire l'émétique en lavage, ou quelques doux purgatifs, lorsque toutes douleurs, comme je viens de le dire, ont cessé dans l'estomac et les intestins ; ou bien encore lorsqu'après la cessation de la fièvre, les dégoûts, les nausées, la perte d'appétit, la constipation persistent, la langue reste chargée d'un enduit blanc ou jaune fort épais, n'étant plus rouge à ses bords et à sa pointe. Dans ces cas seulement, je prescris les évacuans, et encore n'est-ce qu'avec la plus grande précaution. Mais aller donner un vomitif dès le début d'une fièvre gastrique, c'est vouloir augmenter tous les symptômes inflammatoires qui existent déjà, c'est vouloir produire une sub-inflammation de l'estomac, qui n'arrive que trop souvent sous l'influence d'une médication aussi pernicieuse.

Le traitement que je conseille dans cette affection doit être anti-phlogistique ; des applications de sangsues, en plus ou moins grand nombre, seront faites selon les indications et répétées selon le besoin, en ayant égard toutefois aux forces

à l'âge et au tempéramment des individus. C'est principalement à la région épigastrique qu'elles seront appliquées.
Si l'irritation est fixée dans les gros intestins , et qu'il y ait
en même temps un engorgement du foie ou de la rate , ou
suppression du flux menstruel ou hémorroïdal , on les prescrira de préférence à l'anus. Dans cette fièvre , il faut être
avare de la seignée générale, à moins que des signes de phlegmasie ne se manifestent vers le cerveau ou les organes thora-
ciques.Quelquefois les symptômes sont si violents, qu'ils simulent ceux du choléra-morbus : c'est alors que le médecin doit
déployer toute sa sagacité et faire une médecine active. Il prescrira 30 ou 40 sangsues à l'épigastre, des demi-lavemens d'amidon, la potion anti-vomitive de Rivière, la glace à l'intérieur,
des boissons à la glace et données par gorgées seulement, la diète
la plus absolue, des bains généraux, des fomentations adoucissantes sur l'abdomen, quand elles peuvent être supportées ; tels
sont les moyens qui conviennent dans cette variété semblable
de la fièvre gastrique. Pendant son cours , les malades seront
soumis au repos et à la diète ; les boissons seront froides et
acidulées , à moins de tendance à une crise par les sueurs.
L'eau édulcorée avec le sucre, le sirop de groseilles, d'orgeat ;
la limonade citrique ou tartarique, l'orangeade conviendront
également. Si la soif est très-vive et que les malades éprouvent des vomissemens répétés , il faudra bien se garder de
leur donner une trop grande quantité de boissons, car ils les
rejetteraient de suite ; il faudra ne leur donner à la fois
qu'une ou deux cuillerées de l'une des boissons que je viens
de signaler. Un moyen excellent pour calmer la soif et les
vomissemens , consiste à donner aux malades de petits morceaux de glace ; ce moyen m'a été bien souvent de la plus
grande utilité. Des bains seront prescrits pendant le traite-

ment de la maladie ; des fomentations adoucissantes seront appliquées sur la région abdominale ; on donnera des demi-lavemens ou même des lavemens entiers d'eau de riz, de son de froment , d'amidon, de laitue , de graine de lin, de mauves. Vers la fin de la maladie, l'on prescrira des bouillons maigres , à l'oseille , à l'oignon , à la rave, de veau', de poulet, de bœuf, des crêmes de riz, des marmelades, des fruits d'été, l'orange. Dans la convalescence il faudra prescrire un exercice modéré, des distractions agréables, des promenades, soit à pied, soit à cheval, qui ne soient pas fatigantes ; des viandes de facile digestion, le vin coupé avec l'eau. La convalescence dans quelques circonstances est pénible et lente à se faire ; elle est plus longue que dans la fièvre inflammatoire et se trouve quelquefois arrêtée par quelques accidens consécutifs, comme hoquet, épigastralgie, pesanteur à l'épigastre, très-incommode après que les malades ont pris quelque nourriture. Vomissemens qui se prolongent quelquefois indéfiniment, constipation, engorgement du foie ou de la rate, ictère, infiltration des extrémités inférieures, douleurs rhumatismales , arthrite , insomnie, affaiblissement de la mémoire , de l'ouie. Finke nous a laissé une bonne description de la fièvre gastrique , qui régna épidémiquement en 1777, dans le comté de Tekembourg. Son traité a le double avantage de nous faire connaître cette fièvre dans son état de simplicité , puis avec ses complications. « L'invasion de la maladie , dit-il, était » toujours précédée de certains signes avant-coureurs, tels que » lassitudes spontanées, frissons intermittens , douleurs dans » les membres et le dos, augmentant à l'approche de la nuit, » gêne , anxiété, pesanteur à l'épigastre , céphalalgie légère » ou très-aiguë , langue blanche , jaune ou verdâtre, surtout » à son milieu , bouche pâteuse, amère, rapports acides ,

» nausées, efforts de vomissemens, constipation ou diarrhée,
» pouls fréquent , fort ou faible , face pâle , sommeil agité.
» La fièvre s'annonçait à la suite d'une terreur, d'un empor-
» tement de colère , d'affections morales pénibles , d'un re-
» froidissement , de saignées, vomitifs ou purgatifs donnés
» mal-à-propos. Lorsque dans la même maison il y avait déjà
» plusieurs malades , surtout si l'indigence et la malpropreté
» y régnaient, des personnes bien portantes se trouvaient
» subitement atteintes de la maladie. La fièvre était ordinai-
» rement marquée par des alternatives de frissons et de cha-
» leur; au commencement , la sueur était nulle ou légère et
» non critique. La diarrhée , les vomissemens augmentaient;
» douleurs à l'épigastre , dégoût pour les alimens , désir des
» boissons froides , mais surtout acidulées , soif vive, som-
» meil entrecoupé par des rêves effrayants. Dans certains cas,
» les évacuants procuraient un grand soulagement ; dans
» d'autres, ils augmentaient les symptômes qui viennent d'être
» décrits , et de nouveaux signes plus ou moins fâcheux ve-
» naient s'y joindre ; c'étaient des douleurs vives le long du
» rachis, des anxiétés pénibles , un état de somnolence , de
» délire , de surdité , de troubles dans les facultés intellec-
» tuelles ; la langue devenait sèche, et se recouvrait d'un en-
» duit très-tenace , jaune verdâtre ou même noir. Si la diar-
» rhée existait depuis plusieurs jours, les douleurs des mem-
» bres, du dos, des lombes étaient légères, tandis que la cé-
» phalalgie était très-vive ; de là plus de tendance à la frénésie,
» la soif devenait plus ardente , les coliques plus aiguës , les
» déjections étaient écumeuses, verdâtres ou noirâtres, et très-
» fétides. »

Je rapporte ici la description d'une fièvre gastrique continue, qui régna épidémiquement dans plusieurs communes

du département de l'Allier, situées le long de la rive gauche de la Loire, et avoisinant, par conséquent, le canal latéral à la Loire. Cette épidémie commença à la fin du mois de juillet 1831, et continua jusqu'à la fin du mois de septembre suivant. Je remarquai que pendant ces deux saisons la température fut constamment très-élevée, et que les premiers individus qui furent atteints de l'épidémie, étaient des ouvriers qui travaillaient alors en très-grand nombre au canal latéral à la Loire. L'épidémie s'étendit insensiblement à plusieurs communes, où se trouvaient d'assez vastes marais, également mis à sec.

Je ne doutai pas que cette épidémie ne fût due au dessèchement des marais et du canal dont je viens de parler. Je pensai que du contact des rayons solaires avec la vase des marais, des miasmes nombreux s'étaient dégagés, et avaient porté leur action délétère sur l'économie. Je cite une dizaine d'observations de cette épidémie, qui ne manqueront pas d'intéresser le lecteur.

La maladie, pendant toute sa durée, présenta, en général, un caractère assez bénin. Chez quelques malades, en très-petit nombre, il est vrai, les symptômes furent portés à leur plus haut degré d'intensité. Son invasion, pendant le premier mois, fut précédée de symptômes précurseurs, comme lassitudes spontanées, engourdissement dans tous les membres, léger frissonnement par tout le corps, douleurs dans le dos et les lombes, répugnance pour le travail ou pour tout ce qui demandait quelque action musculaire, même peu prolongée ; anxiété, gêne, pesanteur à l'épigastre, nausées, envies de vomir, vomissemens dans quelques cas, douleurs vagues dans la région abdominale, constipation, mais plus souvent légère diarrhée, langue recouverte d'un enduit blanc ou

jaune, bouche pâteuse, amère, anorexie, paleur de la face ,
céphalalgie frontale, désir des boissons froides , sueurs peu
abondantes au moindre travail, urines troublées et déposant
un sédiment épais gris ou jaunâtre; jusque là le pouls
conservait son type naturel. Vers le milieu de l'épidémie, la
fièvre se déclarait le plus souvent très-brusquement, sans aucuns signes précurseurs.

Après quelques jours de mal-aise, de souffrances ainsi passés, la maladie se terminait quelquefois par une crise favorable, une hémorrhagie, une sueur abondante, ou de la
diarrhée qui persistait pendant un ou deux jours; mais dans
les dix-neuf vingtièmes des cas il n'en était pas ainsi. La fièvre
débutait par un frisson assez intense qui durait d'une demi-
heure à deux heures, et était suivi d'une chaleur brûlante
et qui ne tardait pas à devenir âcre au toucher. Le pouls
était dur et accéléré, la langue se recouvrait d'un enduit
épais, blanc, jaune ou verdâtre, et devenait rouge sur ses
bords et à sa pointe: cette rougeur persistait jusqu'à la fin de la
maladie; l'amertume de la bouche, l'anorexie, les nausées,
les vomissemens, la constipation, mais bien plus souvent la
diarrhée augmentaient; des douleurs plus aiguës se faisaient
sentir dans la région abdominale, mais surtout à l'épigastre;
la soif devenait de plus en plus vive, il y avait un désir très-
prononcé pour les boissons froides et acidulées, la céphalalgie
augmentait. Assez régulièrement un paroxysme se manifestait à la fin de chaque jour, et au déclin, une sueur peu abou-
dante mouillait la tête et la partie supérieure de la poitrine;
l'urine était sédimenteuse, épaisse et safranée; souvent le
sommeil était agité. Tels furent, en général, les symptômes
de la maladie pendant le premier septénaire, à la fin duquel
elle se termina le plus souvent par résolution. Mais lorsque

7

la fièvre passait cette époque, elle revêtait parfois un caractère typhoïde ; l'abdomen se tendait et devenait plus douloureux, des vomissemens de matières noirâtres avaient lieu,
ainsi que des selles très-fétides et de même couleur. Trois
fois je remarquai des pétéchies sur des individus dont la fièvre avait revêtu ce caractère ; la langue devenait sèche, fuligineuse, la soif augmentait. On remarquait du côté des
facultés intellectuelles des désordres tels que délire fugace ou
somnolence, regard fixe, réponses brusques ou lentes, pupilles dilatées, bégaiement, indifférence pour les personnes
environnantes, stupeur, carphologie. Chez quelques-uns des
individus, très-peu nombreux il est vrai, qui m'ont offert ces
symptômes, la maladie s'est toujours prolongée jusqu'au
vingt-unième jour et même au-delà. Chez cinq autres malades,
j'ai observé un ictère qui persista long-temps après la disparition de la fièvre.

Le traitement que je dirigeai contre cette épidémie, fut
anti-phlogistique chez presque tous les malades qui furent
soumis à mes soins, et le nombre en fut assez grand, puisque, pour mon compte, pendant la durée de l'épidémie, j'en
ai traité deux cent trente-deux. Je dois le dire, je n'ai eu qu'à
me louer de la méthode du professeur Broussais. J'ai mis en
pratique la saignée générale chez une vingtaine d'individus,
mais je dois le dire aussi, je n'en n'ai pas retiré de bons effets.
Quant aux évacuants, je les ai mis en pratique vingt-deux
fois. Dans douze cas, ils ont procuré une grande amélioration dans l'état des malades. Dans sept autres cas, ils n'ont
fait ni bien, ni mal. Dans trois cas enfin, ils ont déterminé
une gastro-entérite très-aiguë. L'un des malades succomba.
Je suis persuadé que si je m'en fusse tenu aux moyens anti-
phlogistiques et aux boissons rafraîchissantes, cette mort

n'aurait pas eu lieu. Ce fut une terrible leçon que je reçus pour l'avenir : j'en ai profité, et j'engage mes collègues a en profiter également, dans l'intérêt des malades et de la belle science qu'ils cultivent.

Cette épidémie, dont je vais rapporter quelques observations, se montra dans plusieurs communes confiées à mes soins, entre autres dans celle de Paray-le-Frésil, qu'habite momentanément M. de Tracy. Cet homme dont la générosité est bien connue, donna dans cette circonstance de bien grandes preuves de philantropie ; il visitait les habitations des malheureux, leur donnait les choses dont ils manquaient, faisait venir le médecin qu'il payait de ses propres deniers, et préparait bien souvent lui-même les médicamens qui leur étaient prescrits. Je saisis avec empressement cette occasion de faire connaître le caractère noble et désintéressé de M. de Tracy, qui m'a témoigné dans plusieurs circonstances des marques de bonté.

PREMIÈRE OBSERVATION.

Un homme âgé de 34 ans, d'un tempéramment bilieux, ouvrier au canal latéral à la Loire, éprouvait depuis trois ou quatre jours une lassitude générale, un engourdissement dans les membres, des douleurs lombaires qui lui faisaient éprouver une grande répugnance pour le travail. Il avait la bouche amère, la langue chargée d'un enduit épais, jaunâtre, des rapports acides, des dégoûts et des envies de vomir, une légère diarrhée et dela céphalalgie. Le 2 août il est pris en travaillant d'un frisson qui dure une demi-heure à peu près ; une chaleur brûlante, âcre au toucher, lui succède ; des vomissemens de matières verdâtres ont lieu, des matières semblables sont rejetées par les selles; la céphalalgie frontale persiste. Le malade passe deux jours dans cet état, pendant lesquels il fait usage d'une infusion de centaurée. Chaque jour un paroxysme eut lieu le soir, la rémission se faisait le lendemain et était accompagnée d'une sueur peu abondante à la poitrine. Le 4 au matin, je fus appelé près du malade, que je trouvai dans l'état suivant : Pouls dur et accéléré donnant 100 pulsations par minute, céphalalgie frontale très-intense, face pâle, langue chargée d'un enduit jaunâtre épais, rouge à sa pointe et sur ses bords. Dégoût pour toute espèce d'alimens, rapports acides, vomissemens de matières bilieuses, diarrhée, soif vive, désir de boissons froides, épigastre tendu et douloureux, sommeil agité. Vingt sangsues à l'épigastre, deux demi-lavemens d'eau de graine de lin, eau édulcorée avec le sirop de groseilles, diète, repos.

5. Les douleurs abdominales sont moins fortes ; la rémission de la fièvre, qui s'est faite vers deux heures de l'après-midi, a été accompagnée de sueur dans le dos, à la poitrine et à la tête. Le pouls donne 95 pulsations, les vomissemens ont cédé.

Un bain entier, fomentations émollientes sur le ventre, même boisson, diète, repos.

6. La langue se nétoie, elle perd de sa rougeur, plus de vomissemens ni de diarrhée ; quelques douleurs se font encore sentir au-dessus de l'ombilic, la chaleur de la peau est moins âcre au toucher, le paroxysme fébrile a été à peine sensible, la rémission est arrivée quatre heures après, la céphalalgie est peu intense.

Douze sangsues *loco dolenti*, fomentations émollientes, même boisson, diète, un bain entier.

8. La fièvre n'a pas eu de paroxysme, l'abdomen est sou-.

ple et indolent ; le pouls est mou et donne 82 pulsations ; la chaleur de la peau est à peu près à l'état normal, la langue reprend sa couleur naturelle, la céphalalgie a cédé. Deux bouillons, une orange, limonade. Je ne revis plus ce malade qui entra en convalescence peu de jours après ma visite.

2e OBSERVATION.

Un homme âgé de 48 ans, d'un tempéramment mélancolique, employé au canal latéral à la Loire, affecté depuis plusieurs années d'une maladie organique du foie, éprouvait depuis plusieurs jours de la pesanteur, de l'engourdissement dans les lombes et les membres inférieurs, des nausées, des rapports bilieux, et de temps en temps des vomissemens de matières jaunes et très-amères. Les digestions étaient imparfaites ; il éprouvait en outre un peu de céphalalgie et une pesanteur à l'épigastre, chaque fois qu'il prenait des alimens même très-légers. Le 5 août, sans avoir commis aucune imprudence, il est pris d'un frisson qui dure à peu près trois quarts-d'heure et est suivi d'une chaleur brûlante ; une légère rémission ne se fit que trente-six heures après. Je vis le malade le surlendemain. Il me présenta les symptômes suivans : Pouls dur et précipité, douleur aiguë au-dessus des orbites, face pâle, peau chaude et âcre au toucher, la conjonctive, les ailes du nez prennent une teinte jaune, langue sèche, recouverte d'un enduit verdâtre très-épais, rouge à ses bords et à sa pointe, vomissemens de matières bilieuses, diarrhée abondante de mêmes matières, douleur fixe à l'épigastre et sous l'hypocondre droit, dégoûts pour toute sorte d'alimens, soif très-vive.

Vingt sangsues tant à l'épigastre qu'à l'hypocondre droit,

cataplasme émollient sur l'abdomen , deux demi-lavemens d'eau de mauves , un bain entier, orangeade, diète , repos.

7. La nuit a été agitée , il y a eu un peu de délire au moment du paroxysme , le pouls est dur et très-accéléré, la conjonctive et les ailes du noz sont plus jaunes , la langue plus sèche et plus rouge , les vomissemens et la diarrhée sont moindres, les douleurs épigastriques ont peu diminué, celles ressenties sous l'hypocondre droit surtout ; la céphalalgie est intense , soif très-vive.

Vingt-cinq sangsues à l'anus ; le reste *ut suprà.*

8. Le malade est mieux ; les vomissemens et la diarrhée ont cessé , les douleurs ressenties au foie sont moins fortes ; il n'en est pas de même de celles de l'estomac ; elles sont à peu près les mêmes que la veille ; le pouls est moins fort ; il ne donne que 88 pulsations par minute , l'ictère s'étend aux paupières , l'urine dépose un sédiment jaunâtre assez épais.

Quinze sangsues à l'épigastre , cataplasme émollient sur la région abdominale, un bain entier, orangeade, diète, repos.

10. Le paroxysme fébrile a été peu intense , la rémission est venue de bonne heure et a été suivie d'une sueur assez copieuse à la poitrine et à la tête. La langue se nétoie et s'humecte ; elle perd sa rougeur ; l'abdomen est souple, quelques légères douleurs persistent encore à l'estomac ; celles du foie ont tout-à-fait disparu , la chaleur de la peau a perdu de son âcreté , la céphalalgie existe à peine, le pouls est à 90 pulsations , il est mou , l'ictère s'est borné depuis la veille.

Douze sangsues à l'épigastre , cataplasme émollient, orangeade , un bouillon.

12. Les dernières sangsues ont fini d'enlever l'inflammation qui persistait à l'estomac. Le malade va de mieux en mieux , la langue redevient naturelle , le paroxysme fébrile

a été si léger qu'à peine il a été ressenti ; il veut se lever, l'appétit revient.

Trois bouillons , une orange , même boisson.

13. La fièvre n'est pas revenue , le malade est faible et demande des alimens plus substantiels. De tous les symptômes observés précédemment , la conjonctive seule a gardé une teinte jaunâtre. Même prescription que la veille. La convalescence n'a pas demandé plus de huit jours.

3° OBSERVATION.

Une jeune fille d'une assez faible constitution , éprouvait depuis quatre jours une grande amertume à la bouche , des nausées , des envies de vomir, un malaise général , de la céphalalgie et la plus grande répugnance à faire le moindre travail. Le 10 août , après avoir pris fort peu de nourriture à son déjeûner, elle éprouve un léger frissonnement général, des vomissemens répétés , d'abord d'alimens qu'elle avait pris, puis de matières verdâtres très-amères. Le frissonnement ne tarda pas à se convertir en véritable frisson , qui dura à peu près une demi-heure , et fut immédiatement suivi de chaleur.

Le 11 , je vis la malade, qui me présenta les symptômes suivans : Peau brûlante sans être âcre au toucher , pouls dur accéléré , donnant 116 pulsations par minute , face pâle , langue chargée d'un enduit blanchâtre et rouge à ses extrémités , bouche pâteuse, anorexie , flatuosités , pesanteur à l'épigastre , douleurs s'étendant depuis l'épigastre jusqu'au nombril augmentant par la pression ; ventre tendu , constipation , céphalalgie frontale très-intense , soif vive , désir de boissons froides et acidulées.

Douze sangsues à l'épigastre , eau édulcorée avec le sirop de groseilles , lavemens d'eau de mauves , repos et diète.

12. Le paroxysme fébrile s'est fait vers les neuf heures du soir : il s'est prolongé jusque dans la nuit qui a été assez agitée. Les douleurs abdominales ne sont pas aussi fortes ; trois ou quatre vomissemens de matières jaunâtres, bilieuses. Le lavement a procuré deux selles fort abondantes de matières très-dures ; la céphalalgie est aussi intense que la veille ; la langue aussi chargée et aussi rouge.

Potion anti-vomitive de Rivière, 15 sangsues à l'épigastre, un bain général, boisson *ut suprà*, diète.

13. Le pouls est mou, à 95 pulsations par minute ; la langue est moins chargée et moins rouge à ses extrémités ; les vomissemens ont cessé ; la malade accuse de la gêne à l'épigastre après l'ingestion des boissons ; elle a reposé pendant une partie de la nuit, mais son sommeil a été agité ; l'urine dépose un sédiment grisâtre.

Douze sangsues à l'épigastre, même boisson, fomentations émollientes sur l'abdomen, diète.

14. Hémorrhagie nasale très-abondante, elle a procuré du soulagement à la malade ; la céphalalgie est moindre, il n'y a plus qu'un peu de gêne à l'épigastre ; les vomissemens ne sont pas revenus ; constipation, la langue se dépouille de son enduit et revient à son état naturel ; le pouls est mou et donne 84 pulsations par minute. La malade accuse une grande faiblesse et demande de la nourriture ; la soif est modérée.

Fomentations émollientes sur le ventre, lavement, même boisson que les jours précédens, deux bouillons à l'oseille, une orange.

15 et 16. Le paroxysme fébrile est à peine sensible ; la malade continue d'aller de mieux en mieux, les symptômes vont toujours en décroissant.

Trois bouillons à l'oseille, une orange, même boisson.

17. Nouvelle hémorrhagie nasale à la suite de laquelle la fièvre a entièrement disparu. La malade qui fait le sujet de cette observation entra en convalescence, et six à huit jours lui suffirent pour qu'elle reprît ses travaux ordinaires.

4.e OBSERVATION.

Une femme âgée de 34 ans, ressentait depuis quelques temps dans les membres et les lombes, des douleurs contusives qui, sans la tenir alitée, lui faisaient néanmoins éprouver du dégoût pour le travail, et l'empêchaient d'agir comme à son habitude. Elle avait en outre de l'anorexie, des renvois, quelquefois même des vomissemens de matières jaunâtres très amères; elle se sentait aussi d'une légère diarrhée et de céphalalgie sus-orbitaire. Jusque là elle n'éprouvait que les symptômes avant-coureurs de l'épidémie qui régnait alors ; il ne fallait que la plus légère cause pour faire naître la maladie : elle se présenta en effet. Le 5 août, cette femme mangea des pommes de terre nouvelles, qui n'étaient pas encore parvenues à leur parfaite maturité. Quoiqu'elle n'en eût mangé qu'en très-petite quantité, elle ne tarda pas de les vomir; elle fut prise peu d'instans après d'un frisson assez violent, qui dura vingt à vingt-cinq minutes, suivi de chaleur, et qui la força de se mettre au lit. La malade croyant que le mal disparaîtrait de lui-même, ne réclama aucun secours pendant trois ou quatre jours, pendant lesquels elle se mit à la diète d'elle-même et but de l'oxymel.

Je fus appelé près de cette femme le 7 août et les symptômes qu'elle présenta à ma visite furent : céphalalgie frontale assez intense et constante depuis le début de la maladie; face rouge, pouls dur, plein et accéléré, donnant 110 pulsations par mi-

8

nute ; respiration libre ; langue chargée d'un enduit jaunâtre
à son milieu, rouge à ses bords et à sa pointe ; chaleur de la
peau considérablement augmentée et âcre au toucher ; nausées,
dégoûts, vomissemens à des intervalles éloignés de matières muqueuses mêlées avec de la bile ; quatre à cinq selles
liquides de matières semblables ; douleurs à l'épigastre augmentant par la pression ; ventre tendu, douleurs contusives
dans les membres ; soif ardente, désir des boissons froides.

Douze sangsues à l'épigastre, deux demi-lavemens émollients, un bain entier, limonade citrique, diète, repos.

10. Nulle amélioration dans l'état de la malade, à l'exception des douleurs contusives des membres, qui ont probablement disparu sous l'influence du bain.

11. Vingt sangsues à l'épigastre, potion anti-vomitive de
Rivière, un bain, deux demi-lavemens d'amidon, fomentations émollientes sur l'abdomen, quelques cuillerées de
limonade à la glace pour apaiser la soif qui est très vive.

12. Disparition des vomissemens ; la tension de l'abdomen
a cédé, les douleurs épigastriques et la diarrhée ont beaucoup
diminué ; la langue commence à se nétoyer, elle est moins
rouge ; le pouls est dur à 88 pulsations ; la chaleur de la
peau n'est pas aussi forte, l'urine est troublée, jaunâtre et
dépose un sédiment de même couleur ; la céphalalgie n'est
plus aussi intense.

Deux demi-lavemens et cataplasmes émollients ; même
boisson, diète.

14. Le paroxysme fébrile a été peu intense, la rémission
est arrivée de bonne heure et a été suivie d'une sueur très-
abondante à la poitrine et à la tête ; la chaleur de la peau est
revenue à l'état normal ; le pouls est mou à 80 pulsations,
la céphalalgie presque nulle, la langue est nétoyée de son

enduit et redevient humide, le ventre est souple et indolent ; il y a encore un peu de pesanteur à l'épigastre.

Dix sangsues à la région épigastrique, fomentations émollientes sur le ventre, un bain entier, une orange, même boisson.

15. Disparition complète de la fièvre et des symptômes qui
l'accompagnaient ; la malade fut douze jours en convalescence.

5e OBSERVATION.

Un jeune homme d'un tempérament sanguin, doué d'une
forte constitution, âgé de 30 ans, travaillant au canal latéral à la
Loire, éprouve dans les premiers jours d'août des lassitudes générales, de la pesanteur à l'estomac, des nausées, des
dégoûts, de la céphalalgie, et un peu de diarrhée. Cet état se
prolonge pendant cinq à six jours, durant lesquels il peut
encore travailler. Mais le 5 août il est pris de vomissemens
abondans et d'une fièvre très-intense qui a débuté par un frisson d'une heure de durée à peu près. Il fut obligé de s'aliter le
jour même. A ma visite, pouls dur plein donnant 114 pulsations par minute ; chaleur de la peau augmentée, face moins
colorée que de coutume sans être pâle ; langue recouverte
d'un enduit jaunâtre peu épais, mais très-rouge à sa pointe
et sur ses bords ; céphalalgie frontale des plus intenses ; soif
très-prononcée, dégoûts, nausées, rapports acides, vomissemens assez rapprochés de matières verdâtres, déjections par
le bas de matières semblables. L'épigastre et l'hypocondre
droit sont tendus et douloureux au toucher, la douleur augmente par la plus légère pression ; l'urine est couleur de safran ; la contractilité musculaire est singulièrement affaiblie.

Saignée de cinq palettes, 15 sangsues à l'anus. Orangeade,
potion anti-vomitive de Rivière, un bain entier, repos et
diète.

6. Le malade a eu un paroxysme entremêlé de quelques légers frissonnemens vers six heures du soir; les vomisse-mens sont moindres, les douleurs ressenties dans l'hypocon-dre droit ont diminué; mais celles de l'épigastre ont aug-menté: cinq à six selles liquides dans le cours de la journée; le pouls est dur et élevé, céphalalgie aussi forte que la veille.

Dix-huit sangsues à l'épigastre, cataplasmes émolliens sur le ventre, deux demi-lavemens d'eau de riz, un bain entier, orangeade, diète.

7. La nuit a été assez agitée ; la fièvre a peu diminué, les douleurs épigastriques sont moins fortes, les vomissemens ont pour ainsi dire cessé, la langue rouge , la céphalalgie intense, soif très-vive.

Cataplasmes émolliens sur l'abdomen , lavemens, et bois-sons *ut suprà.*

8. Epistaxis peu abondant dont le malade néanmoins pa-raît éprouver quelque soulagement; le paroxysme fébrile qui, jusque-là a eu régulièrement lieu d'une manière très pro-noncée, est très léger; la rémission a eu lieu plus tôt que de coutume, le pouls ne donne que 96 pulsations par minute; la chaleur de la peau est moins âcre au toucher, les vomis-semens ont tout-à-fait cessé; deux selles liquides bilieuses , le malade se plaint, non plus de douleurs à l'épigastre , maïs seulement de pesanteur.

Même traitement que la veille.

9. La langue se nétoie , mais sa rougeur est lente à dispa-raître. La fièvre est la même à peu près ; le malade paraît être dans une grande prostration ; il se plaint toujours d'une pesanteur fort incommode à l'épigastre , le ventre est souple, une seule selle liquide a eu lieu.

Douze sangsues à l'épigastre ; le reste *ut suprà*.

10. Le paroxysme fébrile a eu lieu vers dix heures du soir ; quatre heures après , la rémission est arrivée accompagnée d'une sueur générale , mais plus abondante à la poitrine que partout ailleurs ; la langue perd beaucoup de sa rougeur, la céphalalgie est presque nulle , l'urine dépose un sédiment jaunâtre très-épais. Le malade se plaint d'une grande faiblesse.

Limonade tartarique , un bouillon, la moitié d'une orange, repos.

12, 13, 14. Le mieux se soutient ; le malade peut se lever , le paroxysme a été si léger qu'il en a été à peine incommodé. Le pouls est mou et donne 88 pulsations , la face est très-pâle , constipation depuis deux jours.

Lavement d'eau de graine de lin , deux bouillons , une orange , même boisson.

16 et 17. Le malade se lève et peut commencer à se promener dans sa chambre ; il y a eu un très-léger paroxysme dans la nuit , la langue redevient naturelle , il n'a plus de céphalalgie ni de douleurs abdominales ; l'urine dépose un sédiment très-épais et toujours jaune , l'appétit revient. Trois bouillons , marmelade , une orange.

18. La fièvre n'a pas reparu , le malade demeure quinze jours en convalescence.

6e OBSERVATION.

Une femme âgée de 65 ans, me fit appeler, le 13 août, après six jours de maladie. Elle me raconta qu'avant de garder le lit , elle avait éprouvé pendant quelques jours un engourdissement général , de l'anorexie, de la gêne à l'épigastre , quelques envies de vomir , des coliques et de la constipation. Elle ajouta que le 8 août, sans cause connue, un frisson assez violent s'était emparé d'elle, pendant lequel elle avait eu des vomissemens de matières jaunâtres à différentes reprises ; que depuis cette époque elle avait eu chaque jour, soit le soir soit pendant la nuit, un paroxysme fébrile toujours suivi de rémission avec sueur légère à la poitrine et à la tête. Cette malade n'avait observé aucun régime et gardait le lit.

A ma visite, face pâle, céphalalgie sus-orbitaire assez intense, pouls mou, à 86 pulsations ; chaleur de la peau élevée, mordicante ; langue très-sèche recouverte d'un enduit jaunâtre épais, rouge sur ses bords et à sa pointe. Bouche amère, pâteuse ; perte de l'appétit, soif vive, désir de boissons froides et acidulées ; abdomen tendu à la région iléocœcale, douloureux dans cette région, mais surtout à l'épigastre ; vomissemens de matières verdâtres, constipation, la conjonctive et le pourtour des ailes du nez offrent une teinte jaune peu prononcée.

Douze sangsues à l'épigastre, potion anti-vomitive de Rivière, fomentations émollientes sur le ventre, deux demi-lavemens d'eau de son, repos et diète.

14. Des symptômes observés la veille, les douleurs épigastriques ont seules diminué ainsi que les vomissemens. La constipation persiste.

Fomentations adoucissantes sur le ventre, deux demi-lavements laxatifs, potion de Rivière, diète, repos.

15. La nuit a été assez calme ; les vomissemens ont cessé, les lavemens ont procuré trois selles ; la première a été très-copieuse en matières dures. Le pouls est petit, mou, dépressible ; il ne fournit que 78 pulsations, la peau est chaude et sèche, l'urine rare et troublée ; gêne à l'épigastre qui devient sensible à la pression.

Dix sangsues à l'épigastre , limonade , diète.

16. Paroxysme fébrile plus intense que de coutume , nuit agitée , sommeil entrecoupé de rêves , parfois léger délire , céphalalgie : langue sèche et rouge , abdomen tendu , trois selles liquides de matières verdâtres. Pouls mou à 85 pulsations par minute , soif très-vive.

Demi-lavement d'eau de mauves , cataplasmes émolliens sur le ventre , deux sinapismes aux mollets , potion et tisane gommées.

17. Peau chaude et très-sèche , paroxysme fébrile entrecoupé de frissonnement et de délire fugace , langue plus sèche, abdomen douloureux et tendu à la région iléo-cœcale, trois à quatre selles liquides.

Huit sangsues à l'anus , le reste *ut suprà*.

18. Prostration, décubitus sur le dos , affaissement général, langue brunâtre et sèche , ventre ballonné mais moins douloureux ; assoupissement.

Vésicatoire camphré derrière le cou, potion et boisson adoucissantes , deux demi-lavemens d'eau de mauves.

21. La malade est mieux ; les symptômes cérébraux ont disparu , l'abdomen est devenu souple , deux selles liquides dans les vingt-quatre heures ; la langue devient humide , le pouls est mou et à 82 pulsations par minute ; la chaleur de la peau est moins grande.

Même prescription.

24, 25. Langue humide et perdant son enduit noirâtre, soif moins vive ; le paroxysme fébrile a été peu intense et de courte durée. Abdomen indolent , une seule selle dans les vingt-quatre heures ; urines safranées et déposant un sédiment grisâtre. Pouls mou et petit ; la maigreur a fait des progrès rapides depuis quelques jours,

Un lavement, limonade tartarique, deux bouillons de veau, une tranche d'orange.

26. Paroxysme fébrile à peine sensible ; la rémission est suivie d'une sueur abondante à la tête, à la poitrine et dans le dos. La langue revient à son état normal ; la malade a reposé pendant six heures de la nuit d'un sommeil paisible.

Même prescription que la veille.

27. La fièvre n'a pas reparu. La malade a été vingt jours en convalescence.

7e OBSERVATION.

Une jeune fille âgée de dix-huit ans, d'un tempérament bilieux, après avoir éprouvé pendant deux jours les symptômes précurseurs de l'épidémie régnante, tels que céphalalgie, pesanteur à l'épigastre, nausées, dégoûts, bouche pâteuse, amère, envies de vomir, coliques passagères, est prise le 15 août de fièvre continue, qui a débuté par un frisson d'une heure de durée; cette jeune fille, obligée de garder le lit, me fit appeler le troisième jour.

A ma visite du 18, face plutôt rouge que pâle, chaleur de la peau augmentée, âcre au toucher, pouls fréquent et dur, donnant 108 pulsations par minute ; engourdissement dans les cuisses, pesanteur dans les lombes, anorexie, langue recouverte à son milieu d'un enduit blanchâtre épais, rouge sur ses bords et à sa pointe. Région épigastrique un peu tendue et douloureuse à la pression, diarrhée de matières jaunâtres, quatre à cinq selles dans les vingt-quatre heures ; céphalalgie sus-orbitaire, râle sibilant en arrière du poumon gauche, légère oppression ; soif très-vive, désir des boissons froides et acidulées.

Quinze sangsues à l'épigastre, eau édulcorée avec le sirop

(65)

de groseilles , un bain entier, lavements émolliens , cataplasmes de farine de lin sur le ventre , diète, repos.

19. Paroxysme fébrile vers deux heures du matin, la nuit
a été calme , douleurs épigastriques moins sensibles , l'oppression a disparu , le pouls est à 100 pulsations , deux selles
liquides dans les vingt-quatre heures ; la rémission , qui a eu
lieu vers le jour, a été suivie de sueur à la tête , dans le dos
et à la poitrine ; urines safranées et sédimenteuses.

Un bain général , le reste *ut suprà* moins les sangsues.

20. Pesanteur à l'épigastre augmentant par la pression ;
ventre souple , la diarrhée a cédé , le pouls est dur et à 92
pulsations ; la chaleur de la peau et la céphalalgie sont moins
fortes , langue devenant humide et perdant son enduit blanchâtre , soif assez vive.

Quinze sangsues à l'épigastre , potion éthérée , cataplasme
narcotique sur le creux de l'estomac, un bain entier, même
boisson , diète.

21. Hémorrhagie nasale abondante à la suite de laquelle
la fièvre a disparu. La convalescence chez cette malade a duré
huit jours.

8e OBSERVATION.

Un homme d'un tempéramment bilieux , âgé de 48 ans ,
n'ayant d'autres occupations que de cultiver une petite pro-
priété , éprouve , dans les premiers jours d'août , une lassitude générale, un peu de céphalalgie, des dégoûts pour toute
espèce d'aliments , des nausées , des envies de vomir , quelques coliques, de la diarrhée. Le quatrième jour la fièvre
s'empare du malade ; elle a débuté par un frisson d'une heure
et demie de durée. Trois jours s'écoulent encore pendant
lesquels la fièvre a régulièrement deux paroxysmes , l'un à
l'approche de la nuit , l'autre vers deux heures du matin ; le

second paroxysme est moins intense que le premier, chaque jour aussi la rémission s'est faite vers les six heures du matin, et a toujours été accompagnée d'une sueur peu abondante à la poitrine et à la tête.

Je fus appelé le 10 août près de cet homme , auprès duquel je trouvai un confrère. Le pouls était dur, plein , donnant 91 pulsations par minute, peau brûlante, chaleur âcre au toucher, langue sèche recouverte d'un enduit jaunâtre fort épais, rouge à ses bords et surtout à sa pointe, douleurs dans les lombes , vomissemens assez fréquens de matières bilieuses , déjections par le bas de matières analogues, sept à huit selles dans les vingt-quatre heures, régions épigastrique et iléo-cœcale légèrement tendues et douloureuses à la pression, céphalalgie frontale, urines safranées et peu abondantes soif ardente , désir des boissons froides.

Le collègue avec lequel je me trouvais en consultation , ne voulut voir dans le groupe de symptômes que je viens de signaler, qu'un embarras gastro-intestinal. Aussi je prévis que nous ne serions pas d'accord sur le traitement.

Interrogé le premier par le malade pour lui indiquer le traitement qu'il devait subir, prié par mon confrère d'ouvrir le premier mon avis , je répondis qu'il fallait appliquer vingt-cinq sangsues à l'épigastre , donner des demi-lavemens émolliens, appliquer des fomentations adoucissantes sur le ventre ; j'ajoutai qu'il fallait plonger le malade dans un bain entier , lui prescrire de la limonade pour boisson et la diète, et continuer l'usage de ces moyens aussi long-temps qu'il le faudrait pendant le cours de la maladie.

Malheureusement ce traitement ne fut pas du goût de mon collègue. Partisan prononcé de la vieille doctrine et par conséquent des évacuans , il prétendit que les moyens que je

venais de prescrire, pouvaient guérir le malade à dire vrai,
mais après un temps fort long, et que l'on pourrait faire
avorter la maladie par les évacuants. Je réfutai promptement
un pareil raisonnement ; mais le malade, flatté de l'espoir
d'une prompte guérison, et ayant du reste en horreur les
émissions sanguines, préféra les évacuants. Je me retirai en
souhaitant prompte guérison au malade. Mon confrère,
comme il me le dit le lendemain, lui administra deux grains
et demi d'émétique, persuadé d'avance que la maladie allait
avorter sous l'influence de ce médicament. Mais combien il
fut trompé dans son attente, quand il vit les vomissemens et
les selles aller toujours en augmentant, au point que le malade présenta trois heures après tous les symptômes du
choléra sporadique. Je fus appelé de nouveau le lendemain,
mais en arrivant près du malade, il me fut aisé de reconnaître que nulle médication ne pouvait le guérir. Le pouls était
très-concentré, la face grippée, cadavéreuse ; les yeux paraissaient enfoncés dans les orbites ; tout le corps était couvert d'une sueur froide, visqueuse, l'abdomen était météorisé et tellement douloureux à l'épigastre, que la plus légère
pression ne pouvait y être supportée. Les vomissemens et les
déjections n'avaient pu être arrêtés depuis la veille. Les matières rendues étaient noirâtres, sanguinolentes; les membres
se rétractaient avec force ; il y avait de véritables crampes
aux mollets. Le malade poussait des cris plaintifs ; enfin il
éprouva une secousse générale convulsive, qui mit fin à cette
scène affligeante. Puisse ce terrible exemple servir de leçon
aux médecins partisans des vieilles doctrines, et qui ne
voient de salut pour leurs malades que dans les évacuants,
ainsi qu'à ceux qui montrent trop de condescendance envers
des confrères obstinés ! Ayant obtenu, non sans beaucoup de

peine des parens de C... d'en faire l'autopsie , j'y procédai trente heures après la mort. Raideur cadavérique très-prononcée.

Crâne. — Les ménynges ne présentent rien de particulier ; les deux ventricules latéraux du cerveau contiennent à peu près deux onces de sérosité.

Thorax. — Rien d'anormal dans l'organe pulmonaire ; le cœur est plus volumineux que de coutume.

Abdomen. — La membrane muqueuse de l'estomac présente un grand nombre de rougeurs violacées. La plus grande de ces rougeurs n'a pas plus de deux lignes et demie à trois lignes de diamètre. Il existe autour du pylore une rougeur circulaire très-prononcée. Le duodénum contient cinq onces à peu près de matières liquides , couleur lie de vin. La membrane muqueuse qui le tapisse est le siége de huit à dix rougeurs , dont deux sont noirâtres. L'iléum et le jéjunum offrent aussi des rougeurs disséminées ; une arborisation pointillée se remarque sur l'iléum. Plusieurs glandes de Peyer sont tuméfiées et rouges. La vessie est légèrement rapetissée ; elle contient peu d'urine.

9e OBSERVATION.

Un homme âgé de 35 ans , d'un tempéramment bilieux et d'une très-forte constitution, ouvrier au canal latéral, n'ayant ressenti aucun des symptômes précurseurs de l'épidémie , si ce n'est un peu de céphalalgie et de lassitude depuis deux jours, éprouve au milieu de son travail , quelques légers frissonnemens qui ne tardent pas à se convertir en un frisson très-intense d'une heure de durée à peu près; la chaleur succède ensuite à ce frisson ; le malade ramené chez lui est obligé de s'aliter.

Le lendemain 5 septembre, je fus appelé près de cet homme qui me présenta les symptômes suivans : Lassitude générale, douleurs contusives dans les cuisses et les bras , céphalalgie frontale aiguë , chaleur de la peau plus forte qu'à l'état normal , âcre au toucher , pouls dur, plein , peu accéléré ; il donne 82 pulsations. Face pâle, langue couverte d'un enduit jaunâtre , rouge à ses bords et à sa pointe , anorexie , bouche amère , vomissemens de matières verdâtres , coliques, légère diarrhée , soif vive , désir des boissons froides.

Quinze sangsues, un bain , fomentations adoucissantes sur le ventre , deux demi-lavemens d'eau de mauves , limonade tartarique , diète.

7. Fièvre plus intense que l'avant-veille , délire fugace pendant le paroxysme , douleurs plus fortes à l'épigastre ; les vomissemens sont moindres ; langue sèche , pouls dur plein, à 94 pulsations par minute, céphalalgie intense.

Vingt-cinq sangsues à l'épigastre , un bain , le reste *ut suprà.*

10. Le malade est mieux ; pouls à 86 pulsations, douleurs épigastriques moins fortes, pas de vomissemens, constipation depuis deux jours. La céphalalgie est moindre , la chaleur de la peau moins brûlante ; l'urine dépose un sédiment jaunâtre.

Fomentations émollientes , lavement d'eau de graines de lin, une orange, limonade.

12. Paroxysme fébrile moins intense ; la rémission a été suivie d'une sueur à la poitrine et à la tête plus forte que les jours précédens ; la langue se nétoie, mais elle est toujours rouge à sa pointe ; le malade se plaint de ne pas aller du ventre depuis quatre jours , le lavement que j'avais prescrit le 10

n'ayant rien produit ; ventre ballonné , douleurs à l'épigastre peu sensibles.

Dix sangsues au creux de l'estomac, lavement purgatif , un bain , cataplasmes émolliens, orangeade , diète.

13. Le malade a eu trois selles liquides verdâtres, il se plaint encore d'éprouver de la pesanteur à l'épigastre ; pouls mou à 90 pulsations ; céphalalgie frontale peu intense, peau moins chaude.

Dix sangsues à l'épigastre, même boisson , diète.

16. Le paroxysme fébrile a été à peine sensible , le ventre est souple et indolent ; deux selles dans les vingt-quatre heures ; langue à peu près naturelle, peu de céphalalgie , pouls mou à 82 pulsations, peau reprenant sa chaleur naturelle. La rémission , depuis le commencement de la maladie , a été constamment accompagnée de sueur à la poitrine , dans le dos ou à la tête. Le malade se plaint d'une grande faiblesse et ne peut en effet se tenir debout sans aide.

Limonade, deux bouillons, la moitié d'une orange.

18. La fièvre a disparu ; le malade ne ressent plus aucun des symptômes qui l'accompagnaient. La convalescence dura douze jours.

10e OBSERVATION.

Le 10 septembre je fus appelé près d'une femme âgée de 50 ans , d'un tempérament lymphatique , et qui la veille fut brusquement prise d'un frisson accompagné de chaleur , sans avoir ressenti auparavant aucuns des symptômes avant-coureurs de l'épidémie. A ma visite , décubitus sur le dos , face pâle , lassitude générale , pesanteur dans les lombes , chaleur de la peau augmentée et âcre au toucher, pouls dur et plein accéléré , langue blanchâtre à son milieu , très-rouge à ses bords et à sa pointe , dégoûts , envies de vomir , diarrhée , quatre à cinq selles liquides dans les vingt-quatre heures , ventre tendu et douloureux à la région épigastrique et autour de l'ombilic ; céphalalgie , soif vive.

Quinze sangsues *loco dolenti* , deux demi-lavemens émollients , orangeade , diète.

12. La malade a eu chaque jour un paroxysme fébrile vers les cinq heures du soir ; chaque jour aussi la rémission a eu lieu sur les sept heures du matin , avec sueur légère à la poitrine et à la tête. Les douleurs épigastriques et la diarrhée ont diminué, langue moins rouge , l'urine dépose un sédiment assez épais et jaunâtre.

Même boisson , diète.

13. Pesanteur à l'estomac , augmentant par l'ingestion de la boisson , quelques coliques , langue moins rouge et se dépouillant , chaleur de la peau moins forte , pouls mou , lent, à 82 pulsations , céphalalgie moins forte.

Douze sangsues à l'épigastre , deux bouillons , lavements émollients , fomentations adoucissantes sur le ventre , orangeade , diète.

14 et 15. La malade se trouve mieux ; elle veut se lever et manger. Le paroxysme n'a duré qu'une heure , le pouls est mou et ne donne que 80 pulsations. La langue est humide et dépouillée de son enduit , le ventre souple et indolent , la céphalalgie a disparu.

Trois bouillons , une orange.

16. La fièvre n'est pas revenue. La malade a été douze jours en convalescence.

CHAPITRE III.

Fièvre Gastrique folliculeuse.

J'ai appelé *gastrique folliculeuse* cette fièvre qui a été désignée sous le nom de *pituiteuse* par Selle, Stoll ; de *glutineuse gastrique* par Sarcone, de *muqueuse* par Rœderer, et dans ces derniers temps, d'*adéno-ményngée* par Pinel, et de *muqueuse pepsique* par Récamier. La dénomination que je lui donne, me paraît préférable à celles que je viens de citer, parce qu'elle a l'avantage de préciser le siège primitif de la maladie, qui est incontestablement dans les voies digestives. Si l'on me demandait pourquoi j'appelle cette fièvre gastrique folliculeuse, je répondrais que c'est parce que les follicules muqueux sont irrités tout aussi bien que la muqueuse gastro-intestinale, soit que l'inflammation commence par la membrane elle-même, soit qu'elle débute par les cryptes muqueux. Du reste, ce point d'anatomie pathologique n'est pas encore décidé.

Je ferai observer cependant que dans plusieurs circonstances à l'autopsie cadavérique, j'ai vu les cryptes glanduleux, les plaques de Peyer très-rouges, gonflés, ulcérés ; tandis qu'on n'apercevait sur la membrane muqueuse que des rougeurs très-légères et presque imperceptibles, d'où j'ai été porté à croire que l'irritation pouvait tout aussi bien commencer par les glandes que par la membrane muqueuse elle-même, et que c'était de leur degré d'irritation que résultait une plus grande sécrétion de mucus gastro-intestinal.

Quand la mort survient à la suite de cette fièvre, on remarque que la muqueuse digestive est constamment altérée. Elle est ordinairement gonflée, augmentée de volume, offrant des plaques rouges ou livides plus ou moins étendues et même des ulcérations. Elle est recouverte d'un enduit muqueux fort épais, surtout dans l'estomac et le duodénum. Il n'est pas rare d'observer des aphthes dans la bouche et la gorge, parfois même dans tout le canal alimentaire. Quelquefois il arrive que toutes les membranes muqueuses présentent des altérations, mais les cas en sont rares. Les follicules muqueux sont plus ou moins développés, rouges ou noirâtres, gonflés, surtout dans l'estomac et le duodénum. Les uns sont comprimés et offrent une ouverture plus ou moins apparente; d'autres ressemblent à des papilles fongueuses. Dans quelques cas les intestins sont affaissés sur eux-mêmes ou distendus par des gaz, contenant des vers isolés ou agglomérés. Le péritoine présente quelquefois des plaques rouges ou noirâtres.

Une chose bien digne de remarque, c'est que l'on trouve quelquefois une assez grande quantité de sérosité épanchée dans les ventricules du cerveau, un engorgement des vaisseaux capillaires de cet organe, ou des rougeurs sur les méninges. Les glandes lymphatiques, surtout celles du mésentère, sont rouges, plus grosses ou plus petites que dans l'état naturel. Assez souvent le foie est augmenté de volume, tacheté, granuleux; le pancréas endurci, les reins sont plus ou moins rouges. La muqueuse vésicale est assez souvent parsemée de plaques rougeâtres et revêtue d'un enduit blanc

muqueux et luisant. Dans d'autres circonstances plus rares ,
on voit les poumons engoués ou hépatisés , la plèvre plus ou
moins rouge et contenant de la sérosité épanchée. Quand la
maladie a duré long-temps, la fibre musculaire est très-molle
et offre peu de résistance. Mais de tous les signes sympathiques
qui accompagnent cette fièvre , nul n'est aussi constant que
l'irritation des bronches ; aussi trouve-t-on fréquemment des
traces d'inflammation sur la membrane muqueuse qui les tapisse : ce sont des rougeurs ou même des ulcérations, ou bien
encore son épaississement.

Les causes de la fièvre gastrique folliculeuse sont relatives
aux individus et aux circonstances concomitantes. Cette maladie attaque particulièrement l'enfance et la vieillesse, les
femmes, les sujets lymphatiques ou atteints de catarrhes. Ceux
qui sont dans un état de faiblesse habituelle ou de santé détériorée par de nombreux écarts de régime , par des maladies
antérieures qui ont eu une longue durée , les filles ou femmes
affectées de chlorose ou de fièvres intermittentes chroniques.
Elle est déterminée par l'habitation près des lieux marécageux privés d'air et des rayons solaires, un froid humide, la
malpropreté , les bains après les repas, un travail habituel
qui force d'avoir les pieds dans l'eau , la privation soudaine
des liqueurs alcooliques , l'usage des eaux croupies , celui des
alimens peu fermentés, des substances grasses, l'usage trop
long-temps prolongé de fruits non mûrs, de viandes altérées,
l'oisiveté , les veilles prolongées, l'application immodérée à
l'étude, la tristesse, les passions violentes, les évacuations
excessives, l'abus du coït , des vomitifs ou des purgatifs ; la
suppression trop brusque de quelque maladie cutanée, comme
croûte de lait, teigne, gale , la présence des vers dans les intestins. Cette fièvre est ordinairement sporadique, endémique

dans les lieux où une température froide et humide règne constamment, comme dans certains endroits de l'Amérique et du nord de l'Europe. Elle est quelquefois épidémique, comme Stoll l'a observée à Vienne, Rœderer à Goëttingue, Sarcone à Naples, Baglivi à Rome.

Dans cette fièvre, qui n'est réellement qu'une fièvre gastrique, il existe évidemment des symptômes de gastro-entérite, caractérisés par les douleurs que les malades ressentent dans la région abdominale, mais plus particulièrement à l'épigastre, par des vomissemens et des déjections par le bas de matières blanchâtres ou jaunes verdâtres, par la diarrhée ou la constipation. Le premier de ces deux derniers symptômes est le plus fréquent.

Le plus ordinairement cette fièvre est précédée de symptômes avant-coureurs qui durent cinq à six jours, comme sentiment de mal-aise, fatigue générale, douleurs contusives dans les membres, pesanteur dans les lombes, légère céphalalgie, sommeil agité, dégoût pour les alimens, rapports acides, langue couverte d'un enduit blanchâtre épais, envies de vomir, dérangement dans les digestions. La fièvre gastrique folliculeuse débute le plus souvent par un frisson qui se manifeste aux pieds, à l'approche ou même au milieu de la nuit, par la pâleur générale, la flaccidité de la peau, l'œdème des extrémités, une céphalalgie frontale ou occipitale, ou par de vives douleurs à la nuque, par des rapports acides, la pâleur et l'enduit blanc très-prononcés de la langue, une rougeur constante à sa pointe et sur les bords, mais pas aussi prononcée que dans la fièvre gastrique; par la perte d'appétit. La bouche devient pâteuse, une salive visqueuse et plus abondante que de coutume commence à couler, l'haleine est fétide, les gencives deviennent rouges et douloureuses, la soif est modérée ou excessive. Les malades rendent par les vomissemens des matières blanchâtres, filantes, fades ou acides, accompagnées quelquefois de la sortie d'un ou de plusieurs vers. Quand ces matières sont jaunes, il y a ordinairement irritation du foie ou de lavésicule biliaire. La diarrhée provoque la sortie de matières analogues à celles rendues par les vomissemens. Souvent les malades ont une toux sèche ou accompagnée d'expectoration abondante, muqueuse ou puriforme. La première, qui est la plus rare, dépend d'une légère inflammation des bronches ou d'une irritation sympathique du diaphragme. La seconde est due à une inflammation plus étendue de la muqueuse bronchique. Parfois ils ressentent des douleurs plus ou moins aiguës dans les hypocondres ou à la région hypogastrique; dans quelques cas ces douleurs se prolongent le long du canal de l'urètre ; assez souvent ils se plaignent de douleurs dans une ou plusieurs articulations. Assez souvent encore la peau devient le siège de démangeaisons incommodes et ne tarde pas à se couvrir d'éruptions.

En général le pouls est petit et faible, quelquefois même il est au dessous de son type ; la respiration est gênée dans quelques cas : c'est quand il y a oppression, quand il existe une inflammation pulmonaire. La peau devient chaude et sèche, parfois il y a tournemens de tête, bourdonnemens d'oreilles, vertiges, somnolence, ou quelqu'autre trouble dans les facultés intellectuelles, comme délire, agitation générale, coma. L'urine est rouge, claire ou troublée, avec ou sans sédiment blanc, muqueux ou briqueté; la sueur est tantôt légère, tantôt abondante. Mais ces symptômes varient singulièrement sons le rapport de leur marche et de leur intensité ; tantôt ils sont très-légers et tantôt très-alarmans. C'est ainsi que les aphthes se changent dans certains cas en ulcérations profondes ; l'irritation des amygdales, du larynx ou des bronches peut devenir tellement violente, que les malades sont menacés de suffocation. Dans certains cas , les vomissemens , la diarrhée, les douleurs abdominales sont tellement répétés qu'ils simulent le choléra, le ventre peut se météoriser et faire croire à une péritonite. Cette fièvre , dans certaines circonstances , offre des symptômes de pleurésie ou de pneumonie, de céphalite, de fièvre typhoïde , de cystite ou d'arthrite générale. Mais parmi ces symptômes, les plus constans, comme sympathiques, sont les aphthes, les vers intestinaux, les douleurs rhumatismales, l'émission douloureuse de l'urine et surtout la bronchite.

La marche de cette fièvre est lente et offre des exacerbations qui reviennent le plus souvent le soir ou la nuit ; elle offre trois périodes : la première est remarquable par l'intensité des redoublemens ; la seconde par la diminution de la chaleur, des douleurs et de la durée des paroxysmes. Dans la troisième enfin, tous les symptômes d'inflammation cèdent, il n'y a plus que de simples redoublemens le soir ou au commencement de la nuit : les malades sont assez bien tout le reste du jour. Cette maladie dure ordinairement de quinze à quarante jours : rarement elle se termine avant le deuxième septénaire ; plus les redoublemens sont marqués , plus elle se prolonge.

Si l'on compare les altérations des organes avec les symptômes de la maladie, on remarque que les douleurs ressenties dans la région abdominale , les vomissemens, la diarrhée ou la constipation doivent être attribués à l'inflammation de la membrane muqueuse gastro-intestinale, la blancheur de la langue à la présence de mucosités dans l'estomac, sa rougeur à l'inflammation de l'estomac ; les aphthes de la bouche, de

la gorge, l'angine laryngée, la bronchite à une irritation de
la membrane muqueuse qui tapisse la bouche, le larynx ou
les bronches ; les bourdonnemens d'oreilles, le délire passager, les rêvasseries à une irritation de l'encéphale ou de ses
dépendances ; l'enduit jaune de la langue, les douleurs éprouvées sous l'hypocondre droit, à une irritation sympathique
du foie ou de la vésicule biliaire ; l'émission difficile de l'urine
à l'inflammation des reins ou de la vessie ; enfin, les douleurs
ressenties dans les articulations, les éruptions cutanées variées
que l'on voit survenir, ne peuvent dépendre que d'une irritation secondaire de ces articulations ou de la peau.

La marche de cette maladie, ou du moins les symptômes
qui la caractérisent, est irrégulière ; bien qu'elle soit continue, elle offre de fréquentes exacerbations, des retours irréguliers de fièvre ou de sueur, des rémittences qui sont rarement périodiques. Parfois des sueurs générales ou un écoulement d'urine paraissent vouloir s'établir, puis cessent subitement pour reparaître après deux ou trois jours. Le plus souvent les redoublemens offrent le type quotidien sans régula-
rité.

Elle se termine par la santé, par d'autres maladies ou par
la mort. Dans le premier cas elle a lieu par des vomissemens,
une diarrhée, des sueurs ou des urines critiques, une oph-
thalmie, un coryza, une bronchite, qui demandent beaucoup de temps pour guérir ; des furoncles, des abcès, des
aphthes à la bouche, des maladies cutanées, l'œdème des extrémités inférieures, une surdité momentanée ; par l'éjection
des vers, l'apparition des dents. Dans le second cas elle se
manifeste par une inflammation chronique du foie ou de
la rate, des épiploons, des intestins, de la membrane muqueuse de l'utérus ou de la vessie, par la phthisie pulmonaire,

l'ascite. Enfin on la voit se terminer par la mort, quand elle est épidémique et compliquée de l'inflammation d'un ou de plusieurs organes très-importans à la vie.

Le traitement de cette affection diffère peu de celui de la fièvre gastrique. En général il faut être très-réservé sur l'emploi de la saignée générale, parce que le sujet est peu pléthorique, parce qu'il survient pendant le cours de la maladie de fréquentes recrudescences de phlegmasie qui obligent à multiplier les émissions sanguines locales. Le plus souvent les irritations sympathiques sont peu intenses et disparaissent d'elles-mêmes. Cependant, s'il se manifeste une bronchite intense, une pleurésie ou une pneumonie, des symptômes cérébraux, il ne faut pas hésiter à pratiquer la saignée générale.

Pendant le cours de la fièvre gastrique folliculeuse, et surtout pendant les deux premiers septénaires, il faut appliquer des sangsues sur la région abdominale, mais principalement à l'épigastre, et les répéter en plus ou moins grand nombre, selon les indications; on appliquera des cataplasmes émolliens sur l'abdomen, on donnera des lavemens d'eau de son, d'amidon, d'eau de graine de lin, de mauves, de laitue, de riz.

Quoique les évacuans soient moins nuisibles que dans la fièvre gastrique, il faut ne les donner que le moins possible. Je ne conseille d'y avoir recours qu'après l'emploi des émissions sanguines locales, qu'après qu'il n'existe plus de signes de phlegmasie dans les voies digestives, que lorsque la fièvre est nulle ou du moins presque nulle, que la langue reste chargée d'un enduit blanc très-épais, que l'appétit est nul et la bouche pâteuse. Si on se décide à avoir recours aux évacuans, on emploiera de préférence l'ipécacuanha ou l'émétique en lavage, la manne, l'huile de ricin, le calomélas;

mais, je le répète, il ne faut employer ces moyens que dans les cas que je viens de signaler.

Tant que la maladie est à l'état aigu , il faut prescrire le repos , des tisanes aqueuses froides ou tièdes , acidulées ou nitrées selon l'indication , telles que décoction de chiendent, d'orge, de riz, l'eau pure édulcorée avec le sirop de groseilles, d'orgeat, de gomme ou de guimauve, le petit-lait nitré, l'orangeade, la limonade, l'oxymel. Ces boissons sont celles qui conviennent le mieux , lorsque la maladie est simple sans être compliquée de l'inflammation de quelques organes, qui pourrait en empêcher l'usage. Mais s'il existait une bronchite, une pleuro-pneumonie, il faudrait prescrire une infusion de violette ou de fleurs de guimauve, édulcorée par exemple avec le sirop de gomme , de capillaire ou de guimauve. Si la maladie s'étend au-delà de quinze à vingt jours, ce qui a très-souvent lieu, si l'on voit en même temps les forces des malades diminuer rapidement, il faut prescrire quelques panades, crêmes, fécules en bouillie, bouillons de veau ou de bœuf. Si le tube digestif le permettait, on ordonnerait le sirop de quinquina dont le malade prendrait quatre à cinq cuillerées dans le cours de la journée.

Mais l'on conçoit que ce traitement doit subir des modifications selon les indications. Ainsi les vomissemens et la diarrhée sont-ils vraiment si intenses et si répétés qu'ils simulent le choléra, il faut prescrire des bains, insister sur les émissions sanguines locales , donner aux malades de petits morceaux de glace , ordonner la potion anti-vomitive de Rivière, donner des boissons à la glace et en très-petite quantité ; des demi-lavemens d'eau de mauves, de riz, d'amidon , ou huileux. Dans quelques cas la diarrhée dure aussi long-temps que la fièvre : il faut l'attaquer par les sangsues à l'anus , la décoction blanche de Sydenham, les demi-lavemens émolliens qu'on pourra rendre astringens dans quelques cas , par exemple lorsque toute irritation a cessé dans le tube digestif ; par des vésicatoires à la face interne des cuisses ou même sur l'abdomen. Tant que les aphthes sont simples , il faut se contenter d'ordonner des gargarismes adoucissants ou légèrement excitants ; s'il existe des ulcérations profondes , on les touche avec un mélange de quatre parties de miel rosat et une partie d'acide hydro-chlorique, et mieux encore avec le nitrate d'argent. Si l'on soupçonne que par leur présence dans le canal alimentaire des vers y entretiennent l'irritation cause de la fièvre gastrique folliculeuse, il faudra prescrire quelque anthelmintique, mais on en suspendra l'usage s'il augmente les douleurs intestinales.

Les douleurs rhumatismales qui sont si fréquentes dans cette maladie, ne réclament aucun traitement particulier : elles naissent et disparaissent avec la maladie. On pourrait en dire autant de l'émission pénible de l'urine, si ce n'est dans le cas où les malades éprouvent des douleurs trop fortes. Il faut alors faire une ou plusieurs applications de sangsues au périnée, prescrire un bain , des boissons diurétiques, quelque émulsion également diurétique. Une bronchite aiguë, une pleurésie, une pneumonie viennent-elles compliquer la fièvre gastrique folliculeuse ? il faut sans hésiter dans les deux derniers cas surtout, prescrire une ou plusieurs saignées selon l'indication, des boissons gommeuses, mucilagineuses édulcorées avec le sirop de gomme, de guimauve, de Briant, de mou de veau. Si, malgré ce traitement la maladie est trop lente à disparaître, si l'on voit les forces diminuer rapidement, il faut avoir recours aux révulsifs externes, comme les vésicatoires.

La phlegmasie est-elle fixée au cerveau ou sur les menynges ?
la saignée générale est de rigueur. On aura également recours
aux sangsues, qu'on ordonnera en plus ou moins grand nombre selon les indications, aux apophyses mastoïdes ; on prescrira des sinapismes aux mollets , aux membres supérieurs,
et des vésicatoires volants qu'on appliquera aux membres ;
des applications de glace sur la tête ; on donnera des boissons
froides gommeuses ou acidulées. Après la période d'irritation
il faut , disent des praticiens , prescrire les toniques ; dans
quelques circonstances , j'en conviens, ils produisent de très-
bons effets ; mais il il faut qu'il n'y ait plus d'irritation dans
le tube digestif, et que surtout la fièvre ait disparu. Ces deux
conditions sont loin d'être prises en considération par les
partisans du système de Brown.

Après la disparition de la fièvre, s'il reste une grande faiblesse et de l'œdème aux extrémités inférieures , il faut prescrire des frictions sèches, aromatiques, toniques ou stimu-
lantes. La convalescence de cette fièvre est plus longue et
plus fatigante que celle de la gastrique , à cause de la plus
grande faiblesse de l'individu. Les suites sont les mêmes à
peu près que celles de la fièvre précédente, mais surtout celles-
ci : Douleurs dans les membres, le dos et les lombes , tremblement des mains ou des pieds et même des membres, infiltration des extrémités inférieures, ulcérations de la bouche.
Les rechûtes en sont fréquentes : elles sont déterminées par
des crises imparfaites, des écarts que les malades font dans le
régime , l'usage contre-indiqué des vomitifs ou des purgatifs.
Ces rechûtes ont lieu ordinairement entre les deux premiers
septénaires. Lorsque la rechûte a lieu, ce n'est pas toujours
une fièvre gastrique folliculeuse continue qui en est le résultat , mais quelquefois cette fièvre devient intermittente , ou

si elle est continue, elle passe à l'état typhoïde. Parfois il survient un engorgement chronique du foie , de la rate ou des épiploons.

Le traitement de la convalescence doit peu différer de celui de la fièvre gastrique. Les malades auront le soin de se couvrir chaudement, de respirer un air pur, d'habiter lorsqu'ils le pourront la campagne, de prendre un exercice modéré , soit à pied, soit à cheval. Tous les mets devront être de facile digestion. Ils éviteront de boire des liqueurs et du vin pur pendant quelque temps; ils éviteront surtout les causes qui ont déterminé la maladie.

Je ne terminerai pas l'histoire de cette fièvre, sans joindre à la description que je viens d'en faire quelques exemples que j'ai recueillis dans ma pratique , et un que j'emprunte à Rœderer.

PREMIÈRE OBSERVATION.

Pendant l'épidémie de Goëttingue, dit-il, une femme âgée de 44 ans , qui avait éprouvé pendant trois septénaires , de la diarrhée d'abord sanguinolente, puis mêlée de mucosités blanches , et dans le commencement un mouvement fébrile le soir , avec ardeur et incontinence d'urine; le premier jour nausées et vomissemens vers le matin avec une toux sèche , soif continuelle , dégoûts , douleur gravative des extrémités , œdématie autour des malléoles , pouls petit et peu fréquent , langue couverte d'une mucosité blanche.

Le second jour , administration d'un vomitif et d'un purgatif : vomissemens et diarrhée de matières muqueuses , avec douleurs dans l'abdomen ; soif vive, urine avec sédiment muqueux abondant. Le troisième jour , horripilations le soir avec frissons et des alternations d'une chaleur fugace, excrétion abondante d'urine pendant la nuit , œdème des jambes , aphthes dans la bouche, pouls dur et fréquent, légère moiteur pendant la nuit (Potion camphrée). Le sixième jour le ventre qui était ballonné reprend son premier état, la déglutition des solides est empêchée par les aphthes de l'intérieur de la bouche ; rémission des symptômes , mais rêvasseries passagères (Potion camphrée). Le huitième jour , plus de calme , rétablissement des forces, toux fréquente avec peu d'expectoration muqueuse, soif légère, appétit. Le neuvième jour, la toux continue, mais l'œdématie des pieds, la douleur des membres, le gonflement et la dureté du ventre disparaissent ; sueur abondante pendant un sommeil calme. Le dixième jour, soif vive , pouls petit et mou ; frisson intense vers le soir, et quelques heures après chaleur modérée avec céphalalgie , nuit agitée, pas de sueur. Le onzième jour , déjections répétées à la suite d'un vomitif, appétit , langue humectée , sueur pendant le sommeil. Le douzième jour, la bouche continue à être douloureuse, les forces se rétablissent, un ver long et vivant est rendu par le vomissement , les nausées cessent, alternatives d'appétit et de dégoût. Pouls petit et mou, urine avec sédiment épais. (Continuation de la potion camphrée). La nuit suivante, sueur universelle et d'une odeur acide. Le treizième jour, la bouche est moins douloureuse , l'appétit plus régulier, le sommeil plus calme , urine comme le jour précédent, langue encore recouverte d'un enduit blanchâtre. Le quatorzième jour, les forces s'accroissent et il ne reste plus qu'un peu de faiblesse aux pieds et de pesanteur dans les lombes ; les aphthes n'ont pas encore disparu.

Le quinzième jour, la santé se fortifie , le malade se promène et tout rentre dans l'ordre. La bouche est encore dans un meilleur état le lendemain, et une légère diarrhée termine la maladie.

2ᵉ OBSERVATION.

Un enfant fut affecté de teigne muqueuse quelque temps
après sa naissance ; il la conserva jusqu'à l'âge de trois ans
et demi, époque à laquelle on la fit brusquement disparaître
par des topiques astringents. Cet enfant qui jusqu'alors avait
joui d'une bonne santé, fut pris huit à dix jours après la suppression de cet exanthème cutané, d'une fièvre légère mais
continue, avec irritation des voies digestives et des bronches
en même temps. Il allait du ventre cinq ou six fois par jour ;
les selles étaient glaireuses et contenaient des stries sanguinolentes. Les parens qui ne pensaient pas que ces symptômes
morbides dussent avoir sur la santé de leur enfant une influence fâcheuse, se contentèrent de lui donner de l'eau de
riz sucrée pour boisson ; quant au régime, ils ne lui en firent
suivre aucun : tout ce qu'il demandait lui était accordé. La
maladie cependant, quoiqu'elle marchât lentement, n'en
continuait pas moins ses progrès, et un jour que cet enfant
avait bu à peu près le quart d'un verre de vin blanc nouveau,
il eut des vomissemens fréquents, une diarrhée abondante
et des douleurs intestinales atroces. Les selles devinrent sanguinolentes, la toux augmenta. Les parens me firent alors
appeler : c'était le 12 novembre 1834.

A ma visite, langue recouverte d'un enduit blanc muqueux
fort épais, rouge à sa pointe et sur ses bords ; ventre tendu,
ballonné, douloureux à la pression, surtout à l'épigastre et
autour de l'ombilic. On ne sent pas un seul tubercule mésentérique ; huit à dix selles par jour, glaireuses, contenant un
peu de sang. Pouls petit mais accéléré, quelques nausées sans
vomissemens, céphalalgie sus-orbitaire très-intense, chaleur
de la peau naturelle, face pâle, légèrement bouffie, toux

fréquente accompagnée d'expectoration muqueuse peu abondante ; soif vive. Vésicatoire à la nuque dont la suppuration sera entretenue, six sangsues autour de l'ombilic, trois quarts de lavement d'amidon par jour, cataplasmes émollients sur le ventre, eau de riz édulcorée avec le sirop de gomme pour tisane, diète, repos.

14. Les selles ont diminué et ne contiennent plus de sang, les douleurs abdominales sont à peu près aussi fortes, la fièvre a eu le 12 et le 13 régulièrement deux paroxysmes, un dans l'après midi et l'autre dans la nuit, sueur peu abondante lors de la rémission, céphalalgie, irritation bronchique aussi forte, soif vive, urines abondantes.

Six sangsues autour de l'ombilic, le reste *ut suprà*.

15. Pouls mou, petit, donnant 130 pulsations par minute, rougeur de la langue moins prononcée, elle ne se dépouille pas de son enduit qui est fort épais, face très-pâle encore plus bouffie qu'à ma première visite, diarrhée moins abondante, faiblesse prononcée, soif moins vive.

Cataplasmes émollients sur l'abdomen, julep gommeux, même tisane, un bouillon.

Ce traitement est continué pendant cinq ou six jours, et le petit malade s'en trouve mieux. Mais à ma visite du 21 je trouvai sa position changée. Stupeur, réponses par oui et par non, réponses brèves, assoupissement. Ventre souple et peu douloureux à la pression, trois à quatre selles liquides dans les vingt-quatre heures, urine rare et sédimenteuse, pouls dur donnant 145 pulsations par minute, chaleur de la peau peu augmentée, les paupières sont infiltrées. Je ne pus attribuer un tel changement qu'à la suppression de la suppuration formée par le vésicatoire.

Quatre sangsues derrière les oreilles, sinapismes aux mol-

lets et aux bras , frictions sur le cuir chevelu avec la pommade stibiée, glace sur le front , tisane gommeuse.

22. La pommade stibiée n'a pas produit l'effet que j'en at-
tendais ; les symptômes observés la veille sont à peu près les
mêmes , les paroles sont peut-être plus lentes et l'assoupissement plus profond, le malade a uriné dans son lit sans s'en
apercevoir, le ventre est tendu, quelques aphthes apparaissent
dans la bouche. La toux est moins forte.

Nouvelles frictions avec la pommade stibiée sur le cuir chevelu, glace sur la tête, vésicatoires volants aux mollets, tisane gommeuse , les aphthes sont touchées plusieurs fois dans
la journée avec un pinceau trempé dans la solution suivante :
Décoction d'orge ℥ iv, sel ammoniacal, gr. x , miel rosat ℥ j.

23. Le cuir chevelu est couvert de nombreux boutons , le
petit malade s'agite beaucoup, il pousse des cris et porte souvent les mains à sa tête, il est très-pâle , le pouls est mou et
accéléré, le ventre tendu autour de l'ombilic mais peu douloureux, la langue perd de son enduit , elle est moins rouge,
le malade éprouve un, deux et même trois paroxysmes qui se
montrent à des heures indéterminées, les pieds s'infiltrent,
soif moins vive , la bronchite paraît diminuer, céphalalgie
assez intense.

Cataplasmes émollients sur le ventre , décoction de chiendent édulcorée avec le sirop de pointes d'asperges , julep
camphré.

24. Le malade a eu une sueur générale fort abondante, les
accidens cérébraux ont cédé entièrement, les boutons du
cuir chevelu sont très-rouges , le petit malade y porte souvent les mains et les écorche, la bouffissure de la face a disparu, les aphthes ne sont pas plus nombreuses , ventre légèrement tendu mais indolent , deux selles liquides dans les

vingt-quatre heures, trois lombrics de sept à huit pouces ont été rendus par le bas, le pouls est à 108 pulsations et mou, le malade est dans une grande prostration, l'urine dépose un sédiment grisâtre et est en moins grande quantité que de coutume, l'infiltration des pieds n'a pas augmenté.

Même traitement, les aphthes sont touchées avec le gargarisme dont j'ai donné plus haut la formule. Un bouillon, un peu de confitures.

Ce traitement est continué jusqu'au 28 : le malade s'en trouve bien, un assez grand nombre des boutons du cuir chevelu sont en suppuration qu'on a soin d'entretenir avec la pommade au garou; depuis deux jours la fièvre n'a plus qu'un paroxysme irrégulier il est vrai, mais très-léger; un flux d'urine semble s'être établi, car la quantité que le malade en rend peut être évaluée à trois pintes par jour. La langue est moins rouge et se dépouille de plus en plus de son enduit blanc, le ventre est indolent mais légèrement tendu, deux selles liquides dans les vingt-quatre heures, deux lombrics ont encore été rendus. Les aphthes sont touchées avec le nitrate d'argent, la peau n'a plus que sa chaleur naturelle, le pouls est mou et à 118 pulsations. L'infiltration des pieds a disparu, la toux est moindre.

Deux demi-lavemens d'amidon, tisane gommeuse édulcorée avec le sirop de ratanhia, fomentations émollientes sur le ventre, deux bouillons.

30. Les aphthes se cicatrisent, la toux est légère, la langue se nétoie, peu de fièvre, ventre souple et indolent ; lors de la rémission de la fièvre le petit malade a éprouvé une sueur abondante; l'urine rendue en moins grande quantité dépose un sédiment grisâtre muqueux, l'appétit commence à revenir.

Deux bouillons, un peu de fécule, tisane gommeuse.

1er décembre. La fièvre n'a pas reparu, les boutons du cuir chevelu sèchent. J'ordonne un vésicatoire au bras dont la suppuration sera entretenue pendant plusieurs mois avec le bois de garou.

4. Le malade entre en convalescence.

3e OBSERVATION.

Une jeune dame âgée de 21 ans, d'un tempérament lymphatique, d'une constitution débile, me fit appeler le 24 février 1834 pour lui donner des soins. Elle me dit être atteinte depuis plusieurs jours de diarrhée, et avoir eu à différentes reprises des vomissemens de matières blanchâtres, aigres et filantes. Sa maladie, ajouta-t-elle, avait débuté par un sentiment de frisson qu'elle avait éprouvé principalement aux pieds, avec des alternatives de chaleur passagère. A ma visite : Bouche fade, pâteuse, langue recouverte d'un enduit blanchâtre épais, nausées, vomissemens de matières glaireuses et aigres, gonflement des gencives, salive plus abondante, pesanteur à l'épigastre, coliques, diarrhée assez abondante de matières liquides et blanchâtres, pâleur générale de la peau, céphalalgie orbito-frontale, douleurs dans les lombes et les articulations coxo-fémorales augmentant par les mouvemens d'abduction, pouls petit et plus fréquent que dans l'état naturel, peau chaude, respiration facile, soif modérée.

Quinze sangsues à l'anus, cataplasmes de farine de lin sur le ventre, potion et tisane gommeuses, deux demi-lavemens d'amidon, diète.

25. Ce traitement n'a apporté aucun changement dans

(91)

l'état de la malade ; elle a deux paroxysmes fébriles la nuit et un autre le jour. Même prescription moins les sangsues.

26. Nuit agitée, délire passager, langue sèche et rouge à sa pointe et sur ses bords , face un peu animée, céphalalgie intense, pouls développé et dur, douleurs aiguës à la région épigastrique , vomissemens répétés de matières blanchâtres et très-filantes, trois à quatre selles liquides jaunâtres dans les vingt-quatre heures, peau chaude et sèche, aphthes se montrant à la bouche et aux gencives; soif très-vive. J'apprends que la malade , au mépris de mes prescriptions, à forcé un de ses domestiques à lui donner du porc frais, et que dix minutes après elle avait vomi ce qu'elle avait mangé. Trente sangsues à l'épigastre, potion anti-vomitive de Rivière, deux demi-lavemens d'eau de riz, un bain entier, cataplasmes émolliens sur le ventre, limonade , diète absolue.

27. La malade est mieux, les vomissemens ont complètement disparu , les douleurs abdominales ont diminué, la diarrhée est moins abondante , mais les gencives sont plus tuméfiées , les aphthes sont plus profondes.

Un bain , deux lavemens , cataplasmes de farine de lin sur le ventre , potion gommeuse , limonade, gargarisme hydrochlorique. Ce traitement , moins les bains , est continué jusqu'au 1er mars. A cette époque le pouls est mou et peu accéléré , la peau est pâle partout , mais elle a repris sa chaleur naturelle , les paroxysmes fébriles sont moins longs , le ventre est souple et peu douloureux , trois selles liquides de matières puriformes , la céphalalgie et les douleurs articulaires quoique moins intenses existent encore , la maigreur fait des progrès rapides , les aphthes sont moins profondes , mais plus larges , les gencives sont très-tuméfiées , la salive coule abondamment. Deux lombrics ont été expulsés par les selles. La malade accuse une grande faiblesse.

Cataplasmes émolliens sur le ventre, deux demi-lavemens d'amidon, potions gommeuses, limonade, cautérisation des aphthes avec le nitrate d'argent, un bouillon, un peu de gelée de groseilles.

Ce traitement continué pendant plusieurs jours, a apporté un changement notable dans la position de la malade.

8. Ventre légèrement tendu mais indolent, excepté à la région iléo-cœcale, trois à quatre selles liquides blanchâtres légèrement puriformes, langue blanche et perdant sa rougeur, la céphalalgie persiste, chaleur naturelle, pouls mou, petit, cédant facilement à la pression, sueurs incomplètes depuis deux jours, salive moins abondante ; les aphthes sont moins larges et moins profondes, mais une irritation assez forte s'est manifestée du côté des bronches.

Looch blanc, infusion violettes édulcorée avec le sirop de mou de veau, gargarisme hydro-chlorique, deux demi-lavemens émolliens, deux bouillons, un peu de marmelade.

9. L'irritation bronchique augmente, les autres symptômes sont les mêmes à peu près que la veille. Même prescription. Je touche les aphthes avec le nitrate d'argent, vésicatoire au bras gauche. Ce traitement est continué jusqu'au 16. A cette époque les aphthes se cicatrisent, les douleurs articulaires disparaissent, le ventre est souple et indolent, mais la diarrhée persiste, trois ou quatre selles de matières légèrement puriformes dans les vingt-quatre heures. La langue se nétoie, la peau a repris sa chaleur naturelle, le pouls est mou et petit, ne donnant que 80 pulsations par minute. L'irritation bronchique a cédé d'une manière sensible, il existe encore deux paroxysmes, mais si légers que la malade s'en aper-

çoit à peine ; elle a eu depuis trois jours des sueurs très-abondantes; six lombrics ont été rendus depuis par les selles.

Le 9 , l'appétit revient , la malade est dans une grande faiblesse.

Trois pillules par jour, composées chacune de sulfate d'alumine gr. ij, gomme adragante gr. ij, sirop de ratanhia q. s. Deux demi-lavemens par jour, légèrement astringents , tisane gommeuse , édulcorée avec le sirop de coing , looch blanc , trois bouillons. Sous l'influence de ce traitement continué pendant dix jours , la diarrhée finit par disparaître , la fièvre a également cédé, l'irritation bronchique seule existe encore, mais quelques frictions faites sur le trajet des bronches avec la pommade stibiée, la firent disparaître en assez peu de temps.

4e OBSERVATION.

Un enfant âgé de 5 ans, d'une faible constitution et d'un tempérament lymphatique , me fut présenté dans les premiers jours de décembre 1834. Il était né d'une mère scrophuleuse, et lui-même avait eu à l'âge de 3 ans plusieurs tumeurs de même nature , que j'avais traitées avec le même succès par les préparations d'iode. Cet enfant élevé chez des parens pauvres , dans une habitation où régnait continuellement la malpropreté et voisine d'un assez vaste marais, fut pris à l'âge de 4 ans d'une fièvre quarte avec engorgement de la rate. Cette fièvre dura huit mois avec des alternatives de diarrhée et de constipation. Cinq à six mois après, il fut de nouveau affecté de diarrhée et de fièvre continue, présentant plusieurs paroxysmes, soit le jour, soit la nuit ; une toux légère d'abord , puis très-opiniâtre, se manifesta ; il rendit des vers à plusieurs reprises. Tels furent les signes commémoratifs que je recueillis sur ce petit malade, qui était alité depuis trois semaines quand je le visitai pour la première fois.

4. Face pâle et décolorée , yeux abattus , maigreur très-prononcée, langue rouge à sa pointe et sur ses bords , et recouverte d'un enduit blanc très-épais. La bouche, les lèvres sont le siége d'une multitude d'aphthes peu étendues en profondeur. Ventre tendu , ballonné, douloureux à la pression , sur-tout à l'épigastre, diarrhée muqueuse abondante; la rate a acquis un volume double de celui qu'elle a ordinairement ; pouls petit , accéléré, donnant 130 pulsations par minute. La peau est sèche et plus chaude que dans l'état naturel , toux fréquente, accompagnée d'une expectoration muqueuse et abondante ; soif vive , réponses faciles. Six sangsues à l'épigastre , tisane gommeuse , édulcorée avec le sirop de Briant , looch blanc , cataplasmes émolliens sur le ventre , deux demi-lavemens d'eau de riz , diète.

5. Mêmes symptômes que ceux de la veille. Le malade a eu trois paroxysmes soit le jour, soit la nuit. Le même traitement est continué jusqu'au 10 , époque à laquelle le malade est beaucoup plus mal ; le ventre est météorisé , tendu et sensible à la pression , la face est très-pâle , les pommettes sont saillantes , les yeux enfoncés dans leurs orbites, le pouls est serré , la diarrhée fréquente (sept à huit selles de matières purulentes dans les vingt-quatre heures), les aphthes de la bouches sont profondes, la toux fatigue beaucoup ce malade, sa voix est presque éteinte , la langue est sèche et commence à devenir fuligineuse , les extrémités inférieures se refroidissent , la déglutition est difficile.

Tisane et potion gommeuses , sinapismes aux mollets.

6. Prostration profonde , le refroidissement a gagné les extrémités supérieures , nulle connaissance, sueur froide vis-

queuse , râle des agonisans , mort six heures après ma visite.

Autopsie 30 heures après.

L'encéphale ne présente rien de remarquable , si ce n'est que ses ventricules moyens contiennent une cuillerée et demie de sérosité. La muqueuse bronchique est épaissie, très-rouge en général ; dans quelques endroits elle est d'une couleur grise ardoisée. Le poumon gauche présente un peu d'engoucment à sa base. La plèvre ne contient pas d'épanchement , le cœur est à l'état normal. La membrane muqueuse qui tapisse l'estomac et le duodénum , est recouverte d'un enduit muqueux épais ; elle offre des rougeurs nombreuses principalement dans le duodénum. Huit plaques de Peyer offrent quatre lignes à peu près d'élévation ; elles sont rouges et gonflées , plusieurs sont ulcérées , cinq lombrics se trouvent dans les intestins grêles. Lors de l'incision du colon transverse et du colon ascendant , il s'écoule un assez grande quantité de liquide principalement formé de pus. La membrane muqueuse est amincie dans plusieurs endroits , très-rouge , noirâtre ou même grisâtre ; elle est le siège de quatre ulcérations et deux perforations. Cinq à six ganglions mésentériques sont tuméfiés et rouges. Le foie ne présente pas d'altération , la rate est très-volumineuse et adhère au diaphragme ; elle est noirâtre , mollasse ; sa capsule est épaissie.

5e OBSERVATION.

Une jeune fille âgée de 9 ans, d'un tempérament lymphatique , blonde et très-grasse d'habitude, n'ayant jamais eu ni gourme , ni ophtalmie, ni bronchite, fut prise d'une fièvre lente continue dans le mois de septembre 1836 , accompagnée d'une grande céphalalgie frontale, de nausées, de vomissemens de matières glaireuses et de diarrhée. Cette fièvre exis-

lait déjà depuis vingt jours , lorsque la malade eut une indigestion. Des vomissemens répétés, des douleurs aiguës à l'é-
pigastre , une diarrhée abondante et sanguinolente les deux
jours qui suivirent cette indigestion en furent le résultat. On
se contenta de donner une légère infusion de fleurs de tilleul;
la diarrhée n'en persista pas moins, et ce fut vainement qu'on
chercha à la combattre par des tisanes d'orge, de riz et de
gomme. Une bronchite vint compliquer l'affection gastrique,
des vers furent expulsés par le bas en différentes fois, une
fois par pelotte, puis isolément. Je ne fus appelé près de cette
jeune malade que deux mois après le début de sa maladie.
A ma visite du 10 novembre j'observai les symptômes suivans :
Maigreur générale très-prononcée, face pâle et décolorée,
pommettes saillantes , céphalalgie frontale , langue recouverte d'un enduit blanc fort épais , rouge à ses bords et à sa
pointe, chaleur générale augmentée , légères sueurs à la poitrine, dans le dos et à la tête , pouls petit, fréquent, dépressible , abdomen ballonné , mais peu douloureux, diarrhée de
matières grisâtres puriformes (cinq à six selles dans les vingt-
quatre heures) , toux fréquente suivie d'une expectoration
muqueuse, jaunâtre , abondante. La poitrine percutée donne
un son assez bon à droite , moindre à gauche , le cylindre fait
entendre un râle muqueux , aucuns troubles du côté des facultés intellectuelles.

Violette édulcorée avec le sirop de mou de veau , julep
gommeux , vésicatoire sur le côté gauche de la poitrine , cataplasmes émolliens sur le ventre, deux demi-lavemens d'eau
de mauves , un bouillon. Le traitement est continué pendant
huit jours , et n'a calmé que la toux.

18. La maigreur est plus grande, deux vers ont été rendus
par le bas. Les autres symptômes moins la toux sont les

mêmes. Frictions sur l'abdomen avec la pommade stibiée, julep scillitique , infusion de violettes édulcorée avec le sirop de gomme , deux demi-lavemens d'amidon, un bouillon.

19. Apparition d'une multitude de petits boutons sur l'abdomen , la malade a ressenti plusieurs paroxysmes fébriles accompagnés chaque fois d'une sueur très-abondante , principalement à la poitrine.

29. La malade est dans une grande prostration , la toux est revenue, douleur ressentie au moment de l'inspiration à la partie supérieure du côté gauche de la poitrine , le pouls est petit et très-mou , quelques soubresauts de tendons , carphologie , les dents , la langue sont fuligineuses , le ventre est tendu. Deux vésicatoires aux mollets , potion calmante , violette édulcorée. La malade a succombé pendant la nuit. Autopsie 36 heures après la mort :

Pâleur générale, maigreur squelettique. Vaisseaux de la pie-mère un peu engorgés, le cerveau est généralement mou ; la muqueuse bronchique est épaissie et rouge , le poumon gauche contient sept à huit tubercules à l'état de crudité et de la grosseur d'un grain de chenevis. Le poumon droit est sain. Le foie contient plusieurs tubercules de différente grosseur , dont le plus volumineux peut égaler une noisette ordinaire ; la rate est plus volumineuse qu'elle ne l'est ordinairement : son tissu est mou et très-peu résistant. La membrane muqueuse de l'estomac est recouverte d'un enduit blanc fort épais ; il existe une légère arborisation vers son grand cul-de-sac. Le jéjunum offre un certain nombre de plaques rouges. Il y en a de grisâtres et ulcérées. Le cœcum offre deux ulcérations de la largeur d'une pièce de cinq sous ; sept à huit lombrics sont contenus dans les gros intestins; quelques ganglions mésentériques sont tuméfiés et rougeâtres.

CHAPITRE IV.

Fièvre Céphalo-Gastrique.

Avant de faire la description de la fièvre typhoïde (ataxiques et adynamiques de Pinel) , je crois devoir entrer dans quelques généralités sur cette affection, qui ne manqueront pas de piquer la curiosité du lecteur. Louis , le premier, les a appelées typhoïdes , à cause de certains rapports qu'elles présentent avec le typhus. Cette dénomination , quoique vicieuse, est généralement admise aujourd'hui. Son traitement repose sur les saignées et plus particulièrement sur les toniques.

Delaroque, dans un Mémoire présenté en 1837 à l'Académie de médecine , faisant revivre les idées d'Anaxagore, d'Hérophile, de Galien et autres sur l'altération des humeurs, comme cause première des fièvres, a avancé que les affections typhoïdes ne reconnaissent pas d'autres causes et que les traces d'inflammation que l'on observe sur les voies digestives et autres organes ne sont que secondaires. Le traitement qu'il recommande repose sur les évacuans et les toniques. De semblables principes, qui tendent à faire rétrograder la science, devaient être repoussés par les physiologistes. En effet, une discussion très-vive fut engagée sur ce sujet entre plusieurs membres de l'Académie, mais plus particulièrement entre les partisans de la saine doctrine, de l'école physiologique et les éclecti-ques, les premiers représentés par le professeur Bouillaud, les seconds par M. Andral. M. Bouillaud, en attaquant à l'aide d'une logique serrée le système déplorable de Laroque, et en en démontrant la fausseté par un raisonnement que n'ont pu détruire ses antagonistes, a fait connaître le traitement qui lui est propre des saignées coup sur coup contre les fièvres typhoïdes, et a établi que les résultats numériques qu'il retire de cette méthode sont bien supérieurs à ceux obtenus par les autres méthodes.

Je fais observer que le traitement de M. Bouillaud, dont je suis loin de vouloir contester les bons résultats, ne peut guère être mis en pratique que dans les hôpitaux et les villes popu-leuses, où le médecin peut être appelé plusieurs fois par jour auprès des malades; mais dans les campagnes il est imprati-cable, parce que l'homme de l'art ne peut se transporter plu-sieurs fois dans le jour chez un malade souvent éloigné de plusieurs lieues de sa demeure.

Je fais observer en outre que le traitement, soit de M. Bouil-laud, soit de Laroque ou de tout autre, ne peut être adopté exclusivement. Il faut dans le traitement de la fièvre typhoïde, comme dans celui de toute autre affection, avoir égard à la forme sous laquelle elle se présente, à la constitution, à l'âge et aux forces des individus; et c'est d'après de telles considé-rations que le médecin sans préjugés décidera si la saignée est nécessaire plutôt que les évacuans ou les toniques ; car cha-cune de ces médications peut être également employée selon l'époque de la maladie. C'est aux élèves et aux jeunes prati-ciens de se tenir en garde contre des maximes qui, si elles étaient suivies aveuglément, les feraient indubitablement tomber dans l'empyrisme.

Cette fièvre, à laquelle je donne une nouvelle dénomination, basée sur le siége de l'irritation des organes primitivement affectés, n'est autre que la fièvre maligne d'Hippocrate, de Pringle, de Huxam, de Lind, de Stoll. Ces auteurs se servirent de ce mot pour faire connaître le mauvais caractère des fièvres en général, mais plus particulièrement celui de cette maladie. Selle l'appelle *febris atacta*; Frank, *febris nervosa*; Pinel remplaça le terme de malignité, dont le sens est assez vague en médecine, par celui d'*ataxie*, et il ne réussit pas mieux que ses devanciers; car le mot ataxie, qui veut dire un dérangement qui porte atteinte au système nerveux, une irrégularité dans les crises et les paroxysmes, ne convient pas mieux que celui de malignité, pour désigner une maladie dont les symptômes annoncent toujours une lésion de l'encéphale ou de ses dépendances, très-souvent compliquée de celle des voies digestives et d'autres organes abdominaux en même temps.

En général, les auteurs que je viens de citer, pensant que l'action de ces fièvres sur les organes était asthénique, débilitante, employèrent pour les combattre tantôt les stimulans et les toniques les plus énergiques, tantôt les évacuans ou les sudorifiques; aussi d'après des traitemens aussi incendiaires, la maladie faisait-elle des progrès rapides! Sydenham, je crois, fut le premier qui reconnut une inflammation aiguë des organes dans cette fièvre, et qui avança que sa prétendue malignité ne dépendait le plus souvent que d'un traitement anti-rationnel. Dans ces derniers temps, le professeur Broussais avança que cette fièvre n'était autre qu'une gastro-antérité; un peu plus tard, il reconnut qu'il existait en outre une inflammation cérébrale ; il prouva aussi que les symptômes de cette affection étaient le résultat d'un surcroît d'activité dans les organes et non de la prostration , en exceptant toutefois ceux qu'on observe au moment où la vie va finir. Aujourd'hui , on confond sous la même dénomination de typhoïde, la fièvre ataxique et la fièvre adynamique de Pinel , parce qu'elles ont beaucoup d'analogie avec le typhus.

Il y a cependant une distinction à faire entre ces deux fièvres , comme je l'ai dit dans mon introduction, et je l'établis en désignant la fièvre ataxique sous le nom de *céphalo-gastrique*, et la fièvre adynamique , sous celui de *entero-adeno-céphalique*. Cette dénomination , ai-je dit , me paraît préférable à toute autre, parce qu'elle indique pour la première de ces maladies, que l'inflammation débute par l'encéphale ou ses dépendances, ou y persiste après la disparition des symptômes gastriques , quand ces derniers ont existé ; et pour la seconde , que l'irritation commence par le tube digestif et s'étend plus tard vers le cerveau. Dans la première, l'encéphale ou ses dépendances sont enflammés les premiers ; dans la seconde , ce sont les voies digestives. Ordinairement aussi les altérations des voies digestives sont plus constantes et plus profondes dans la seconde que dans la première.

Les auteurs que j'ai cités plus haut , comme je l'ai dit , mirent en usage des traitemens conformes à l'idée qu'ils s'étaient faite de la nature , du siège des causes de cette fièvre ; mais parmi les traitemens variés mis en pratique, nuls n'ont compté autant de partisans que ceux de Brown en Angleterre , et du professeur Broussais en France. Le premier, qui ne voyait qu'atonie profonde, débilité, asthénie dans cette affection , ne les combattit pas autrement que par les stimulans, les évacuans, et chose étonnante ! cette médication , quoique monstrueuse , fut généralement adoptée, et je dirai même avec une sorte d'enthousiasme , et malgré les nombreuses victimes qu'elle fit , elle prévalut long-temps. M. Broussais , qui avait vu à l'autopsie des cadavres des lésions organiques nombreuses et variées , pensa avec raison qu'elles étaient le résultat de l'inflammation des organes. Dès lors un traitement plus rationnel devait être mis en pratique, et en effet il le fut avec succès par le professeur que je viens de citer. Les émissions sanguines, soit générales, soit locales, les boissons aqueuses adoucissantes , les potions gommeuses, quelques révulsifs externes , l'emportèrent sur les autres médications employées jusqu'alors. Mais les émissions sangnines conviennent-elles également à toutes les périodes de la maladie , comme le prétend M. Bouillaud ? ce point de doctrine laisse , je l'avoue , beaucoup de doute dans mon esprit. Dans une épidémie de fièvres typhoïdes , j'ai essayé les émissions sanguines à toutes les époques de la maladie ; mais , je dois le dire , je n'ai jamais retiré de bons effets de cette médication à la fin de la troisième période. Depuis quelques années Chomel a essayé les préparations chlorurées conjointement avec les émissions sanguines. Cette médication a eu des succès ; j'ai été à même de l'apprécier dans différentes circonstances. Je dirai quel est mon sentiment à ce sujet , lorsque je décrirai le traitement qui me paraîtra le plus convenable pour guérir ces fièvres.

Je ne conçois pas comment Pinel , qui a fait un très-grand nombre d'autopsies cadavériques , a pu méconnaître la plupart des altérations que l'on trouve constamment sur les organes des individus qui ont succombé à la fièvre ataxique. Il faut l'avouer, les recherches pathologiques n'avaient pas été faites avec assez d'exactitude, puisqu'aujourd'hui l'on trouve constamment des traces de phlegmasie sur l'encéphale ou ses dépendances , et sur les voies digestives ou même sur d'autres organes abdominaux. Et pour mon compte particulier, j'affirme que sur soixante-dix autopsies que j'ai faites ou auxquelles j'ai assisté , d'individus qui avaient succombé à la fièvre dite ataxique , j'ai toujours remarqué des traces d'inflammation soit sur l'encéphale ou ses dépendances , soit sur les organes abdominaux , souvent sur ces organes à la fois, mais plus constamment sur les premiers.

Ces altérations consistent dans la turgescence, l'injection des vaisseaux du cerveau. L'arachnoïde offre des plaques rouges assez étendues, ou bien seulement elle est piquetée , elle est épaissie, recouverte dans quelques cas d'une matière séro-purulente. Le cerveau est ramolli ; souvent on remarque un épanchement gélatiniforme ou de sérosité roussâtre dans ses ventricules, entre les méninges ou à la base du crâne. J'ai remarqué pour la première fois en 1827, que le ramollissement du cerveau siège ordinairement dans la partie de cet organe où il y a le plus de vaisseaux : c'est dans la substance grise, le corps strié, la protubérance annulaire. Depuis j'ai vérifié le même fait au moins douze à quinze fois. Le ramollissement est accompagné d'une injection vasculaire très-prononcée, d'infiltration, d'épanchement de sang ou de pus. La portion du cerveau qui est ramollie est plus ou moins rouge, selon que l'inflammation a été plus ou moins intense et que le sang s'y trouve en plus ou moins grande quantité. L'arachnoïde rachidienne est dans quelques cas d'un rouge violacé ; elle est épaissie et contient parfois de la sérosité épaisse, jaune ou blanchâtre ; les vaisseaux de l'arachnoïde sont souvent injectés : ceux de la moëlle-épinière le sont également. La moëlle elle-même peut être ramollie ; dans quelques cas très-rares il est vrai, elle a été vue comme réduite en une sorte de bouillie jaunâtre, soit dans un endroit très-circonscrit, soit dans une étendue assèz grande. Je n'ai vu que deux fois cette altération, une fois entre autres avec M. Martinet à l'Hôtel-Dieu. Le cœur est souvent flasque, mou ; les veines contiennent un sang assez souvent fluide et d'une couleur louche ; les bronches sont le plus souvent à l'état normal : quelquefois cependant leur muqueuse est rouge et même ulcérée.

Les altérations que l'on rencontre dans l'estomac et les intestins consistent en des plaques d'un rouge plus ou moins foncé ; dans certaines circonstances ces plaques sont brunes et ulcérées. Ce dernier phénomène ne s'observe que lorsque la maladie a parcouru toutes ses périodes. D'autres fois on observe des arborisations. Assez constamment les plaques de Peyer et les glandes de Brunner sont gaufrées, augmentées de volume, rouges, ulcérées ; il n'est pas rare de rencontrer de véritables perforations intestinales. Les ganglions mésentériques sont quelquefois tuméfiés et rouges ; on les trouve souvent ramollis et parfois même diffluents. Très-souvent la rate est plus volumineuse qu'à l'état normal : elle est mollasse et d'une couleur noirâtre.

Cette fièvre attaque principalement les individus naturellement prédisposés aux irritations de l'encéphale ; c'est pour cela que ceux qui sentent vivement, qui ont des passions ardentes y sont plus prédisposés ; tels sont les jeunes gens, les jeunes filles, les enfans, les femmes et généralement ceux qui sont doués d'une constitution nerveuse ; elle peut néanmoins se montrer dans tous les âges ; ceux qui habitent Paris depuis peu, mais surtout les jeunes gens, qui y sont prédisposés. Les causes les plus puissantes de cette affection sont : l'exposition de la tête nue à un soleil ardent, des coups, des chûtes sur la tête , les passions fortes, telles que le chagrin, un amour excessif, l'abus des plaisirs de Vénus, l'excès dans le vin , les veilles prolongées , les travaux de cabinet , l'onanisme, les trop grandes évacuations, la fatigue excessive du corps , un accroissement trop rapide, l'abus de certains médicamens, des préparations narcotiques par exemple; en général les causes de la fièvre inflammatoire, le traitement de la fièvre gastrique par des médicamens échauffans ou toniques, l'hypocondrie, la mélancolie, la nostalgie, le changement brusque d'une température élevée, des provinces du Midi , par exemple, pour aller habiter le Nord ; certaines professions, comme celles de verrier, de cloutier, de forgeron, de maréchal, etc. Elle est assez souvent le résultat de la disparition précipitée de l'érysipèle siégeant à la face ou sur le cuir chevelu , de la goutte , d'un rhumatisme aigu , d'un écoulement habituel.

Cette fièvre est souvent sporadique , quelquefois endémique , parfois épidémique , mais jamais elle n'est contagieuse. Dans une thèse qu'il a soutenue en 1835 , Berland prétend que la fièvre typhoïde est contagieuse , et cite des observations venant à l'appui de son opinion ; mais je suis persuadé que ce jeune médecin a mal observé , et qu'il a attribué à la contagion des effets qui n'étaient dus qu'à une influence épidémique. Je suis loin de partager l'opinion de Berland ; car à la même époque (1835) j'observai aussi dans des localités distantes au plus de quinze lieues de celles où il remarqua la fièvre typhoïde dont il parle dans sa thèse, une épidémie de la même fièvre qui avait revêtu un caractère principalement adynamique. Eh bien ! je puis affirmer que je n'ai pas vu un seul des nombreux individus qui prodiguaient leurs soins aux malades que je traitais , soit à titre de parens , d'amis, serviteurs ou gardes-malades, être atteints de la maladie ; cependant ils les touchaient, s'entretenaient fréquemment avec eux, couchaient dans leurs chambres et respiraient le même air pendant plusieurs heures. Une fois cependant j'ai vu deux malades dans la même maison, affectés en même temps ; faut-il attribuer ce fait plutôt à un effet contagieux qu'épidémique ? Rien n'ayant pu me démontrer la contagion de la maladie, j'ai dû l'attribuer à une influence épidémique. Les symptômes que présente la fièvre céphalo-gastrique doivent être divisés en deux classes, la première comprend les symptômes nerveux, la seconde les symptômes gastriques. La première classe est elle-même divisée en deux groupes de symptômes par Boisseau : le premier comprend les signes les plus alarmans, ceux qu'on a en effet le plus à redouter, tels que délire taciturne, bruyant, gai ou furieux, réponses brusques, voix aiguë, bruyante, bégaiement, agitation générale, gesticulations, hoquet, carphologie, tremblement général ou partiel des pieds, des mains, des doigts, de la lèvre inférieure, grincement des dents, convulsions, soubresauts de tendons, yeux égarés, étincelans, tantôt roulans tantôt fixes, immobiles ou à demi-ouverts, ou bien égarés comme dans l'ivresse ; pupilles dilatées, insomnie, vertiges, exaltation de l'ouïe, de l'odorat, du tact, symptômes du tétanos, de l'épilepsie, douleurs aiguës à l'occiput, le long de la colonne vertébrale, paralysie du pharynx, du larynx, avec sentiment de strangulation, déglution bruyante ou impossible.

Le second groupe de symptômes nerveux comprend l'état obtus des sens, la somnolence, le coma, l'indifférence pour les personnes qui entourent le malade, ou sur sa propre existence, l'aphonie, l'insensibilité, une très-grande prostration, la paralysie, l'immobilité dans la supination.

Les symptômes gastriques sont : la sécheresse de la bouche, le tremblement de la langue, sa rougeur sur ses bords et à sa pointe, la fuliginosité de cet organe, des dents, une soif ardente ou modérée, les vomissemens, la constipation ou la diarrhée, des douleurs plus ou moins aiguës dans la région abdominale, mais surtout à l'épigastre. Le ventre est souple ou tendu, le pouls varie selon les individus, les périodes de la maladie et à chaque instant du jour ; tantôt il est plein, dur et fréquent, tantôt petit, lent et mou. Ces variations sont également différentes dans la circulation capillaire, qui offre des apparences fugaces de congestion locale; ainsi la face est tantôt rouge, pâle, chaude ou froide ; parfois la céphalalgie est très-grande, d'autres fois très-incommode ; très-fréquemment les malades éprouvent des hémorragies nasales, soit au commencement, soit à la fin de la maladie. Ces hémorrhagies n'ont pas toujours lieu par le nez ; on les voit aussi survenir par l'anus ou l'utérus. Le plus souvent l'on voit sur la peau des taches rosées, lenticulaires, appelées typhoïdes ; elles apparaissent ordinairement du sixième au dixième jour. Parfois ces taches rosées se convertissent en pétéchis et deviennent noirâtres. Elles siègent de préférence sur les parties où réside une plus grande chaleur, la poitrine, l'abdomen, etc. Elles viennent assez rarement à suppuration. La chaleur est souvent entrecoupée de frissons instantanés, moindre ou plus grande que dans l'état naturel, inégalement répartie et alternativement augmentée et diminuée. La respiration est facile ou gênée, fréquente ou lente, grande ou petite, stertoreuse vers la fin. La sueur est augmentée ou supprimée, chaude ou froide, visqueuse ou ténue. Souvent l'émission de l'urine est douloureuse et difficile ; dans certains cas elle est impossible, quelquefois aussi elle est involontaire. C'est ordinairement vers la fin de la maladie qu'on observe ces symptômes. Le sang provenant de la saignée générale , présente ordinairement un caillot mou et cédant à la moindre pression.

Mais de tous ces signes quels sont les plus redoutables, les plus alarmans pour la vie des malades ? ce sont les symptômes nerveux ; ce sont eux qui annoncent une irritation soit primitive, soit secondaire de l'encéphale ou de ses dépendances. En effet, l'on conçoit que le cerveau , qui est l'organe de nos volitions , qui est le point de mire vers lequel tendent toutes nos sensations , puisse être plus ou moins irrité par les images qui viennent le frapper continuellement. De là les causes de ses affections si variées.

Cette fièvre débute ordinairement, à moins qu'elle ne se déclare subitement , par des dérangemens dans les facultés intellectuelles , par des signes de pléthore , ou par des signes d'irritation dans les voies digestives. Presque toujours elle marche rapidement et d'une manière assez irrégulière, de sorte que dans beaucoup de cas il n'y a rien de fixe dans les périodes , les rémissions , l'apparition et la succession des symptômes qu'elle présente. Le diagnostic est en général facile par la présence des symptômes cérébraux , leur marche irrégulière , existant seuls, mais souvent avec ceux du tube digestif; cependant il est des cas ou il est difficile : c'est lorsque la maladie débute par des symptômes gastriques, qui prédominent sur les symptômes nerveux, ou quand au commencement d'autres maladies il apparaît des signes d'irritation du côté de l'encéphale, pour disparaître un ou deux jours après. Le pronostic doit varier d'après les causes de la maladie et l'intensité des symptômes qu'elle présente , d'après les périodes, l'âge et le tempérament des individus : ce sont autant de circonstances qui le rendent plus ou moins grave, plus ou moins favorable. C'est ainsi que l'humidité de la langue, une soif modérée, la chaleur naturelle, une sueur halitueuse et non visqueuse, le pouls perdant chaque jour de sa fréquence, les selles redevenant peu à peu naturelles, la souplesse du ventre, son indolence, les fonctions intellectuelles redevenant libres, les réponses faciles et promptes, un sommeil calme et réparateur, sont autant de signes qui annoncent une terminaison favarable de la maladie ; tandis que le délire presque continuel ou un coma profond, l'aphonie, la carphologie, le frémissement involontaire des lèvres, le soubresaut des tendons, la chûte des liquides dans l'estomac par leur propre poids, l'indifférence pour tout ce qui entoure le malade, le météorisme, une diarrhée purulente à une époque avancée de la maladie, la respiration stertoreuse, une sueur partielle froide visqueuse, sont des symptômes d'un funeste présage.

Cette fièvre convenablement traitée, se termine le plus souvent par la santé. Les cas de succès sont de six pour un d'insuccès. Elle se termine encore par des crises, par d'autres maladies, par le passage d'un type à un autre : dans ce dernier cas elle constitue fréquemment la fièvre pernicieuse ; et enfin par la mort.

D'après ce que je viens de dire sur la fièvre céphalo-gastrique, il est facile de reconnaître qu'il existe les plus grands rapports entre les symptômes qu'elle présente et les altérations que l'on remarque sur les organes de ceux qui y ont succombé. En effet, les deux groupes de symptômes nerveux que j'ai décrits, qu'ils soient légers ou graves, n'annoncent-ils pas constamment une phlegmasie plus ou moins profonde de l'encéphale ou de ses dépendances ? Le médecin, pour peu

qu'il soit versé dans l'étude des maladies, ne reconnaît-il pas
de suite une lésion plus ou moins grave de l'estomac et des
intestins, ou de tout autre organe contenu dans l'abdomen,
d'après les signes d'irritation que l'on y remarque ?

Parfois, à l'autopsie, le tube intestinal, le foie ou la rate,
le péritoine ou la vessie ne présentent pas la moindre altération, tandis que le cerveau, les méninges ou la moëlle-épinière offrent seuls des traces d'irritation : c'est lorsque les
symptômes nerveux persistent après ceux des voies digestives.
Plus rarement l'encéphale ou ses dépendances ne présentent
pas d'altérations, tandis que les organes abdominaux en sont
seuls le siége. Ce cas est assez rare et ne s'observe que lorsque l'irritation cérébrale a disparu avant celle des voies digestives.

Le médecin qui est appelé près d'un individu affecté de
fièvre céphalo-gastrique, doit d'abord rechercher avec la plus
grande attention si l'encéphale ou ses dépendances sont seuls
irrités, ou s'il existe en même temps une gastro-entérite (ce
qui est le plus ordinaire). Cette complication existant, faut-il,
à l'exemple de certains médecins très-distingués du reste, ne
faire que le traitement de l'une de ces maladies et abandonner
l'autre à elle-même ? Il y aurait imprudence de la part de
celui qui agirait ainsi ; car en voulant guérir son malade d'une
affection grave, il ne s'apercevrait pas qu'il le laisse en proie
à une autre affection d'autant plus redoutable qu'elle n'aurait
pas été attaquée dès le début : ce serait éviter Charybde pour
tomber daus Scylla. Il faut surveiller avec le plus grand soin
le développement de ces deux maladies, et les traiter en même
temps avec énergie. Dès le début, il faut largement ouvrir la
veine ; il faut appliquer des sangsues en nombre indéterminé,
25 à 30, aux apophyses mastoïdes, en ayant égard à l'âge, aux

forces et au tempérament des individus. Au bout de quinze à vingt heures, si l'inflammation n'a pas sensiblement diminué, on pratiquera une seconde saignée de quatre à cinq palettes, de nouvelles sangsues seront placées au cou ou aux malléoles ; si on emploie ce dernier moyen , immédiatement après leur chûte il faudra faire plonger les pieds du malade dans de l'eau tiède, pour entretenir l'écoulement du sang ; du reste je conseille la saignée générale ou locale toutes les fois qu'il y a indication de le faire. Si l'inflammation paraît fixée sur la moëlle épinière ou sur l'arachnoïde rachidienne, on appliquera des sangsues au nombre de trente à quarante le long du rachis ; on pratiquera aussi la saignée générale. L'emploi des émissions sanguines sera secondé de la glace, des affusions d'eau froide sur la tête. Les boissons doivent être aqueuses , froides, gommeuses, acidulées. Quelques bains généraux seront prescrits ; mais pendant que les malades y seront placés , je recommande bien que l'on veille à ce que l'eau ne soit que légèrement tiède, et qu'ils aient la tête haute, sinon il pourrait survenir une congestion cérébrale. Des cataplasmes sinapisés, des sinapismes simples ou animés seront appliqués aux extrémités supérieures ou inférieures , on entretiendra la liberté du ventre par des lavemens émollients. Mais pendant qu'un traitement aussi énergique sera dirigé contre l'inflammation cérébrale, il ne faudra pas perdre de vue la gastro-entérite. D'après son intensité , on appliquera un nombre plus ou moins grand de sangsues sur l'abdomen, mais principalement à l'épigastre, des ventouses scarifiées, des fomentations émollientes ; on prescrira des demi-lavemens émollients , ou légèrement narcotiques, quelques laxatifs, selon les indications. Quand l'irritation paraîtra fixée dans les gros intestins, il faudra prescrire de préférence des sangsues à l'anus ; si elle paraît être fixée plus spécialement au foie, à la vessie ou à l'utérus, dans le premier cas elles seront appliquées soit à l'anus, soit à l'hyppocondre droit; dans les deux derniers, à l'hypogastre et au périnée. Tel est le traitement qui me paraît le plus convenable pendant la première période et lorsque la maladie parcourt régulièrement sa marche.

Si la maladie arrive à sa seconde période, il faut encore avoir recours aux émissions sanguines; mais on sera plus réservé sur la saignée générale que sur la locale; on prescrira les mêmes tisanes que dans la première période. A cette époque de la maladie, j'engage à commencer l'emploi des préparations chlorurées, que l'on donnera en tisanes, potions, lotions, lavemens ou bains; il faut aussi avoir recours aux révulsifs externes que j'ai indiqués plus haut. Si pendant la première période, il faut soumettre les malades à une diète stricte, on peut vers le milieu de cette seconde période, et lorsque les symptômes cérébraux et gastriques n'en proscrivent pas l'usage, prescrire quelques bouillons légers, soit à la rave, à l'oignon, de veau ou de poule; mais il faut y renoncer, pour peu que le cerveau et les voies digestives en paraissent irrités.

La maladie est-elle arrivée à sa troisième période, dite d'adynamie, il faut que le médecin déploie toute sa sagacité. En effet, faut-il, à l'instar des praticiens qui ont acquis une grande célébrité, prescrire la saignée à cette époque avancée de la maladie? Malgré l'opinion d'un professeur distingué de l'école, je pense que la fuliginosité de la langue, des dents, certains symptômes nerveux, un pouls mou, misérable, presque imperceptible, sont des signes qui la contre indiquent. C'est tout au plus si dans quelques cas on peut avoir recours à la saignée locale; mais quant à la saignée générale, je n'hésite pas à la proscrire, jusqu'à ce qu'un plus grand nombre de faits ne viennent militer en sa faveur. Il faut insister sur les préparations chlorurées, soit à l'intérieur, soit à l'extérieur, sur des tisanes et potions gommeuses, adoucissantes, sur les sinapismes. Si à cette époque, l'irritation cérébrale persiste, il faut raser le cuir chevelu, et y appliquer un large vésicatoire, dont on entretiendra la suppuration pendant quelque temps. Dans certaines circonstances un purgatif salin réussit bien ; mais, pour l'ordonner, il faut qu'il n'y ait plus d'irritation dans le tube intestinal. Dans ce cas aussi, il faut souvent renouveler l'air des appartemens où sont couchés les malades ; une tisane légèrement tonique peut aussi avoir des avantages ; mais il faut l'abandonner pour peu que le cerveau ou les voies digestives s'en trouvent irrités. Ce traitement doit varier d'après les symptômes et les circonstances qui peuvent se présenter. Ainsi, un flux menstruel, hémorroïdal coule-t-il abondamment ? il faut, pendant tout le temps de sa durée, se contenter de surveiller la maladie, à moins qu'elle ne fasse des progrès très-rapides. L'application du froid, qui doit être faite préférablement pendant les paroxysmes, est contre indiquée par une hémorragie utérine, anale ou nasale qui peut être critique, par l'irritation des organes thoraciques, par des sueurs. Le froid peut être ordonné de différentes manières et à différens degrés. Dans le premier, on se contente de faire des lotions d'eau froide, soit locales, soit générales, dans l'application de compresses imprégnées d'eau froide seule ou vinaigrée. Dans le second degré, on verse de l'eau froide avec un arrosoir par exemple, de manière à ce que le vase touche la tête des malades. L'eau agit par sa seule température, en retirant des corps avec lesquels elle se trouve en contact, une partie de son calorique, et non comme douche par sa chûte. Enfin, dans le troisième degré, on entoure la tête de glace pendant quelques instans ; on réitère ce moyen plusieurs fois dans le jour ; mais son action doit être surveillée , dans la crainte qu'elle n'augmente la congestion cérébrale. Les purgatifs sont contre indiqués par la diarrhée , par des douleurs aiguës dans le tube digestif. Le délire ancien est combattu avec succès, dans beaucoup de cas, par un vésicatoire à la nuque et mieux sur le cuir chevelu ; si la constipation co-existe avec le délire , on l'attaque par des lavemens laxatifs, ou même par quelque doux purgatif. Il faut combattre les hémorragies symptomatiques, quand elles sont trop abondantes et qu'elles menacent les jours du malade , par les acides minéraux , le tamponnement quand il est possible; les pétéchies par des lotions froides vinaigrées ou chlorurées, la rétention d'urine par le cathétérisme , les ulcérations gangréneuses par le cérat camphré ou au quinquina, la cautérisation, l'onguent styrax, la poudre de quinquina. Les bouillons à l'oignon, à la rave, de veau , de poulet, de bœuf ne doivent être accordés aux malades que lorsque le pouls commence à reprendre son type naturel, et qu'il n'y a plus rien à craindre du côté des voies digestives et du cerveau. Il arrive quelquefois que cette fièvre quitte le type qui lui est propre, pour prendre le type intermittent; dans ce cas, il faut prévenir les accès ultérieurs par le sulfate de quinine donné à haute dose.

La convalescence en est rarement franche ; le plus souvent elle est lente et pénible, et offre parfois pendant sa durée des dérangemens dans les fonctions organiques. Le pouls devient accéléré , les malades éprouvent une grande faiblesse par le moindre mouvement , quelquefois les cheveux tombent, les extrémités inférieures s'infiltrent ; il n'est pas rare de voir la constipation ou la diarrhée persévérer parfois d'une manière très-opiniâtre. D'autres fois les malades éprouvent des dégoûts pour toute espèce d'aliments , des vomissemens ou une faim que rien ne peut calmer. L'ouie, la vue, l'entendement, la mémoire s'affaiblissent ; une paralysie quelconque en est assez souvent le résultat. Les rechûtes sont rares, quand le traitement de la convalescence est bien dirigé ; mais quand elles ont lieu, elles sont le plus souvent mortelles.

Hippocrate, dans son 3ᵉ livre des épidémies, rapporte l'histoire d'une fièvre ataxique continue des plus frappantes. Pinel la cite dans sa *Nosographie philosophique*. La femme de Déalcis fut prise d'un frisson violent et d'une fièvre aiguë à la suite de chagrins profonds ; elle s'enveloppait dès le commencement sous la couverture du lit, et resta toujours taciturne jusqu'à la fin. Elle palpait les objets qui étaient sous ses yeux, les pinçait, les grattait, répandait des larmes ; puis elle poussait des cris sans pouvoir sommeiller. On irritait en vain les intestins, elle ne pouvait pas évacuer, elle buvait peu et seulement par une ingestion étrangère ; l'urine était ténue et en petite quantité, le mouvement fébrile était peu sensible au toucher et les extrémités étaient froides. Le neuvième jour, délire violent, puis ensuite taciturnité calme. Le quatorzième, respiration calme et étendue pendant longtemps, puis d'une courte durée. Le dix-septième, éréthisme bruyant des intestins ; la boisson prise à l'intérieur semblait ne céder qu'à son propre poids et ne point s'arrêter ; insensibilité générale, peau sèche et tendue. Le vingtième, tantôt propos délirans, tantôt taciturnité, perte de la voix, accélération de la respiration, mort. Cette malade éprouva évidemment des transports cérébraux, et des symptômes d'une irritation gastrique ; mais les premiers furent bien plus intenses que les seconds, et ce furent eux, à n'en pas douter, qui amenèrent la mort. S'ils eussent été combattus vigoureusement par les émissions sanguines , soit locales , soit générales , la maladie aurait probablement eu un effet tout différent.

Pinel en cite une autre observation dans sa *Nosographie*. Un homme âgé de 45 ans , dit-il, semblait avoir passé par tous les degrés de l'abus des boissons alcoolisées ; il avait d'abord commencé par boire quelques bouteilles d'un vin vieux , et il avait fini par en boire jusqu'à huit à dix bouteilles , en faisant même un choix des vins les plus spiritueux. Ses sens blasés ne pouvant plus être excités par les vins ordinaires, il y mêlait de l'eau-de-vie pour les rendre plus forts. Cet expédient devenant encore insuffisant après quelque temps, il en vint jusqu'à faire infuser de la canelle , de la noix muscade et d'autres aromates les plus forts dans le vin destiné à sa boisson. C'est dans ces circonstances qu'il fut conduit à Bicètre en l'an II , pour des événemens de la révolution , et qu'il fut réduit par conséquent à un régime beaucoup plus sobre. Un mois après sa détention , il fut transporté à l'infirmerie pour cause de maladie ; il se plaignit d'un grand abattement , et disait avoir éprouvé précédemment quelques frissons irréguliers ; son pouls était presque naturel , son visage peu altéré , nul symptôme d'affection gastrique, nulle douleur particulière ; le lendemain calme apparent, mais sorte de délire taciturne, réponses vagues aux questions que je lui faisais, sorte de stupeur, air d'étonnement , gestes ridicules ; trèsgrande agitation pendant la nuit. Le troisième jour, prostration extrême des forces, aphonie, pouls très-petit et déprimé. Excitans internes , vésicatoires. Nulle rubéfaction propice. On augmente la quantité de cantharides une deuxième et une troisième fois. Le cinquième jour, mort.

PREMIÈRE OBSERVATION.

Un jeune homme , chaudronnier de son état , âgé de vingt-deux ans , doué d'un tempéramment gastro-sanguin , et d'une constitution herculéenne , ressentit à la fin de janvier 1835 , un malaise général , des lassitudes survenant au moindre travail , des dégoûts pour toute sorte d'alimens , de la céphalalgie , des bourdonnemens d'oreilles. Il n'en continua pas moins son travail pendant quelques jours, mais le 2 février il éprouva un frisson qui dura deux heures et demie à peu près ; une chaleur très-forte le remplaça ; le malade fut contraint de garder le lit. La fièvre ne le quitta plus ; Il eut chaque jour un paroxysme , des étourdissemens , des vertiges, une céphalalgie occipito-frontale très-intense. On se contenta de lui donner pendant trois jours de l'eau sucrée pour boisson , et de lui faire des applications de compresses d'eau vinaigrée sur le front. Le 5, il survint un délire passager , mais bruyant , la face devint rouge , la céphalalgie fut insupportatable. Ce même jour il survint une hémorragie nasale peu abondante, et qui soulagea le malade pendant quelques heures. Le 6, la nuit fut très-agitée , le délire devint furieux ; six hommes pouvaient à peine maîtriser les efforts du malade. Je le visitai ce même jour pour la première fois, et je remarquai les symptômes suivans : face rouge et animée , yeux fixes, pupilles très-largement dilatées , réponses brusques , incohérentes , ouïe exaltée , chaleur générale considérablement augmentée, céphalalgie intense, pouls dur, plein et accéléré , respiration gênée , langue sèche, plus rouge qu'à l'état normal , ventre un peu tendu , constipation depuis deux jours , agitation générale.

Saignées de six palettes, vingt sangsues derrière les oreilles,

(119)

un lavement adoucissant, cataplasmes émolliens sur le ventre, glace sur la tête , limonade , diète.

Le 7, le sang tiré la veille offre à sa surface une couenne d'une demi-ligne d'épaisseur à peu près , mais peu de sérosité. Le malade a passé une partie de la journée assez tranquillement , et a eu à la nuit tombante un paroxysme fébrile accompagné de délire ; il s'est levé plusieurs fois en gesticulant et méconnaissant ceux qui l'entouraient.

Saignée de cinq palettes , quinze sangsues derrière les oreilles , glace sur la tête , sinapismes aux mollets , le reste *ut suprà*.

Le 8, le malade est mieux ; il répond nettement aux questions que je lui adresse ; il se plaint d'une grande douleur à l'occiput, les pupilles sont peu dilatées , le pouls est plein mais moins dur : il donne 90 pulsations ; la respiration est libre , le ventre tendu et douloureux autour de l'ombilic.

Douze sangsues *loco dolenti ,* glace sur l'occiput, limonade , un demi-lavement laxatif, fomentations adoucissantes sur le ventre, diète.

Le 9 , apparition de taches typhoïdes sur le ventre et la poitrine , deux selles abondantes ont eu lieu ; il y a eu un peu de délire au moment du paroxysme fébrile ; la peau est chaude et sèche, l'urine est peu abondante , rouge et non sédimenteuse ; le pouls est fort à 95 pulsations, la soif vive.

Saignée de quatre palettes , dix sangsues derrière les oreilles ; le reste *ut suprà*, moins le lavement laxatif.

Le 10, le malade a reposé pendant la nuit, le délire a cessé ; mais il se plaint d'étourdissemens et de céphalalgie ; la peau est moins chaude, le pouls mou à 86 pulsations , le ventre est souple et indolent , les taches typhoïdes sont plus nombreuses.

Compresses imprégnées d'eau à la glace sur toute la tête, orangeade, sinapismes aux bras, un lavement émollient, diète.

Le 12, le délire a cessé, la chaleur générale, la céphalalgie ont singulièrement diminué, le pouls est petit et donne 85 pulsations, le malade accuse une grande faiblesse, l'ouie n'est plus exaltée, les taches typhoïdes paraissent bornées, la langue est sèche, mais moins rouge à sa pointe et sur ses bords qu'elle ne l'était avant, rouge à sa pointe, le ventre légèrement tendu, constipation.

Deux demi-lavemens émollients, cataplasmes adoucissants sur le ventre, orangeade, diète.

Le 15, le malade répond à toutes les questions qui lui sont adressées, il accuse une grande faiblesse et demande à manger, la peau a repris sa chaleur naturelle, le pouls est mou et petit le ventre est indolent, les taches typhoïdes commencent à s'effacer; de tous les symptômes formidables qui existaient au commencement de la maladie, il ne reste plus qu'une céphalalgie supportable et quelques bourdonnemens d'oreilles.

Lotions tièdes sur le front, avec une solution de cinq grains de cyanure de potassium par once d'eau distillée, et répétées toutes les vingt minutes, limonade citrique, potion gommeuse, demi-lavement d'amidon, un bouillon.

Le 17 le mieux se soutient. Flatté de l'espoir d'une guérison prochaine, le malade se livre à la gaîté qui du reste lui est naturelle. Le pouls est à 82 pulsations, la céphalalgie existe à peine.

Limonade, potion gommeuse, deux bouillons, un peu de marmelade.

Le 20, disparition presque complète des taches typhoïdes. Le malade a reposé pendant six heures de la nuit, d'un som-

meil calme et réparateur. Trois bouillons , limonade. J'ai
continué de visiter ce malade jusqu'au 25, époque à laquelle
tous les symptômes avaient disparu ; il commençait alors
à se lever, et à prendre des alimens très-légers ; la convalescence se fit heureusement et dura douze à quinze
jours.

2ᵉ OBSERVATION.

Un homme âgé de 28 ans, d'un tempéramment nerveux ,
boulanger de son état, éprouve dans le mois d'août 1836 les
symptômes d'une fièvre gastrique. Cette affection , qui était
légère, fut abandonnée aux efforts de la nature et guérit assez
promptement. L'individu qui fait le sujet de cette observation était en pleine convalescence , lorsque quelques camarades le sollicitèrent d'aller à la pêche avec eux. Il fut exposé
une grande partie de la journée à l'ardeur d'un soleil brû-
lant , et en rentrant chez lui , il se plaignit de céphalalgie et
d'étourdissemens. Peu d'heures après, il fut pris de fièvre et
de délire ; la fièvre continua les jours suivans , et aux symptômes dont je viens de parler, d'autres vinrent se joindre ,
tels que tintemens d'oreilles , agitation générale , sensibilité
de la vue augmentée. Je vis ce malade le quatrième jour de
la maladie, et je remarquai les symptômes suivans : yeux brillans , pupilles dilatées , face rouge , chaleur générale de la
peau augmentée , pouls dur, accéléré , langue sèche recouverte à son milieu d'un enduit blanchâtre, rouge à sa pointe ;
soif vive , ventre souple , un peu douloureux à la région
iléo-cœcale , quatre à cinq selles liquides dans les vingt-
quatre heures, rate plus volumineuse que de coutume , le
malade se plaint de céphalalgie surtout à l'occiput , ses réponses sont brèves. J'apprends de sa famille que depuis qu'il

est tombé malade, il a eu régulièrement chaque jour un re-doublement de fièvre, accompagné deux fois de délire. Cet homme est très-irritable ; à la moindre contrariété il entre en colère, il verse des larmes et s'inquiète de ses enfans et de ce qui l'intéresse.

Saignée de quatre palettes, vingt sangsues dont dix derrière les oreilles et dix sur le ventre, compresses trempées dans de l'eau très-froide sur le front et souvent renouvelées, fomentations adoucissantes sur l'abdomen, deux lavemens d'eau de mauves, limonade, diète.

Le cinquième jour, pas de délire, le pouls est un peu moins dur, le ventre moins douloureux, les pupilles sont toujours dilatées, la céphalalgie a peu diminué ; au moment de la rémission, le malade a eu une sueur peu abondante.

Quinze sangsues à l'anus, limonade, cataplasme sur le ventre, deux demi-lavemens d'eau de riz, diète.

Le septième jour, violent délire, agitation générale, pouls dur, accéléré, yeux secs, brillants, chaleur de la peau augmentée, langue sèche, tremblante, ventre souple et indolent, la diarrhée a disparu ; apparition de taches rosées, lenticulaires sur l'abdomen et le thorax ; les réponses sont incohérentes.

Saignée de cinq palettes, vingt sangsues derrière les oreilles, affusion d'eau très-froide sur la tête, lavemens émolliens, diète.

Le huitième jour, ce malade est mieux ; en arrivant près de lui, il m'appelle par mon nom : ses réponses sont nettes, le pouls est mou et ne donne que 84 pulsations, la céphalalgie a diminué, la langue s'humecte, rien de particulier du côté des voies digestives ; il y a encore de l'agitation. Les taches typhoïdes sont plus nombreuses.

Affusion d'eau froide sur la tête, un bain entier dont l'eau sera à peine chauffée, limonade, diète.

Le dixième jour, le mieux se soutient, on donne au malade une tisane gommeuse et un bouillon chaque jour, jusqu'au quatorzième, époque à laquelle la maladie se termine par une hémorrhagie nasale très-abondante.

5ᵉ OBSERVATION.

Dans les premiers jours du mois de mars 1835, un enfant âgé de 10 ans, d'un tempéramment nervoso-sanguin, se plaignit de douleurs contusives dans les membres et la région lombaire. Cet enfant qui d'habitude mangeait beaucoup, perdit subitement l'appétit ; bientôt après il eut de la céphalalgie, des bourdonnemens d'oreilles et de l'assoupissement, l'abdomen se tendit et devint douloureux, principalement autour de l'ombilic. Les parens se contentèrent de donner pendant trois jours de l'eau de riz édulcorée avec le sirop de gomme. Le mal n'en continua pas moins, et le parens effrayés réclamèrent mes soins. Ce fut le 9 mars au matin, quatrième jour de la maladie, que je vis ce petit malade ; pouls dur, irrégulier, donnant 120 pulsations par minute, respiration facile, chaleur générale augmentée, peau sèche, céphalalgie sus-orbitaire intense, assoupissemens, bourdonnemens d'oreilles, comparés par le malade aux ondulations d'une grosse cloche qui a cessé de sonner, yeux larmoyans, pupilles dilatées, paroles lentes et incohérentes, délire au moment des paroxysmes, langue rouge à sa pointe, soif vive.

Huit sangsues derrière les oreilles, deux sinapismes aux jambes, cataplasmes émolliens sur le ventre, deux demi-lavemens d'eau de graine de lin, repos, diète.

Ce traitement, moins les sangsues, est continué jusqu'au

11, et n'a apporté que peu de changement dans la position du malade.

A ma visite, le malade pousse des cris, puis il tombe dans l'assoupissement, la pupille est dilatée, les réponses sont très-lentes et tout-à-fait incohérentes ; depuis deux jours la diarrhée est abondante, le ventre est douloureux à la pression, la langue tremblante et plus rouge qu'elle ne l'était les jours précédens, la chaleur de la peau est encore augmentée ; le pouls est petit, mais dur, à 116 pulsations. Le ventre, la poitrine, le bas du cou présentent plusieurs taches rosées lenticulaires.

Saignée de trois palettes, huit sangsues autour de l'ombilic, deux sinapismes aux bras, tisane et potion gommeuses, diète.

Le 12, le petit malade a un mieux de courte durée ; il est dans une grande agitation, il vocifère et délire continuellement pendant près de deux heures, puis retombe dans un coma profond. La langue est très-sèche ; elle commence à devenir fuligineuse. Le ventre est moins douloureux, le pouls moins dur que la veille, mais aussi précipité. Les taches typhoïdes sont nombreuses à la poitrine, à l'épigastre et à la face interne des cuisses.

Dix sangsues aux apophyses mastoïdes, sinapismes aux bras et aux jambes, glace sur la tête, deux quarts de lavemens huileux, fomentations adoucissantes sur le ventre.

Cette médication, moins les sangsues, est continuée jusqu'au 15. A cette époque les taches typhoïdes commencent à devenir noirâtres, la langue, les lèvres sont devenues fuligineuses, le ventre est souple et paraît indolent ; cinq à six selles noirâtres et très-fétides dans le jour. Le malade ne délire plus, mais il est presque toujours dans l'assoupissement.

Il ne répond pas aux questions qui lui sont adressées ; la peau est chaude , le pouls mou , à 125 pulsations.

Un bain chloruré à peine tiède , tisane et potions chlorurées, deux quarts de lavemens chlorurés chaque jour, diète ; les cheveux sont rasés et plusieurs frictions sont faites sur le cuir chevelu avec la pommade stibiée.

Le 16 , le malade est sorti de son assoupissement, il pousse des cris aigus , porte souvent la main à sa tête et se plaint d'y éprouver de vives douleurs ; en effet les frictions faites la veille avec la pommade stibiée, ont fait naître une infinité de boutons. Continuation de la même médication, moins l'usage de la pommade stibiée, jusqu'au 19. Délire passager pendant la nuit. A ma visite, le petit malade est dans une grande prostration ; il répond assez nettement mais d'une voix faible aux questions que je lui adresse ; la langue se nétoie , perd sa fuliginosité et devient humide. Le ventre est tendu ; deux selles liquides dans les vingt-quatre heures. Cet enfant n'ayant pas uriné, et éprouvant des douleurs assez aiguës à l'hypogastre , je lui passe une sonde dans la vessie ; j'en retire une pinte d'urine à peu près. Le pouls est mou et donne 110 pulsations ; un abcès se forme au cou.

Continuation des préparations chlorurées , cataplasmes de farine de lin sur l'endroit où se forme l'abcès, deux bouillons.

Le 24, le malade demande à manger, la langue reprend sa couleur naturelle , les pétéchis disparaissent, le ventre est souple , le paroxysme fébrile a été à peine sensible , la rémission a été suivie d'une sueur assez abondante ; l'abcès étant venu à maturité, il est ouvert et fournit une assez grande quantité de pus ; l'ouïe du côté où siége l'abcès a perdu sa sensibilité.

Tisane et potions chlorurées , une panade, deux bouillons.

Je ne vis plus le malade dès ce jour, mais la convalescence fut longue et pénible.

4e OBSERVATION.

Je ne partage pas l'opinion de certains médecins, qui ne craignent pas d'avancer que les enfans au dessous de dix ans ne sont jamais affectés de fièvres typhoïdes ; leur langage pourrait induire en erreur , si l'observation ne le détruisait complètement. Pour moi j'avance hardiment , sans crainte d'être contredit , que si les enfans au dessous de dix ans sont moins souvent que les adultes atteints de fièvres typhoïdes , ils le sont bien plus souvent qu'on ne le pense généralement. J'en ai observé un assez bon nombre d'exemples ; mais je me contente de rapporter le suivant :

Le 4 février 1835, on me présenta un enfant d'une constitution nerveuse, âgé de 4 ans et demi , malade depuis huit jours. Sa mère me rapporta que la maladie avait débuté par de la somnolence et de la diarrhée ; elle ajouta que la fièvre avait été continue et qu'il y avait eu chaque nuit un ou plusieurs paroxysmes ; que le sixième jour elle avait remarqué de petites taches sur le ventre , qu'elle avait prises pour des morsures de puces, et que, pour calmer la soif qui était très-vive, elle s'était contentée de donner de l'eau de riz édulcorée avec le sirop de guimauve. A ma visite : face pâle, peau sèche , chaleur naturelle augmentée, pouls fréquent et dur donnant 140 pulsations par minute ; la respiration est à 32 ; yeux secs , pupilles dilatées , délire, abdomen tendu et douloureux, diarrhée (huit à dix selles dans les vingt-quatre heures) ; langue sèche et peu rouge, agitation générale, tremblement des mains sans soubresaut de tendons, soif vive.

Saignée de deux palettes, tisane et potion gommeuses, deux quarts de lavement émollient dans le jour, fomentations adoucissantes sur le ventre, frictions légères autour des poignets avec le baume tranquille, diète.

5. Le malade est mieux; le délire, l'agitation générale ont diminué; le pouls est moins accéléré : il donne 120 pulsations par minute, la diarrhée est moindre; le sang tiré la veille offre un caillot mou. (Quatre sangsues autour de l'ombilic, fusions d'eau froide sur la tête, le reste *ut suprà*). Ce traitement, moins les émissions, fut continué jusqu'au 8, et tout semblait faire croire à une terminaison prompte et heureuse de la maladie, lorsque, dans la nuit du 8 au 9, le petit malade éprouva un délire violent. Les taches typhoïdes devinrent noirâtres ; les dents, les lèvres devinrent fuligineuses, la langue très-sèche se couvrit d'un enduit brunâtre, le ventre se tendit et devint douloureux, la diarrhée augmenta, le pouls devint serré. (Trois sangsues derrière chaque oreille, sinapismes aux bras et aux jambes, glace sur la tête, tisane et potions chlorurées, cataplasmes de graine de lin sur le ventre arrosés chlorure, deux quarts de lavemens chlorurés, diète).

Le 10, les accidens cérébraux ont diminué d'intensité, parfois le malade pousse des cris aigus, mais il n'a plus de délire; les selles sont nombreuses, noirâtres et très-fétides, le ventre est moins tendu, l'urine coule difficilement.

Potion diurétique, le reste *ut suprà*, moins les sangsues.

11. Le peu d'écoulement de l'urine nécessite l'emploi de la sonde : une demi-pinte d'urine à peu près est retirée de la vessie; la peau est moite et moins chaude ; lors de la rémission de la fièvre, le malade a éprouvé une sueur légère, la

langue redevient humide, les réponses sont nettes et promptes, la diarrhée diminue.

Préparations chlorurées , diète.

14. Un peu d'assoupissement, le ventre est souple et indolent , trois selles dans les vingt-quatre heures, la langue est humide, les pétéchies s'effacent , un peu d'irritation est survenue depuis deux jours du côté des bronches.

Tisane chlorurée, julep gommeux, deux quarts de lavements chlorurés, deux sinapismes aux bras, un bouillon.

Le 16, le malade a eu dans la nuit une sueur abondante , les accidens cérébraux ont tout-à fait disparu, le pouls est mou à 100 pulsations , le ventre est souple et indolent , les pétéchies continuent à s'effacer.

Même traitement , deux bouillons.

Le 18 la fièvre n'est pas revenue. La convalescence dure vingt jours.

5e OBSERVATION.

Une femme d'un tempérament lymphatico-sanguin , âgée de vingt-quatre ans , éprouvait depuis plusieurs jours de l'inappétence, des douleurs dans les cuisses et aux lombes , de la céphalalgie, lorsque le 6 mars 1835 elle fut prise d'une fièvre violente, avec douleurs à l'occiput et le long de la colonne vertébrale. La nuit suivante elle ne dormit pas, ou le peu de sommeil qu'elle prit fut entrecoupé par des rêvasseries , par des terreurs nocturnes. Dès le second jour, elle eut une agitation générale très-grande et du délire , le ventre se tendit, devint douloureux, il y eut constipation. Aucuns soins ne furent donnés à cette femme les quatre premiers jours, pendant lesquels le mal fit des progrès très-rapides.

Le 10 je la visitai et la trouvai dans l'état suivant : Perte incomplète de la connaissance, yeux ternes et à demi-ouverts, pupilles peu dilatées, insouciance sur sa position, indifférence marquée pour ses enfans, mémoire altérée, délire taciturne, aphonie. Décubitus sur le dos, face pâle, langue très-sèche, recouverte à son milieu d'un enduit verdâtre, rouge à sa pointe et sur ses bords, chaleur générale de la peau augmentée, peau âcre au toucher, pouls fréquent donnant 90 pulsations, 28 inspirations par minute, ventre tendu, ballonné, douloureux à l'épigastre, constipation depuis le commencement de la maladie, soif vive.

Saignée de quatre palettes, douze sangsues à l'épigastre, tisane et potions gommeuses, lavements émollients, fomentations adoucissantes sur le ventre, diète.

Le 11, l'état de la malade est plus grave, elle a tout-à-fait perdu la connaissance ; tous les symptômes observés la veille persistent, la déglutition devient difficile, il y a prostration, les dents et la langue commencent à devenir grisâtres, fuligineuses ; quelques pétéchies se montrent sur le creux de l'estomac et à la poitrine.

Vingt sangsues derrière les oreilles, deux vésicatoires aux mollets, le reste *ut suprà*.

Le 12, outre les symptômes déjà observés, paralysie du pharynx, hoquet, céphalalgie, soubresauts de tendons, sueur visqueuse et froide à la poitrine et au ventre, ventre extrêmement tendu. La malade a succombé trois heures après ma visite.

Autopsie trente heures après la mort.

Raideur cadavérique très-prononcée, système musculaire peu développé.

Crâne. Les vaisseaux des méninges et de la périphérie du cerveau sont très-injectés. A la base de cet organe on voit une once à peu près de sérosité gélatiniforme épanchée ; il s'en trouve également dans les ventricules latéraux. Les vaisseaux de la protubérance annulaire sont fortement injectés : elle est ramollie. L'arachnoïde rachidienne est piquetée en rouge dans plusieurs endroits, les vaisseaux de la moëlle le sont également.

Thorax. Le poumon droit est engoué en arrière ; cet engouement ne me paraît exister que depuis peu de jours. Le cœur est flasque et mou , le sang veineux est très-fluide.

Abdomen. La membrane muqueuse de l'estomac et des intestins offre plusieurs rougeurs violacées; il existe une légère arborisation dans les deux tiers supérieurs de l'iléum. Sept à huit plaques de Peyer sont tuméfiées , ont trois à quatre lignes d'élévation , sont rouges, mais sans ulcération. La rate est volumineuse, gorgée d'un liquide noirâtre semblable à de la lie de vin. Le foie ne présente pas d'altérations.

6ᵉ OBSERVATION.

Le 17 août 1835 je fus appelé pour donner des soins à une femme âgée de 33 ans, d'un tempérament nerveux et d'un caractère violent et irascible. J'observai les symptômes suivans : Décubitus sur le dos, mouvemens lents et pénibles , traits portant l'empreinte d'une stupeur profonde, regard fixe, pupilles dilatées , peau chaude et sèche , pouls dépressible à 92 pulsations , céphalalgie orbito-frontale intense , étourdissemens , réponses tardives , délire fugace , langue sèche et plus rouge qu'à l'état normal, noirâtre à sa base , soif modérée , dents commençant à devenir fuligineuses , abdomen souple et peu douloureux , quatre à cinq selles liquides noirâtres dans les vingt-quatre heures, respiration gênée , l'auscultation fait reconnaître du râle muqueux et sibilant en haut

et en arrière du poumon droit , taches lenticulaires brunâtres , disséminées sur le ventre, la poitrine et le cou. J'appris
des personnes qui entouraient la malade qu'elle était alitée
depuis huit à dix jours ; que sa maladie avait débuté par des
tintemens d'oreilles , des bouffées de chaleur, de la céphalalgie à la suite d'une dispute très-violente avec son mari·
J'appris en outre que la malade avait eu du délire , puis de
l'assoupissement, de la constipation et de la diarrhée; aucun
traitement n'avait été dirigé contre la maladie de cette femme.

Saignée de quatre palettes, quinze sangsues à l'épigastre ,
deux demi-lavemens d'eau de riz , fomentations adoucissantes sur le ventre , deux sinapismes aux mollets , sirop de groseilles pour boisson.

Le 19, le dévoiement a cessé , la langue , les dents , le s
lèvres sont fuligineuses , la stupeur, la céphalalgie ont augmenté , la malade est tombée dans un assoupissement profond , le pouls est mou et petit.

Dix sangsues derrière les oreilles , sinapismes aux bras ,
légère décoction de quinquina édulcorée avec le sirop de
gomme.

Ce traitement fut continué jusqu'au 22 , mais au lieu de
procurer de l'amélioration , de dissiper la prostration, les
symptômes cérébraux s'aggravèrent ; le ventre qui auparavant était souple , se tendit de nouveau et redevint douloureux ; il s'y joignit des soubresauts de tendons , un frémissement involontaire de la lèvre inférieure , de la céphalalgie.

Vésicatoire camphré derrière le cou , potions et tisane
chlorurées.

Le 23, sueur froide visqueuse pendant la nuit , le pouls
est mou , petit, misérable , cédant sous la moindre pression; le regard est fixe , il y a coma profond , perte

complète de la connaissance , la prostration est extrême ; le ventre est ballonné. Peu d'heures après ma visite , il est survenu un hoquet qui a terminé l'existence de la malade.

Autopsie vingt-quatre heures après la mort. Membres tendus avec force. *Crâne.* Le tissu cellulaire sous arachnoïdien contient de la sérosité un peu roussâtre ; les vaisseaux qui rampent à la surface du cerveau , sont turgescents et injectés. Le ventricule moyen contient une cuillerée à peu près de sérosité ressemblant à de la gelée, mais moins dense que cette dernière. La moëlle allongée est ramollie , ses vaisseaux sont gorgés de sang. Plusieurs plaques et follicules sont tuméfiées, rouges, augmentées de volume ; quelques-unes commencent à s'ulcérer. En incisant les intestins , il s'est dégagé baucoup de gaz d'une odeur fétide ; quelques glandes du mésentère sont ramollies. Le sang contenu dans les veines est plus fluide qu'il ne l'est ordinairement.

CHAPITRE V.

Fièvre Entéro-Adéno-Céphalique.

CELUI qui qui a étudié avec attention les symptômes de cette fièvre , et les altérations organiques que l'on observe sur les organes des individus qui y ont succombé , a dû remarquer qu'il existe des différences entre eux et ceux de la fièvre précédente, et c'est d'après ces considérations que je donne une dénomination particulière à chacune de ces maladies. En effet, dans une épidémie de fièvres typhoïdes que j'ai observée en 1835, présentant plus particulièrement les caractères de la fièvre adynamique de Pinel, j'ai remarqué que l'inflammation débutait presque toujours (huit fois sur dix), par les voies digestives ; que là elle paraissait plus profonde ; que là les douleurs étaient plus aiguës que partout ailleurs ; que là aussi , à l'autopsie , les altérations organiques étaient plus graves que sur les individus chez lesquels la maladie avait débuté par l'irritation de l'encéphale ou de ses dépendances. Mais aussi chez les premiers la maladie avait laissé des traces de phlegmasie moins profondes sur le cerveau que chez les seconds. La bronchite est plus fréquente dans l'entéro-adéno-céphalique, que dans la fièvre céphalo-gastrique. La première de ces affections attaque plus particulièrement les individus qui se livrent aux excès de table ; la seconde, ceux qui ont le système nerveux très-irritable, des passions fortes, qui pensent vivement.

Cette fièvre qui a été désignée sous le nom de typhus par Hippocrate, Sauvages, etc. ; de pestilentielle par Grant, Sydenham ; de putride par Selle, Stoll ; d'adynamique par Pinel ; de typhoïde par Louis et par la plupart des auteurs contemporains, n'est autre chose qu'une gastro-entérite, compliquée souvent d'une inflammation du cerveau, souvent aussi de celle de la rate, des bronches, et moins fréquemment de celle du foie, du péritoine, des reins et de la vessie. Aussi les causes et les symptômes de cette affection doivent-ils en être rapportés à la suractivité et non à la débilité des organes.

A l'autopsie, on trouve toujours des traces de phlegmasie dans un seul ou plusieurs organes ; ce dernier cas est le plus fréquent. C'est ainsi que j'ai constamment observé la lésion des plaques de Peyer qui sont rouges, tuméfiées ou ulcérées ; les glandes de Brunner offrent souvent la même altération que les plaques de Peyer. Le reste de la muqueuse gastro-intestinale offre presque constamment, dans une partie quelconque de son étendue, des plaques rouges, brunes ou noires, ou même des ulcérations et quelquefois même de véritables ulcérations. Plus rarement on remarque une injection arborescente, capilliforme ou pointillée. Cette altération ne s'observe ordinairement que chez les individus qui ont succombé rapidement, encore n'est-elle pas constante. La friabilité de la partie où siègent les plaques brunes ou noires dont je viens de parler, est un signe positif que pendant la vie, la gangrène s'y était manifestée. Dans certains cas, la membrane muqueuse, au lieu d'être perforée, est réduite en une sorte

de bouillie gélatineuse ; cette dégénérescence est le prélude
de la perforation. Il n'est pas rare d'observer l'amincissement
ou l'épaississement des parois de l'estomac ou des intestins.
Assez souvent, ils sont distendus par des gaz ; souvent aussi
les glandes mésintériques sont ramollies, rouges et gonflées;
le péritoine présente des rougeurs et contient de la sérosité
épanchée. Fréquemment la rate est ulcérée, elle est volumineuse, mollasse, d'une couleur noirâtre, le foie ou les conduits biliaires offrent plus rarement des rougeurs ; l'on en
voit quelquefois sur la muqueuse vésicale. Très-fréquemment les bronches sont gorgées de mucosités, phlogosées
ou même gangrenées dans différens endroits; le tissu pulmonaire est ordinairement sain ; cependant on le voit quelquefois dans un état d'engoûment ou d'induration, selon son
degré d'inflammation. Quand cette complication existe, la
mort est presque toujours constante, malgré le traitement le
mieux dirigé. Généralement le cœur est plus flasque, plus
mou que de coutume ; le sang contenu dans les veines est
aussi plus fluide. M. Ribes, dans ses intéressantes recherches
pathologiques sur la fièvre adynamique, a remarqué des
traces d'inflammation dans les branches de la veine porte ven-
rale. J'ai trouvé assez souvent, non pas tous les muscles, mais
seulement certaines régions musculaires, poisseuses, livides,
la fibre était plus molle, cédait sans effort à la moindre
traction.

Après les lésions des organes contenus dans la cavité abdominale, les plus fréquentes dans cette affection sont certainement celles de l'encéphale ou de ses dépendances. Parfois
il n'y a qu'une simple turgescence des vaisseaux sanguins qui
rampent à sa surface; d'autres fois cet organe est piqueté,
ou il est ramolli partiellement, ou bien il contient de la sérosité

épanchée dans l'un ou plusieurs de ses ventricules. Assez souvent l'on observe des rougeurs sur l'arachnoïde, d'une teinte rosée ou rouge foncé, d'après son degré d'irritation. Quelquefois même je l'ai vue adhérente à l'encéphale, au point qu'en voulant la soulever, elle entraînait une petite partie de matière cérébrale. Rarement les vaisseaux de l'arachnoïde vertébrale sont injectés.

Les causes de cette fièvre, dit Pinel, sont un séjour habituel dans les lieux bas et humides, dans les prisons, les hôpitaux, les camps, les villes assiégées, dans le voisinage des voiries, dans les salles de dissection, et en un mot dans les lieux plus ou moins resserrés, dont l'air n'est pas renouvelé ou est vicié par les émanations de matières en putréfaction, par l'entassement de beaucoup d'individus sains ou malades, et surtout quand ils sont atteints de fièvres adynamiques ou ataxiques, de gangrène, de carie ; exposition aux effluves marécageux, surtout pendant le sommeil, défaut de propreté, nourriture composée de mets tendant à la putréfaction, boissons d'eaux corrompues, abus des aromates, des alcalins, des mercuriaux, etc. ; évacuations excessives, coït immodéré, résobtion de pus, fatigues excessives ou inaction complète, veilles et études prolongées, affections morales habituellement tristes, traitement trop débilitant des fièvres inflammatoires, bilieuses, muqueuses. Elles peuvent survenir subitement, ou avoir pour signes précurseurs un dérangement des digestions, une céphalalgie obtuse, une somnolence opiniâtre, une stupeur, des douleurs vagues dans les membres, des lassitudes spontanées, un sentiment de pesanteur générale.

Si l'on examine avec attention ces causes variées de la fièvre adynamique, l'on voit qu'elles agissent en général en irritant les organes soit directement , soit par sympathie , et non pas en les débilitant comme le veut Pinel. Quant aux signes précurseurs , ils annoncent une irritation commençante des voies digestives , de l'encéphale. Quelques-uns sont communs à la fièvre inflammatoire , à la fièvre gastrique et à d'autres maladies , sans appartenir exclusivement à la fièvre adynamique. Les symptômes de la fièvre gastro-adéno-céphalique , sont, d'après Pinel, dans la locomotion , un affaissement général, le coucher sur le dos, la paralysie momentanée de la langue, la difficulté et même l'impossibilité de la déglutition , les pétéchies, les ecchymoses qu'on voit sur la peau , son refroidissement, la difficulté de la rubéfier dans quelques circonstances , les hémorrhagies passives , la gangrène des plaies, des parotides. Si j'examine avec soin ce premier groupe de symptômes , je vois, en suivant l'analyse qui en a été bien faite par Boisseau , qu'il faut les rapporter à un surcroît d'activité dans les organes et non à leur atonie. L'affaissement est-il un symptôme essentiellement dû à la faiblesse? non ; car on le remarque dans presque toutes les maladies aiguës. L'atonie des muscles, leur engourdissement, la lenteur de leurs mouvemens , ne s'observent pas seulement dans la fièvre adynamique , on les voit encore dans la fièvre gastrique folliculeuse, dans la pneumonie , dans certaines affections cérébrales. Du reste , il n'est pas d'observateurs qui n'aient vu diminuer l'action musculaire , toutes les fois qu'un organe important à la vie a été frappé de phlegmasie. Le coucher en supination ne peut être regardé comme signe d'asthénie ; car il s'observe dans une foule de maladies aiguës. La paralysie de la langue dépend bien, si on le veut , de l'affaiblissement , de l'atonie de ses muscles , mais on la remarque aussi dans l'inflammation de cet organe, dans certaines affections du cerveau, dans l'hémiplégie par exemple ; elle ne peut donc être regardée comme preuve de débilité. Elle prouve seulement que les muscles de la langue sont privés de l'action des nerfs qui s'y distribuent. On peut en dire autant de la difficulté de la déglutition.

Le refroidissement de la peau est bien un signe de son atonie, mais ce symptôme n'est pas une preuve d'une asthénie générale, puisque tout démontre que lorsque la périphérie du corps se refroidit, il y a concentration de la chaleur à l'intérieur ; et qu'un seul ou plusieurs organes internes éprouvent une surexcitation. Le choléra-morbus, par exemple, en offre une bien grande preuve.

L'impossibilité de rubéfier la peau, est un symptôme qui ne s'observe qu'à la fin des maladies graves qui se terminent ordinairement par la mort. Ce symptôme annonce que la circulation ne se fait plus qu'avec une extrême lenteur dans le système capillaire, tandis qu'elle est augmentée à l'intérieur, et ce qui le prouve, c'est que l'administration de certains toniques à l'intérieur rappelle assez souvent la chaleur à l'extérieur, tandis que l'action des rubéfians les plus énergiques avait été nulle. La gangrène des plaies, bien qu'elle soit un effet du ralentissement de l'action du cœur, ne peut être regardée comme signe de débilité générale, puisqu'elle ne s'établit qu'après l'inflammation préalable de la partie où elle se manifeste, soit que cette inflammation ait été combattue par une médication stimulante, soit qu'on n'ait pas employé les anti-phlogistiques avec assez d'énergie. Faut-il, à l'instar de Pinel, attribuer les hémorrhagies que l'on remarque dans cette maladie, à une asthénie essentielle du système circulatoire ? non ; car elles sont accompagnées des signes qui caractérisent les hémorrhagies actives, comme chaleur, tension , gonflement et quelquefois douleur de la partie d'où s'écoule le sang. La langue est recouverte d'un enduit jaunâtre , verdâtre , brun ou même noir. Elle est d'abord humide, puis sèche et même aride ; elle finit par devenir fuligineuse dans un état plus avancé de la maladie. La fuliginosité gagne les dents, les gencives ; l'haleine devient fétide , la soif est variée , tantôt modérée, tantôt ardente ; il y a des vomissemens de matières plus ou moins foncées en couleur ; constipation ou diarrhée, déjections souvent involontaires de l'urine avec sédiment grisâtre. Parfois ictère partiel ou général. Quelques symptômes qui n'ont pas été indiqués par l'auteur de la *Nosographie philosophique*, et qui doivent être rangés dans la classe des signes qui viennent d'être signalés , sont la rougeur de la langue à sa pointe et sur ses bords, dans les premiers temps de la maladie , et les douleurs plus ou moins aiguës et ressenties tantôt dans une partie, tantôt dans un autre de l'abdomen, mais plus particulièrement à l'épigastre et autour du nombril.

La sécheresse de la langue, sa rougeur, les douleurs abdominales, celles ressenties sous l'hypocondre droit, sont autant de signes qui annoncent une phlegmasie des voies digestives ou du foie ; l'enduit jaunâtre , verdâtre de la langue , annonce une sécrétion plus grande de la bile , déterminée par l'irritation de la vésicule ou des conduits biliaires. La fuliginosité de la langue , des dents , des lèvres , de la muqueuse buccale , sont bien certainement des signes d'inflammation ; ils annoncent que la membrane muqueuse gastro-intestinale est dans le même état, ou du moins y participe. Or, un tel état ne peut dépendre que de la suspension de l'action sécrétoire de cette membrane, et pour qu'elle cesse de fournir à la sécrétion , il faut qu'elle soit plus ou moins irritée. La fétidité de l'haleine est un signe sans importance , car on la remarque dans beaucoup de maladies , comme la pleuro-pneumonie , la bronchite, les ulcérations de la bouche , le scorbut , etc., etc. Les vomissemens de matières plus ou moins foncées en couleur, la constipation ou la diarrhée sont-ils des signes d'asthénie , comme l'a prétendu Pinel ? non , sans doute; ils annoncent bien évidemment une inflammation des voies digestives. Les déjections involontaires indiquent bien la paralysie des sphincters de l'anus , mais aussi elles prouvent l'énergie de la membrane musculaire des intestins, excepté le cas où les malades étant à l'agonie , les matières stercorales sont poussées par les contractions précipitées du diaphragme , ou par le développement de gaz dans les intestins ; elles peuvent encore dépendre d'une cause qui agit fortement sur le cerveau, la peur par exemple.

Faut-il considérer la fétidité des excrémens comme signe d'asthénie ? non ; car après une indigestion , leur sortie est accompagnée d'une odeur insupportable. La sécrétion bronchique ne peut dépendre que de l'irritation de la muqueuse qui tapisse les bronches. La sueur, telle qu'elle a été indiquée par Pinel , ne peut être regardée comme un symptôme de faiblesse , quand on la voit survenir sur une peau chaude, brûlante au toucher.

La rétention d'urine ne se remarque pas seulement dans la fièvre adynamique , on la voit encore dans beaucoup d'autres maladies ; mais ici elle indique la suspension momentanée de l'action cérébrale. Sa suppression dépend de l'inflammation des reins , sa sortie involontaire annonce la paralysie du sphincter de la vessie ; or, cette paralysie ne peut dépendre que du défaut d'action des nerfs qui se distribuent dans ce muscle. Le sédiment gris de l'urine ne se remarque pas seulement dans la fièvre adynamique , on l'observe aussi dans d'autres maladies , la fièvre gastrique , par exemple.

Symptômes offerts par la circulation. Ces symptômes sont, dit Pinel , un pouls parfois développé , fréquent et dur , le plus souvent petit, lent, concentré et mou. La mollesse du pouls ne peut toujours être regardée comme signe de faiblesse, puisqu'on l'observe dans la péripneumonie, et qu'on la voit disparaître après la saignée. On peut en dire autant du pouls petit , lent et concentré qui se remarque dans l'apoplexie, la céphalite, la péritonite. Quant à celui qui est dur, plein et développé , il annonce presque toujours une irritation du cœur, des gros vaisseaux, ou bien il est sympathique de l'irritation de quelques autres organes. Les pommettes , ajoute le même auteur, sont rouges, la face est pâle, terreuse, l'amaigrissement devient rapide , la respiration est lente ou accélérée ; la chaleur quelquefois diminuée , est le plus souvent augmentée ; la peau est sèche , mordicante , âcre au toucher.

La rougeur des pommettes, loin d'être un signe de faiblesse, en est un d'irritation ; en effet on l'observe dans la péripneumonie, la cardite, la péricardite, etc. L'amaigrissement se voit dans toutes les maladies de longue durée. La pâleur de la face est un signe propre à une foule de maladies aiguës, la fièvre muqueuse, la peritonite ; sa couleur terreuse est due à la lenteur de la circulation des vaisseaux capillaires , à l'amaigrissement. Ne serait-il pas ridicule d'attribuer la lenteur ou l'accélération de la respiration , que l'on remarque dans beaucoup d'affections aiguës, à l'atonie de tout l'organisme ? Quant à la chaleur âcre et sèche de le peau , elle annonce l'irritation d'un organe interne , à laquelle la peau participe plus ou moins , surtout de l'estomac et des intestins.

Sensations et fonctions intellectuelles. Les yeux sont larmoyants, rouges, brillants, chassieux; le regard est hébété;
il y a affaiblissement des sens, stupeur, somnolence, délire
fugace, réponses tardives. Ces signes annoncent bien certainement une lésion quelconque de l'encéphale ou de ses dépendances; on les observe aussi dans d'autres maladies, la fièvre
ataxique, l'inflammatoire, l'inflammation de l'arachnoïde,
le typhus, etc. Voilà en général les symptômes que Pinel a
assignés à la fièvre adynamique ; mais il en est d'autres dont
il n'a pas fait mention : ce sont, comme je l'ai déjà dit, ceux
de la gastro-entérite, qui sont constans dans cette fièvre; ce
sont ceux d'une irritatation secondaire du foie, de la vésicule
biliaire ou de ses conduits, de la rate et surtout des bronches ; ce dernier symptôme est l'un des plus fréquens comme
sympathique ; ce sont l'agitation générale, l'aphonie, la carphologie, le hoquet, le soubresaut des tendons. Pinel a encore omis de préciser l'époque à laquelle apparaissent les
taches rosées lenticulaires qui se montrent ordinairement sur
la peau, du sixième au douzième jour, et que l'on appelle
aujourd'hui typhoïdes, parce qu'on les considère comme
constituant un symptôme pathognomonique des affections dites
typhoïdes. La fièvre entéro-adéno-céphalique s'annonce ordinairement par un dérangement dans les digestions, une
irritation de l'estomac, des douleurs abdominales siégeant
surtout à l'épigastre et autour du nombril ; par de la constipation ou de la diarrhée ; par des lassitudes spontanées, des
douleurs, de l'engourdissement, des pesanteurs dans les
lombes et les membres. Ces signes précurseurs peuvent exister seuls, mais bien souvent ils sont compliqués d'autres
symptômes qui annoncent une irritation commençante du
système nerveux ; ce sont des bourdonnemens d'oreilles, de

la céphalalgie, de l'assoupissement , un sommeil entrecoupé de rêves effrayans , etc. Cette fièvre est endémique , sporadique ou épidémique ; jamais elle n'est contagieuse.

Il faut admettre trois périodes dans la fièvre entéro-adéno-céphalique. La période d'*irritation* va jusqu'à la fin du premier septénaire , quelquefois seulement au troisième ou quatrième jour. La seconde , dite *nerveuse* , s'étend le plus souvent jusqu'au quatorzième jour ; dans quelques cas , jusqu'au onzième seulement. Enfin la troisième période, de décroissement , dite *adynamique*, se prolonge ordinairement jusqu'au vingt-unième jour , souvent au-delà ; et dans des cas plus rares , jusqu'au dix-septième seulement.

La durée de cette affection va ordinairement jusqu'au quatorzième ou vingt-unième jour, bien souvent jusqu'au quarantième ; dans quelques cas , elle ne dépasse pas le septième. Elle est indéterminée quand elle quitte le type continu pour prendre le type intermittent ; souvent alors elle devient pernicieuse. Le diagnostic en est ordinairement facile ; il ne peut même pas être douteux , lorsque l'on voit apparaître sur la peau, outre les symptômes propres à cette fièvre, des taches rosées lenticulaires ou des pétéchies. Quelquefois il est obscur dans les premiers jours de la maladie. Quant au pronostic , il doit varier d'après la durée de la maladie, les causes, les symptômes et le traitement qui a été mis en usage dès le commencement : il est grave dans la plupart des cas.

Convenablement traitée , cette fièvre se termine le plus souvent par le retour à la santé ; les cas de succès sont un peu moins nombreux que dans la fièvre cépholo-gastrique. Elle se termine par la résolution , par des crises , des parotides , des abcès internes ou externes, par d'autres maladies et assez souvent par la mort.

Comme dans la fièvre céphalo-gastrique, la convalescence est rarement franche ; presque toujours elle est lente et pénible ; elle offre, plus souvent que dans la fièvre précédente, des dérangemens dans les fonctions digestives. C'est ainsi que parfois on voit la constipation ou une diarrhée opiniâtre persévérer pendant un temps fort long ; les malades éprouvent du dégoût ou une faim dévorante ; parfois aussi ils ont des vomissemens qui durent fort long-temps. Dans certaines circonstances, les convalescens éprouvent une grande faiblesse par le moindre mouvement ; les poils tombent, les extrémités inférieures s'infiltrent. Dans d'autres cas, l'ouïe, la vue, la mémoire, les fonctions intellectuelles s'affaiblissent, le pouls est accéléré ; les rechûtes en sont fréquentes et souvent mortelles.

Le traitement de cette affection doit peu différer de celui de la fièvre céphalo-gastrique. Néanmoins l'inflammation gastro-intestinale étant plus grave, plus profonde dans la fièvre entéro-adéno-céphalique, il faut l'attaquer avec plus de vigueur. Faut-il, comme certains médecins en ont donné le précepte, commencer le traitement par donner quelques verres d'un vin généreux aux malades, dans le but de chasser de prétendus miasmes dont l'action, selon eux, était débilitante, asthénique sur tout l'organisme ? Faut-il, dans l'intention de débarrasser les premières voies et de faire disparaître la prostration, prescrire les évacuans, les toniques, des stimulans, pour rendre aux organes le ton qu'ils ont perdu ? Faut-il rejeter entièrement cette médication, et s'en tenir exclusivement à la méthode anti-phlogistique ? Cette dernière, qui est certainement préférable aux autres, n'exclut cependant pas toujours les toniques ou quelques doux purgatifs. Il ne s'agit que de savoir choisir le moment où ils sont applicables , sinon on commettrait les mêmes fautes que Pinel, qui voulut corriger les erreurs de Brown. C'est le professeur Broussais qui , frappé des symptômes de la fièvre adynamique et des lésions qu'il remarquait sur les organes, a fixé les idées de la plupart des médecins sur le siége et la nature de cette affection , et en a indiqué le traitement le plus rationnel ; c'est celui du moins qui compte le plus de succès. D'autres médecins, il est vrai , avaient reconnu avant lui le danger des toniques dans cette fièvre ; mais ils ne retirèrent aucun profit de leurs observations ; il faut excepter cependant Razori qui , en Italie , commença à substituer les anti-phlogistiques aux toniques et en tira de bons effets.

L'expérience démontre tous les jours , que quelques toniques sagement administrés , apportent du soulagement , et raniment les forces presque éteintes des malades arrivés à la période adynamique. Mais pour cela , il faut que toute inflammation ait cessé du côté des voies digestives et de l'encéphale , et pour peu que l'on s'aperçoive que cette médication irrite ces organes , il faut y renoncer de suite. On peut dans certains cas avoir recours à quelques doux purgatifs : c'est lorsqu'il y aurait danger pour les malades à laisser durer trop long-temps une constipation rébelle aux lavemens émolliens ou même rendus laxatifs. Mais quant au vin, aux stimulans, aux toniques, aux vomitifs qui ont été prescrits par beaucoup de médecins dès le début de la maladie et pendant sa durée , il faut les bannir du traitement de cette fièvre ; car ce sont des médicamens incendiaires qui ne font qu'augmenter la gastro-entérite qui existe dejà , et qui font naître des accidens cérébraux qui ne se seraient peut-être pas manifestés sans leur administration.

Dans cette maladie , existe-t-il seulement une gastro-entérite, sans que des symptômes cérébraux se soient encore manifestés ? il faut appliquer des sangsues sur l'abdomen, et surtout à l'épigastre et autour de l'ombilic, au nombre de vingt à trente ; on en réitérera l'application selon les indications, mais il faudra prendre en considération l'intensité des symptômes de la maladie, la force et l'âge des individus. Dans le cas d'inflammation du foie ou de la rate, on les prescrira à l'anus. Des fomentations émollientes sur la région abdominale, quelques bains généraux d'eau légèrement tiède, des demi-lavemens émolliens, des boissons rafraîchissantes, acidulées ou gommeuses, la diète, le repos, seront prescrits aux malades pendant la première période. S'il y a complication d'une inflammation fixée sur le cerveau ou les ménynges, il faut pratiquer la saignée générale, ordonner des sangsues aux apophyses mastoïdes en nombre varié, des sinapismes, des cataplasmes sinapisés, des vésicatoires volants aux extrémités supérieures et inférieures, la glace sur la tête.

Si la maladie passe, malgré l'énergie de ce traitement, à la seconde période, l'on prescrira le même traitement à peu près que dans la première ; seulement il faudra être plus avare de la saignée générale, et insister d'avantage sur les émissions sanguines locales (sangsues, ventouses scarifiées) et les révulsifs externes. A cette époque de la maladie, je prescris l'usage des préparations chlorurées, et je dois le dire ici, j'ai retiré de trop bons effets de leur administration, tant à l'intérieur qu'à l'extérieur, dans les deux dernières périodes de la fièvre adynamique, et que je nomme gastro-adéno-céphalique, pendant une épidémie que j'ai observée en mil huit cent trente-cinq, pour que je n'en recommande pas l'usage. La gastro-entérite qui existe toujours dans cette fièvre, en outre de l'inflammation cérébrale ou des ménynges, qui existe si souvent avec elle, est très-souvent compliquée d'une irritation des bronches , et quelquefois même de la plèvre ou des poumons. C'est alors que les malades courent les plus grands dangers , parce que plusieurs organes très-importants à la vie sont frappés de phlegmasie en même temps. C'est alors que le médecin doit déployer toute sa sagacité et surveiller les progrès du mal avec le plus grand soin , autrement il pourrait méconnaître une maladie qui est souvent marquée par une autre. En même temps qu'il fera le traitement de la maladie primitive , il fera également celui de l'affection secondaire. S'il existe une irritation du foie , des conduits biliaires, de la vésicule , de la rate , des reins ou de la vessie , il faudra agir selon l'indication ; ordonner des sangsues en nombre indéterminé, à l'anus , au périnée, dans la région du foie ou de la rate, selon le besoin ; prescrire des bains entiers ou des demi-bains , des boissons gommeuses , diurétiques , nitrées. S'il arrivait que l'urine fût entièrement retenue dans la vessie , il faudrait sonder les malades ; mais avant de pratiquer cette opération , je conseille l'emploi d'un moyen qui m'a plusieurs fois réussi en pareille circonstance : c'est d'appliquer sur l'hypogastre une compresse imprégnée d'acétate de potasse liquide ; mais avant il faut avoir le soin d'y appliquer un ou plusieurs cataplasmes de farine de graine de lin , pour rendre l'absorption plus facile.

La maladie est-elle arrivée à sa troisième période, les malades courent les plus grands dangers. Or, ces dangers sont d'autant plus à redouter , que l'adynamie dure depuis un temps plus reculé. Mais à quelles causes faut-il attribuer la durée des symptômes adynamiques? 1° à la lenteur avec laquelle s'opère la cicatrisation des ulcérations des plaques de Peyer ; 2° au grand nombre d'endroits frappés d'inflammation. A cette époque avancée de la maladie , on peut encore mettre en usage quelques émissions sanguines, mais seulement locales; on recommandera les boissons gommeuses, adoucissantes. Si l'état des voies digestives et de l'encéphale n'en contre indique pas l'usage, on pourra prescrire quelques toniques, une infusion de camomille, par exemple, édulcorée avec le sirop de quinquina, le sirop de quinquina pur, le sulfate de quinine en lavemens. Quelquefois, à cette époque de la maladie, une constipation persiste avec opiniâtreté ; on peut alors ordonner un peu de casse ou d'huile de ricin, quelques lavemens purgatifs. L'inflammation du cerveau n'en contre indiquerait pas l'emploi. Les symptômes nerveux qui sont si fréquens dans cette période , sont quelquefois combattus avec avantage par les anti-spasmodiques , les calmans; mais en général il faut s'en défier, soit qu'on les emploie à l'intérieur ou à l'extérieur. Dans cette dernière période , il faut insister sur l'usage des préparations chlorurées que j'emploie sous toutes les formes : en boissons , potions , lavemens, bains , lotions , et sur les révulsifs externes , les sinapismes de préférence.

Les hémorrhagies qui surviennent pendant le cours de cette fièvre, indiquent l'inflammation des organes qui les fournissent. Aussi serait-il anti-rationnel de chercher à en arrêter le cours , à moins que par leur durée elles ne menacent les jours des malades ; dans ce cas il devient nécessaire de les arrêter , et l'on y parvient , soit par le tamponnement ou la compression , si elle est possible , enfin par des compresses imprégnées d'eau vinaigrée, d'une solution de sulfate de zinc ou d'alumine , ou la glace qu'on applique aussi près qu'on le peut de l'organe d'où s'écoule le sang.

Le météorisme est dû , tantôt à la présence de gaz dans les intestins , tantôt à l'inflammation du péritoine ; dans le premier cas , il n'offre pas le moindre sujet d'inquiétude pour la vie des malades; dans le second, au contraire , il est très-grave; on ne doit donc s'attacher à combattre que ce dernier, par l'application de compresses froides sur le ventre , de la glace dans quelques cas, ou par des frictions mercurielles. Lorsque les sueurs sont trop abondantes , au point que la peau est décolorée, que la chaleur est considérablement diminuée, que la langue devient pâle , il faut les arrêter à l'aide de quelques astringens à l'intérieur ou à l'extérieur.

Pour éviter la gangrène des plaies , il faut changer souvent les malades de position , les tenir très-proprement , et les faire coucher sur un linge fin ; il faut à l'aide de coussins empêcher la pression des parties qui en sont menacées. Si , malgré l'emploi de ces moyens, des ulcérations apparaissent, il faut les panser avec le cérat au quinquina camphré , le styrax , la poudre de quinquina , employer la cautérisation avec le nitrate d'argent. Un soin qu'il ne faut pas négliger , c'est de renouveler sans cesse l'air des appartemens où sont couchés les malades , surtout lorsque la fièvre est parvenue à sa dernière période.

Dans la convalescence , il faut faire respirer l'air de la campagne, s'il est possible ; prescrire un exercice modéré , soit à cheval , à pied ou en voiture. Les alimens serout de facile digestion et toniques ; on permettra l'usage modéré du vin , de celui de Bourgogne , par exemple. Si les forces ne reviennent qu'avec une extrême lenteur, les malades feront usage du vin de quinquina pendant un temps plus ou moins prolongé. On leur frictionnera les membres plusieurs fois dans le jour avec la teinture de quinquina, de canelle, de digitale, ou avec un vin aromatique. Ces frictions conviendront parfaitement quand les extrémités inférieures seront infiltrées. S'il

restait quelques accidens cérébraux, tels que étourdissemens,
perte de l'ouïe , de la mémoire , on appliquerait un exutoire
derrière le cou , un séton , par exemple , dont on entretien-
drait la suppuration pendant un temps plus ou moins prolongé ; on ordonnerait des bains de pied sinapisés. La faim
canine qui reste quelquefois aux malades , se dissipe peu à
peu sous l'influence de quelques émissions sanguines et des
antispasmodiques. Pinel, dans sa *Nosographie philosophique*,
rapporte plusieurs exemples de fièvres adynamiques qui ré-
gnèrent épidémiquement , l'un emprunté à Frascator, l'autre
observé par lui à la Salpêtrière. Suivons-le dans la description
donnée par l'auteur italien , et dans celle qu'il rapporte , et
voyons si les symptômes de ces épidémies doivent plutôt
être rapportés à un surcroît d'excitation dans les organes qu'à
une asthénie primitive. L'hiver qui précéda l'année 1528, dit
Frascator, avait été marqué par la fréquence du vent du midi
et des pluies abondantes , ce qui avait été suivi de diverses
inondations , par le débordement de plusieurs rivières. Les
signes précurseurs de la maladie étaient peu prononcés , ou
manifestaient même un caractère de bénignité qui trompait
les médecins eux-mêmes ; mais bientôt après paraissaient les
symptômes les plus graves : chaleur peu vive , perte totale
des forces , manière de se coucher en supination , pesanteur
de tête, sens hébétés , trouble de l'entendement ou léger délire, du quatrième au septième jour , rougeur des yeux ,
sorte de loquacité , urine d'abord blanchâtre , puis fortement
colorée , matière des déjections très-fétide , et du quatrième
au septième jour, éruption de taches rouges ou pourprées,
semblables à des piqûres de puces, et quelquefois à de grosses
lentilles ; peu ou point de soif , langue couverte d'un enduit
sale ; tantôt somnolence , tantôt veilles opiniâtres, et quelque-

fois , alternatives de l'un et de l'autre dans le même malade. Des signes d'un mauvais présage étaient des syncopes , la rétention d'urine , la diarrhée occasionnée par l'usage des médicamens les plus légers, l'éruption laborieuse des pétéchies, leur délitescence ou leur couleur livide , nul soulagement après une apparence de crise. La maladie se terminait au quatorzième jour , ou se continuait au-delà ; sa solution la plus heureuse était par des sueurs abondantes ; quelques malades succombèrent à la suite d'une hémorrhagie nasale abondante.

L'exemple rapporté par Pinel et qu'il observa à la Salpêtrière , remonte à 1794. Beaucoup d'individus , dit-il , jouissant auparavant de toutes les commodités de la vie , furent amenés , par la disette ou les événemens de la révolution , à la misère la plus extrême , et furent enfin forcés de chercher un asile à la Salpêtrière. La plupart furent bientôt après attaqués par la fièvre adynamique. Pouls faible et déprimé, sorte de stupeur, rêvasserie légère, quelquefois perte totale de connaissance, avec un air d'égarement ou de consternation ; d'autres fois, langueur extrême avec dévoiement colliquatif, œdématie des membres inférieurs, dépérissement progressif ou chûte rapide des forces et agonie plus ou moins prolongée. On avançait peu, même dès les premiers jours de la maladie, par l'application des vésicatoires: ils ne faisaient aucune impression sur la peau ; d'autres fois, s'il y avait écoulement la plaie était pâle, ou bien il se manifestait quelques points gangréneux ; enfin , si les deux ou trois premiers jours , la plaie donnait quelque espérance, elle prenait une couleur livide , dès le quatrième ou cinquième jour , malgré les excitans internes, ce qui était le présage d'une mort prompte. Un des caractères particuliers de ces fièvres a été l'éruption de parotides symptomatiques, dont la terminaison a été funeste , soit par l'impossibilité d'y établir une suppuration favorable , à l'aide de moyens internes ou externes , soit par une terminaison gangréneuse.

Bien que Pinel ait rapporté des exemples de fièvres ady-namiques les plus simples qu'il ait observées , ou dont il a lu les descriptions dans les ouvrages de différens écrivains, on ne peut s'empêcher de reconnaître des symptômes de phleg-masie des voies digestives , mais principalement du cerveau ou de ses dépendances, dans les deux épidémies que je cite. Les principaux symptômes rapportés par Fracastor sont : sens hébétés, trouble de l'entendement, délire du qua-trième au septième jour, rougeur des yeux , sorte de loqua-cité , somnolence ou veilles opiniâtres , ou alternatives de l'un et de l'autre , diarrhée. Ceux observés par Pinel , à la Salpêtrière , sont : sorte de stupeur, rêvasserie légère , quel-quefois perte totale de connaissance avec un air d'égarement ou de concentration , dévoiement colliquatif. Il me semble que Pinel eût pu rapporter des exemples de fièvres adynami-ques dont les symptômes eussent été plus caractéristiques ; car ceux qu'il mentionne comme les ayant observés lui-même, et ceux qui sont signalés par Fracastor, appartiennent bien plutôt à la fièvre ataxique qu'à l'adynamique , puisque les symptômes cérébraux sont ceux par où débute la maladie, et qui persistent jusqu'à la fin , et que ces auteurs parlent à peine de l'inflammation de l'estomac et des intestins : seulement dans l'un il est fait mention d'une diarrhée qui était déterminée par l'usage des moindres médicamens et qui était d'un funeste présage; dans l'autre il est dit que certains malades avaient une diarrhée colliquative. Je dis que cette description de fièvre adynamique faite par Pinel est inexacte , 1° parce que les symptômes de la maladie ont été mal observés, et qu'il n'a rien dit du degré d'intensité ou de diminution de la maladie pendant ses périodes ; 2° parce que le traitement dirigé contre cette affection n'est pas mentionné ; il parle seulement de vésicatoires dont l'action était nulle ou suivie de gangrène, qu'on appliquait tantôt au début, tantôt à la fin de la maladie ; 3° parce que, dans cette épidémie, il n'a pas fait d'ouvertures cadavériques pour signaler les lésions organiques qu'il aurait pu observer, ou du moins il n'en parle pas. Le lecteur ne sera pas surpris de ces défauts reprochés à Pinel, quand il saura que cet écrivain, fidèle à son système de fièvres essentielles, négligeait à dessein (du moins tout porte à le faire croire) de signaler les lésions organiques, qui auraient pu faire connaître la nature et le siège de la fièvre adynamique.

A la suite des deux épidémies que j'ai rapportées et empruntées à des auteurs différens, je joins l'observation d'une épidémie de fièvres typhoïdes, que j'ai vu régner dans différentes communes du département de l'Allier, à la fin de l'hiver et pendant les deux premiers mois du printemps de l'année 1835. Je ferai remarquer que, pendant la première de ces deux saisons, il y eut une alternative de gelée de peu de durée et de pluies assez abondantes, et pendant les deux premiers mois de la seconde, de pluies presque continuelles, de sorte que l'atmosphère fut bien plus humide et la température plus élevée qu'elles ne le sont d'habitude à ces époques de l'année ; aussi je ne doutai pas que ce ne fût à ces causes qu'il fallait attribuer cette épidémie.

Sur une population de 5,000 individus, habitant différentes localités, 100 à peu près furent atteints par la maladie.

Sur ce nombre, 75 ont été soumis à mes soins : 63 ont présenté les symptômes de la fièvre que j'ai désignée sous le nom de entéro-adéno-céphalique (adynamique) ; 12 ont présenté ceux de la fièvre céphalo-gastrique (ataxique). La maladie a frappé également les deux sexes, depuis l'âge de 2 ans jusqu'à 58, mais dans des proportions différentes. Les individus qui ont été surtout atteints étaient âgés de 16 à 36 ans ; 16 ont succombé, dont 3 enfants âgés de 2 ans et demi à 12 ans, 11 de 14 à 36, et 2 de 45 à 58. En général, la maladie sévit de préférence sur les individus doués d'un tempérament lymphatique, dont la santé avait été détériorée par des excès ou par des maladies antérieures de longue durée ; sur ceux qui habitaient des maisons basses, humides, mal aérées et où régnait une grande misère.

La maladie fut précédée de symptômes précurseurs qui furent constans chez presque tous les malades âgés de 16 à 46 ans ; ils manquèrent cependant chez quelques-uns et chez la plupart des enfans au-dessous de 10 ans. Ces symptômes étaient un malaise général, des pesanteurs dans les lombes et les membres, un trouble manifeste dans les fonctions digestives, comme dégoûts, nausées, pesanteurs à l'épigastre, surtout après le repas, quelques coliques, constipation, mais plus souvent légère diarrhée ; la salive était acide ; assez souvent il apparaissait du trouble dans les fonctions de l'entendement, céphalalgie ordinairement sus-orbitaire, agitation, rêvasserie pendant le sommeil, reveil en sursaut ; trois ou quatre jours se passaient ainsi, après lesquels la fièvre se déclarait, et en même temps, les symptômes dont je viens de parler augmentaient d'intensité et d'autres ne tardaient pas de s'y joindre. La peau devenait plus chaude, elle était âcre au toucher, la céphalalgie persista pendant toute la durée de la maladie ; elle augmentait avec un paroxysme qui eut lieu assez régulièrement chaque soir chez presque tous les malades. Cinquante-sept offrirent l'éruption de taches typhoïdes. Chez 42, l'éruption fut rosée, lenticulaire; chez 15, je remarquai des pétéchies. Sur 38, cette éruption eut lieu du sixième au quinzième jour ; sur 17, du quinzième au vingt-cinquième ; sur 2, du vingt-cinquième au trentième jour. Le pouls chez les adultes en général donna 90 à 115 pulsations par minute ; chez les enfans, 100 à 140.

Au commencement de la maladie , la langue était en général rouge à sa pointe et sur ses bords , recouverte à son milieu d'un enduit jaune, verdâtre plus ou moins épais ; puis elle devenait peu à peu sèche , fendillée , fuligineuse , tremlante. Sur 51 malades, la rate fut plus volumineuse qu'elle ne l'est d'habitude. Il y avait ordinairement trois ou quatre selles liquides dans les vingt-quatre heures, vomissemens, douleurs abdominales plus ou moins aiguës ; quelquefois alternative de diarrhée et de constipation. Douze malades présentèrent une inflammation du foie ; chez deux il y eut complication de pleurésie , chez un autre de pleuro-pneumonie. Le météorisme eut lieu chez huit individus. Au nombre des symptômes généraux , je remarquai le coucher sur le dos , une grande prostration , un affaiblissement de la force musculaire , une grande répugnance pour exécuter les moindres mouvemens, une indifférence marquée chez beaucoup de malades sur leur position ; stupeur, délire furieux , gai ou taciturne , assoupissement , et chez quelques individus , coma profond. Lorsque la maladie passait le premier septénaire , les symptômes nerveux ne manquaient pas d'augmenter d'intensité , ordidairement du neuvième au quatorzième jour, comme agitation générale , délire plus intense ou assoupissement plus profond , tremblement partiel des pieds , des mains , de la lèvre inférieure , soubresaut de tendons , carphologie , déglutition difficile ; en même temps le ventre se tendait , devenait plus douloureux , la prostration augmentait , les mouvemens étaient plus pénibles, la langue , les dents, les lèvres devenaient fuligineuses , la soif était très-vive. Lorsque vers le quatorzième ou le quinzième jour ces symptômes ne décroissaient pas , la période adynamique se manifestait de suite, et aux signes que je viens de rapporter qui s'accroissaient encore, d'autres non moins redoutables venaient quelquefois se joindre ; c'était le hoquet , la chute des liquides dans l'estomac par leur propre poids , des escarrhes au sacrum, l'incontinence ou une rétention complète de l'urine , des sueurs froides , visqueuses , partielles. Le plus souvent le sang que je tirais aux malades offrait un caillot mou , cédant à la moindre pression. Chez deux malades , il y eut incontinence d'urine , chez trois autres une rétention complète. Sur 75 malades , 29 ont présenté des symptômes de bronchite qui persévéra dans cinq cas , après la guérison de la fièvre entéro-adéno-céphalique. Je remarquai une hémorrhagie nasale chez 22 individus , sur 17 dans la première période de la maladie , sur 5 dans la dernière. Deux individus, dont un âgé de 58 ans , eurent une hémorrhagie anale très-abondante ; 8 malades présentèrent des escarrhes au sacrum.

La durée ordinaire de la maladie a été du septième au quinzième jour ; elle s'est terminée chez 11 individus, du quatrième au septième jour ; chez 44, du septième au quinzième ; chez 15, du quatorzième au trentième ; chez 3 , elle s'est prolongée jusqu'au quarantième ; chez 2 enfin , elle a passé le cinquantième jour ; chez 4 convalescens il y eut infiltration des extrémités inférieures ; des frictions faites avec la teinture de digitale et celle de quinquina , la firent promptement disparaître. Chez deux autres , il y eut une fièvre intermittente qui menaçait de devenir pernicieuse ; le sulfate de quinine en triompha. Une jeune fille éprouva un diarrhée qui persévéra pendant deux mois, et qui finit par céder aux lavemens astringens. Un individu eut une monomanie : c'était de manger continuellement ; je voulus assister plusieurs fois à ses repas , et je puis assurer qu'à chaque séance il dévorait huit à dix livres de nourriture ; cette faim canine céda à quelques émissions sanguines locales et aux antispasmodiques. Trois malades eurent des escarrhes gangreneuses qui demandèrent deux à trois mois pour guérir. Enfin un individu éprouva une otite à la suite de laquelle il est resté sourd. Sur les 16 malades qui succombèrent , j'ai fait l'autopsie de 9 seulement. Sur un individu qui avait succombé le cinquième jour, j'observai une arborisation vers le grand cul-de-sac de l'estomac, des rougeurs sur la membrane muqueuse qui tapisse cet organe et les intestins grêles , plusieurs plaques de Peyer et follicules de Brunner étaient rouges , gonflées , faisant saillie de plusieurs lignes ; deux commençaient à s'ulcérer ; le volume de la rate était augmenté d'un tiers. Sur 5 qui moururent du septième au quinzième, la membrane muqueuse de l'estomac présenta deux fois une arborisation ; les deux fois elle était ramollie dans son tiers inférieur ; une fois elle offrit des plaques brunâtres , une autre fois deux ulcérations , une autre fois enfin elle était saine. La muqueuse des intestins grêles et des gros intestins offrit dans deux cas des plaques rouges et brunâtres ; quelques-unes étaient ulcérées. Une fois le colon ascendant présenta une perforation ; le cœur, dans un autre cas , présenta la même altération.

Dans les cinq cas un plus ou moins grand nombre de plaques
de Peyer étaient gauffrées, mollasses, augmentées de volume;
dans trois cas elles furent ulcérées. Chez les trois autres malades qui succombèrent, dont deux du quinzième au quarantième jour, le dernier après le cinquantième jour, les plaques
de Peyer furent constamment altérées plus ou moins profondément; chez les deux premiers, elles étaient déprimées,
grisâtres, ulcérées; quelques-unes étaient presque cicatri-
sées. Dans l'un des deux premiers cas, la membrane muqueuse de l'estomac et d'une partie de l'iléum, était comme
boursouflée, gonflée; dans les gros intestins il y avait des
taches brunâtres; chez le dernier malade, la membrane muqueuse gastro-intestinale offrit des taches ardoisées et quelques ulcérations. Quelques glandes de Peyer étaient un peu
plus volumineuses et plus molles qu'à l'état normal.

Dans sept cas, les glandes du mésentère ont été altérées;
elles étaient plus volumineuses, mollasses, rougeâtres; une
fois elles contenaient du pus. Trois fois la muqueuse bronchique a offert des plaques rouges ou même grisâtres, et deux
fois dans les trois, des ulcérations; une fois la plèvre du côté
gauche a été rouge, épaissie, et pouvait contenir une once
et demie à deux onces de sérosité purulente. Six fois le cerveau ou ses dépendances ont présenté des lésions appréciables. Quatre fois j'ai remarqué de la sérosité épanchée
dans les ventricules; deux fois elle ressemblait à de la gelée presque liquide; dans deux de ces quatre cas, le
cerveau fut une fois piqueté, dans l'autre, il y eut ramollissement de la protubérance annulaire. Dans deux
autres circonstances enfin, je remarquai une fois une injection bien prononcée des vaisseaux sous-arachnoïdiens, une

autre fois , l'adhérence particlle de l'arachnoïde au cerveau.

Deux fois j'ai vu le foie malade augmenté de volume ; une fois il était d'un jaune foncé ; l'autre fois j'observai à sa surface concave huit à dix plaques d'une couleur grisâtre et bien circonscrites.

La convalescence fut en général facile et prompte chez les individus , qui guérirent du cinquième au quatorzième jour, mais difficile , pénible et longue chez ceux qui guérirent après cette époque.

Sans m'attacher exclusivemcment au traitement anti-phlogistique , ce fut celui que je mis le plus souvent en usage , et je le dis hautement , c'est de cette médication à laquelle j'unissais les préparations chlorurées dès la seconde période , que j'ai retiré le plus d'avantages. J'ai employé les toniques avec succès dans plusieurs circonstances ; mais je ne les ai jamais donnés dès le début de la maladie ; je me suis toujours tenu en garde contre leur effet ; je ne les ai prescrits qu'après l'emploi des émissions sanguines , à la fin de la seconde période ou pendant la troisième , lorsqu'ils n'étaient pas contre indiqués par l'état des voies digestives ou du cerveau ; et si je remarquais qu'ils déterminassent de l'irritation vers ces organes , je les suspendais de suite. Je n'ai jamais employé les vomitifs , dans la persuasion où j'étais qu'ils augmenteraient l'inflammation du tube intestinal , et qu'ils ne manqueraient pas de déterminer des accidens cérébraux, qui n'apparaissent déjà que trop souvent. Dans quelques circonstances , j'ai eu recours à quelques doux purgatifs salins ; c'était lorsqu'une constipation opiniâtre persistait depuis long-temps , et résistait aux fomentations émollientes sur le ventre, aux lavemens adoucissans , même rendus laxatifs. Une seule fois ils aggravèrent la position du malade ; c'est une médication dont il faut

généralement se défier. J'ai souvent mis en pratique les révulsifs externes ; mais ceux auxquels je donnais la préférence
étaient les cataplasmes sinapisés et les sinapismes. Je voulus
essayer les vésicatoires et entretenir leur suppuration ; deux
fois sur cinq les plaies devinrent gangreneuses, et furent très_
longues à guérir. Je rejetai entièrement cette médication. Je
ne fis que rarement usage des anti-spasmodiques ; ils me pa-
rurent plutôt nuisibles qu'utiles et je renonçai de bonne heure
à leur emploi.

Ainsi , dès le début de la maladie , je prescrivais des sangsues sur l'abdomen , en nombre varié , selon les symptômes
de la maladie, les forces et l'âge des individus ; je les répétais
toutes les fois qu'il était nécessaire de le faire. J'ordonnais
des boissons gommeuses , des fomentations adoucissantes sur
l'abdomen , des lavemens ou plutôt des demi-lavemens émolliens. Les accidens cérébraux venaient-ils à se déclarer , je
pratiquais la saignée générale , que je réitérais selon l'indication. Je prescrivais des sangsues aux apophyses mastoïdes ,
aux malléoles , la glace sur la tête. Existait-il une hépatite ou
une splénite , en même temps qu'une inflammation des gros
intestins , je faisais appliquer des sangsues de préférence à
l'anus. Ce traitement , dans un certain nombre de cas , fit
avorter la maladie du cinquième au septième jour. La période
nerveuse se déclarait-elle, je pratiquais encore la saignée générale , mais j'en devenais avare ; rarement j'ai saigné deux
fois dans cette période ; je prescrivais des sangsues comme
dans la première période, mais avec plus de réserve. A
cette époque de la maladie , je prescrivais les préparations
chlorurées en tisanes, potions, et quelquefois en bains; cette
tisane était alterne avec une tisane gommeuse ; comme dans
la première période , j'avais recours aux révulsifs. Lorsqu'à

cette époque la langue perdant de sa sécheresse , redevenait humide ; si le ventre était souple et indolent, les facultés intel-lectuelles libres , je prescrivais quelques bouillons de rave, à l'oignon , de poulet , deux ou trois cuillerées de sirop de quinquina dans le jour ; quelquefois une très-légère décotion de cette substance , édulcorée avec le sirop de gomme ou de guimauve. Lorsque la maladie arrivait à la troisième période, je ne saignais plus , je me défiais des émissions sanguines gé-nérales. J'ordonnais assez souvent des sangsues , dont je pro-portionnais le nombre à l'intensité des symptômes , à la force du pouls et à l'âge des malades. J'insistais sur les préparations chlorurées, les tisanes gommeuses, les révulsifs. Lorsque les toniques étaient sagement administrés , dans cette période , ils releváient singulièrement et en peu de temps les forces des malades. Je crois qu'il ne sera pas inutile de faire suivre ces généralités de quelques observations particulières.

PREMIÈRE OBSERVATION.

Une jeune demoiselle âgée de 17 ans , d'un tempérament lymphatique , bien réglée , habitant une maison très-basse , humide et attenant à une assez grande pièce d'eau , se trou-vant sous l'influence de l'épidémie , éprouve, dans les pre-miers jours d'avril 1835 , un malaise général , des étourdisse-mens , de la céphalalgie , des lassitudes , des douleurs dans les lombes , quelques dérangemens dans les fonctions diges-tives , comme dégoût , perte de l'appétit , soif plus vive qu'à l'ordinaire , légère diarrhée. Quatre jours se passent ainsi : alors la fièvre se déclare , la peau devient plus chaude , la malade éprouve des douleurs assez vives à l'épigastre , la diarrhée est plus abondante , la céphalalgie est plus intense ; la malade éprouve des étourdissemens , son sommeil est agité.

Je ne visitai cette jeune fille que le cinquième jour de sa maladie. A ma visite du 12, anxiété, prostration, décubitus dorsal, mouvemens pénibles, céphalalgie sus-orbitaire, réponses lentes, assoupissement, peau chaude et âcre au toucher, pouls dur, accéléré à 112 pulsations, pupilles dilatées, face pâle; langue sèche, légèrement rouge à sa pointe et sur ses bords, jaunâtre à son milieu; salive acide, soif vive, ventre tendu, ballonné, douleurs aiguës à l'épigastre et autour de l'ombilic; quatre à cinq selles liquides dans les 24 heures.

Quinze sangsues à l'epigastre, cataplasmes émolliens sur le ventre, deux demi-lavemens d'amidon. Tisane et potions gommeuses, diète.

Le 14, la malade qui a chaque soir un paroxysme fébrile, a éprouvé du délire; il a été de courte durée, puis a été remplacé par un assoupissement profond. Le ventre est moins tendu; mais la diarrhée est moins abondante.

Saignée de quatre palettes, dix sangsues autour de l'ombilic, sinapismes aux mollets, le reste *ut suprà*.

Le 15, apparition de taches typhoïdes sur le ventre, pouls mou, donnant 108 pulsations, peau très-chaude, langue sèche, un peu tremblante, réponses plus nettes, pas de délire, assoupissement peu prononcé, la diarrhée est moindre.

Dix sangsues derrière les oreilles, fomentations adoucissantes sur le ventre, demi-lavemens d'eau de graine de lin et de tête de pavot, tisane gommeuse, diète.

Le 17, nombreuses taches rosées, lenticulaires, sur le ventre et la poitrine, la langue est moins rouge, elle s'humecte, trois selles liquides seulement dans les 24 heures, réponses justes, abdomen souple et peu douloureux.

Huit sangsues à l'épigastre, le reste *ut suprà*.

Cette médication est continuée jusqu'au 22 , époque à laquelle la malade va beaucoup mieux ; la fièvre est presque nulle , le paroxysme a manqué depuis deux jours. La peau reprend sa chaleur naturelle , la céphalalgie se dissipe , la langue est humide , elle a perdu beaucoup de sa rougeur, les réponses sont justes , il n'y a plus de délire ni d'assoupissement , l'abdomen est souple et indolent , la diarrhée existe encore, deux selles liquides dans les 24 heures. Les taches typhoïdes pâlissent, la malade se plaint d'une grande faiblesse, et demande comme une grâce qu'on lui donne à manger.

Deux bouillons , continuation de la tisane gommeuse jusqu'à la fin d'avril , époque de la convalescence.

2ᵉ OBSERVATION.

Un jeune homme, d'une constitution athlétique , âgé de dix-huit ans, se livrant chaque jour , depuis plus d'un an , à des habitudes honteuses , éprouve , le 12 avril 1835 , des douleurs contusives dans les lombes et les cuisses , de l'inappétence , quelques vomissemens , de la diarrhée , de la céphalalgie ; ces symptômes durent pendant trois jours , sans empêcher toutefois le malade de travailler.

Le 15 , la fièvre se manifeste par un frisson de trois-quarts d'heure de durée à peu près ; le malade est dans une grande agitation ; il se plaint de douleurs aiguës dans le ventre , surtout à l'épigastre ; la diarrhée est abondante (huit selles dans les vingt-quatre heures).

Le 17, le malade, outre les symptômes que je viens de signaler , tombe dans le délire ; les parens se contentent de lui donner de l'eau de riz pour boisson.

Le 19 , au moment du paroxysme fébrile , accès épileptiformes, mouvemens brusques, cris aigus. Je vis le malade ce

même jour pour la première fois. Il me présenta les symptômes suivans : Face un peu rouge, yeux brillants, larmoyans ;
la pupille n'est pas dilatée ; peau sèche et chaude, pouls
dur, plein, donnant 116 pulsations, ventre tendu, douloureux, surtout à la région iléo-cœcale ; rate volumineuse,
diarrhée abondante, langue sèche et rouge à sa pointe, réponses brusques par oui et non, violente céphalalgie occipito-
frontale, soif très-vive.

Saignée de quatre palettes, quinze sangsues sur l'abdomen,
lavements émolliens, un bain entier, diète, limonade citrique.

Le 20, la nuit a été plus calme, pas de délire, ventre moins
tendu et moins douloureux ; le sang tiré la veille offre un
caillot mou très peu résistant ; la céphalagie est moins intense.

Quinze sangsues à l'anus, potion gommeuse, limonade
cuite, cataplasmes adoucissans sur le ventre, demi-lavemens
d'eau de graine de lin.

Le 21, apparition de taches rosées sur l'épigastre et la
poitrine surtout à la région précordiale, délire violent ; le
malade menace de frapper quiconque l'approchera ; le pouls
est serré, à 110 pulsations, la langue moins rouge et moins
sèche qu'elle ne l'a été, l'abdomen est moins douloureux,
trois selles liquides dans les vingt-quatre heures.

Saignée de trois palettes et demie, dix sangsues derrière
les oreilles, sinapismes aux bras et aux jambes, compresses
froides sur la tête, puis affusion d'eau très froide sur le front,
pendant cinq minutes et répétée trois fois dans le jour, tisane
et potion gommeuses. Je fais appliquer la camisole de force.

Le 22, au déclin de la fièvre, sueur assez abondante à la
poitrine et à la tête. Le malade accuse une grande faiblesse
et se plaint d'être attaché ; ses réponses sont assez nettes, la

céphalalgie est moins intense , le pouls est à 110 pulsations, mou et petit , le ventre est tendu , mais peu douloureux.

Tisane et potions chlorurées, deux demi-lavemens chlorurés, cataplasmes de farine de graine de lin sur le ventre.

Le 24 , nul trouble dans les facultés intellectuelles ; la langue se nétoie et s'humecte ; deux selles liquides dans les vingt-quatre heures , ventre souple et indolent , le pouls est mou , très-petit, et donne 90 pulsations.

Continuation des préparations chlorurées, un bouillon.

Le 26, épistaxis abondante ; la fièvre est peu intense , le ventre est souple , quelques douleurs à l'épigastre , deux selles liquides , prostration ; l'amaigrissement fait des progrès rapides.

Huit sangsues *loco dolenti* , tisane et potions chlorurées , cataplasmes de farine de lin , deux demi-lavemens d'amidon, diète.

Le 28 , le malade a reposé d'un sommeil calme pendant huit heures, la céphalalgie existe à peine, pouls lent et mou, langue à peu près naturelle , les pétéchies s'effacent , ventre souple et indolent ; le malade est dans une grande prostration.

Mêmes tisane et potions , deux bouillons , trois cuillérées de sirop de quinquina chaque jour. Ce traitement est continué jusqu'au 30 , époque à laquelle la fièvre cède entièrement. La convalescence fut pénible et dura quinze jours.

5ᵉ OBSERVATION.

Une jeune femme âgée de 27 ans , d'un tempérament éminemment lymphatique , très-irrégulièrement menstruée, et sujette à une céphalalgie à peu près périodique, sous l'influence de l'épidémie régnante, éprouve dans le mois de mars 1835 une pluie battante ; cinq à six heures après , elle fut prise de fièvre qui débuta par un frisson d'une heure de durée ; elle a de la céphalalgie , quelques vomissemens , des douleurs dans le ventre , un peu de diarrhée. Le lendemain elle ressent une douleur légère au-dessous du sein gauche , augmentant par l'inspiration ; elle éprouve également de l'oppression et de la toux. Cette femme demeure dans cette position pendant cinq jours sans recevoir aucun secours. A ma visite du 18 , je remarquai les symptômes suivans : décubitus dorsal , état de stupeur, peau chaude et brûlante , pouls dur, élevé à 108 pulsations , pommette gauche rouge, céphalalgie , langue sèche et rouge , abdomen tendu et douloureux , surtout à la région iléo-cœcale , diarrhée abondante , oppression , toux, expectoration de crachats visqueux, adhérens au vase ; la poitrine percutée, rend un son mat dans une étendue de deux pouces de diamètre à peu près , au-dessous du sein gauche ; la respiration y est très imparfaite et accompagnée de râle crépitant.

Saignée de quatre palettes , dix sangsues sur l'abdomen , cataplasmes de graine de lin , lavemens émolliens , infusion de violettes édulcorée avec le sirop de gomme, looch blanc , diète.

Le 20 , les symptômes de la pleurésie ont diminué : la respiration est moins gênée, mais le ventre est plus tendu et plus douloureux , la malade est allé plusieurs fois du ventre involontairement, deux lombrics ont été rendus , les pupilles sont dilatées. La malade répond très-lentement aux questions que je lui adresse , elle se plaint d'une violente cé-phalalgie et de fortes coliques. Le pouls est mou , à 104 pul-sations ; le sang tiré la veille offre une couronne inflammatoire d'une ligne d'épaisseur.

Quinze sagsues autour de l'ombilic , deux sinapismes aux bras , le reste *ut suprà*.

Le 21 , apparition de pétéchies , peau très-chaude , pouls mou , petit et lent , délire sombre , perte complète de la connaissance , pupilles très-larges, langue sèche commençant à devenir fuliginineuse, ventre tendu , selles brunâtres, fétides et involontaires ; la respiration se fait assez librement.

Dix sangsues aux apophyses mastoïdes , deux sinapismes animés aux mollets , même tisane.

Le 23 , coma profond , yeux insensibles à l'action de la lumière, la fuliginosité a gagné les dents et les lèvres, le ventre est météorisé , pouls presqu'imperceptible , face terreuse , selles involontaires , déglutition difficile , carphologie , soubresaut de tendons. Sinapismes aux mollets et aux bras , potion camphrée , tisane gommeuse. Deux heures après ma visite , il survint une hémorrhagie nasale abondante , qui vient mettre fin à l'existence de la malade.

Autopsie 30 heures après la mort.

Tête. L'arachnoïde offre plusieurs rougeurs violacées ; elle est adhérente au cerveau dans plusieurs endroits. Les deux ventricules latéraux contiennent un peu plus de sérosité que dans l'état normal.

Poitrine. La plèvre gauche est rouge , épaissie et contient un peu de sérosité purulente, le poumon du même côté a subi un commencement d'hépatisation.

Abdomen. La membrane muqueuse de l'estomac n'offre pas de lésions appréciables. Les intestins contiennent beaucoup de gaz horriblement fétides ; il existe une arborisation sur la muqueuse de l'iléum , et en outre un certain nombre de plaques d'un rouge foncé. Six plaques de Peyer sont tuméfiées , gaufrées et ulcérées ; quelques follicules présentent la même altération ; trois ou quatre lombrics sont contenus dans les gros intestins ; le colon descendant et le rectum contiennent une assez grande quantité de sang , qui mêlé aux autres matières , exhale une odeur insupportable. La rate a acquis un volume double de celui qu'elle a d'habitude ; son tissu est d'un rouge violacé , et plus mou que dans l'état naturel.

4e OBSERVATION.

Un homme âgé de 34 ans , maréchal de son état, d'un témpérament bilieux, éprouve vers le milieu du mois d'avril 1835 des lassitudes, un malaise général , des douleurs contusives dans les membres , de la céphalalgie, de l'anorexie, quelques coliques, de la constipation et un peu de fièvre. Appelé pour ainsi dire dès le début de cette affection, je prescrivis quinze sangsues à l'anus , un bain entier, quelques lavemens , la diète et le repos pendant une huitaine de jours. Deux jours après ma prescription , le malade se trouvant beaucoup mieux et se croyant guéri, reprit son travail accoutumé; mais le troisième jour les symptômes dont je viens de parler reparurent avec plus d'intensité. Je fus de nouveau appelé le 24. A ma visite, douleurs contuses dans les membres abdominaux , lassitudes, céphalalgie sus-orbitaire , étourdissemens , face rouge , peau chaude , âcre au toucher, pouls dur, développé , à 120 pulsations , bouche amère , langue rouge à sa pointe et sur ses bords , recouverte d'un enduit verdâtre. Salive acide , soif vive , ventre tendu à la région iléo-cœcale, souple et indolent partout ailleurs , coliques assez fortes , quatre selles liquides dans le jour, un peu de râle sibilant en haut et en avant du poumon droit.

Saignée de quatre palettes , quinze sangsues autour de l'ombilic , demi-lavement émollient , tisane gommeuse , cataplasme de farine de lin sur l'abdomen , diète , repos.

Le 25 , hémorrhagie nasale peu abondante , les coliques sont moins fortes , la diarrhée a diminué, le pouls est tombé à 96 pulsations.

Continuation du traitement de la veille , moins les émissions sanguines.

Le 28, état de stupeur, somnolence , décubitus dorsal , mouvemens lents et pénibles , réponses tardives, pouls lent , langue sèche , épaisse , tremblante , soif très-vive , ventre tendu autour de l'ombilic , mais peu douloureux , deux selles liquides dans les 24 heures, urine rare et déposant un sédiment grisâtre , quelques taches typhoïdes apparaisent sur le ventre et sur la poitrine, toux fatigante pour le malade.

Saignée de trois palettes et demie , 10 sangsues à l'anus , tisane gommeuse , potion diurétique , compresses froides sur le front.

Le 29, nombreuses taches typhoïdes, délire passager, yeux fixes , prostration , diarrhée légère , déjection de l'urine plus difficile.

Potion et tisane diurétiques , application d'une compresse imprégnée d'acétate de potasse liquide sur l'hypogastre , cataplasmes émolliens sur le ventre , deux demi-lavemens d'amidon , sinapismes aux mollets et aux bras.

Le 20 , réponses plus nettes , léger assoupissement , ventre tendu , langue commençant à devenir fuligineuse , toux , expectoration de crachats muqueux très-épais. Le malade se plaint de ne pouvoir uriner , les taches typhoïdes prennent une couleur brune.

Je passe une sonde dans la vessie , d'où je tire à peu près une demi-pinte d'urine , quinze sangsues autour de l'ombilic, tisane chlorurée , deux demi-lavemens d'eau de riz.

Ce traitement , moins les émissions sanguines , est continué jusqu'au 4 mai. A cette époque, pétéchies nombreuses, peau très-chaude et âcre au toucher, réponses plus nettes , mais lentes , pupilles dilatées , prostration plus marquée , langue, dents et lèvres fuligineuses , langue tremblante , quelques soubresauts de tendons , ventre balloné et douloureux au-dessus du nombril , déjection de matières liquides , noirâtres et fétides , extrémités inférieures froides.

Dix sangsues *loco dolenti* , tisane , potions et demi-lave-mens chlorurées , sinapismes aux extrémités inférieures. Ce traitement est continué jusqu'au 8 , moins les sangsues. A cette époque le malade est mieux : réponses faciles , cépha-lalgie moindre , langue et lèvres moins fuligineuses , pouls mou, petit, donnant 88 pulsations, ventre souple et indolent, une seule selle liquide dans le jour, la soif est moins vive , mais la prostration est plus prononcée.

Continuation des préparations chlorurées , un bouillon , deux cuillerées de sirop de quinquina.

Le 13, langue reprenant sa couleur naturelle et redevenant humide , pouls petit et mou , peau moins chaude , nul trouble du côté des facultés intellectuelles , ventre souple , indo-lent , deux selles liquides noirâtres dans les vingt-quatre heures , la bronchite perd de son intensité, les pétéchies s'effacent.

Continuation des préparations chlorurées jusqu'au 18 , deux bouillons et trois cuillerées de sirop de quinquina par jour. A cette époque le malade ne tarda pas à entrer en con-valescence, la toux ne céda que quinze jours après, à l'usage d'un vésicatoire , dont la suppuration fut entretenue pendant un mois.

5e OBSERVATION.

Une jeune fille âgée de 11 ans, d'une constitution grêle ,

éprouva dans le mois de janvier 1835 , de l'inappétence , des dégoûts, des nausées, des envies de vomir, de la céphalalgie et de la constipation. Ces symptômes, assez légers pendant quatre à cinq jours, ne tardèrent pas à devenir plus intenses, et forcèrent la petite malade à garder le lit. A ma visite du 10, décubitus dorsal , prostration , état de stupeur marquée, réponses lentes et tardives , face pâle , peau chaude , âcre au toucher, langue rouge à sa pointe et sur ses bords , recouverte à son milieu d'un enduit blanc épais , ventre douloureux à la pression , souple , soif vive , pouls dur, précipité à 125 pulsations , céphalalgie sus-orbitaire intense ; la respiration se fait librement.

Huit sangsues à l'épigastre, deux cataplasmes sinapisés aux mollets , cataplasmes de farine de lin sur le ventre , demi-lavement émollient, tisane et potion gommeuses, diète, repos.

Le 11, épistaxis qui a procuré du soulagement , réponses moins lentes , céphalalgie moins intense , la langue est poisseuse , trois selles liquides dans les 24 heures.

Tisane gommeuse, cataplasmes émolliens sur le ventre, un bain entier, diète.

Le 15, prostration, apparition de taches rosées, lenticulaires sur le ventre et la poitrine , céphalalgie plus intense , langue sèche , fendillée, tremblante , ventre tendu , douloureux autour de l'ombilic, quatre à cinq selles liquides noires et fétides dans les 24 heures , nul trouble dans les facultés intellectuelles , soif très-vive.

Six sangsues au-dessus de l'ombilic , tisane gommeuse, potion calmante avec addition d'une once de sirop diacode , fomentations adoucissantes sur l'abdomen , deux quarts de lavemens huileux.

Le 18 , prostration plus marquée, perte presque totale des

forces musculaires, taches typhoïdes plus nombreuses, pouls mou et petit, langue sèche, brunâtre, dents fuligineuses, ventre tendu, deux selles liquides dans le jour, l'une d'elles a été involontaire. Pendant la nuit, une hémorrhagie nasale a eu lieu, et s'est renouvelée en deux fois.

Tisane chlorurée, deux quarts de lavemens contenant chacun douze gouttes de chlorure de soude, cataplasmes sur le ventre, arrosés de ce liquide, un bouillon. Ce traitement est continué jusqu'au 24. A cette époque la malade est mieux, nul trouble du côté du cerveau ; elle a encore de la céphalalgie, le pouls s'est relevé, la diarrhée est presque nulle, formation d'un abcès au côté gauche du cou.

Continuation des préparations chlorurées, deux bouillons, un peu de compote, deux ou trois cuillerées de sirop de quinquina.

Le 27, la malade est bien ; elle veut se lever, les taches typhoïdes pâlissent, la langue reprend sa couleur naturelle, la peau devient moite et douce au toucher, presque pas de céphalalgie, plus de diarrhée; l'abcès ouvert laisse écouler trois cuillerées de pus à peu près : il sera pansé avec le cérat camphré. Cette jeune fille éprouva une convalescence de vingt jours de durée, les extrémités inférieures qui s'étaient infiltrées, furent frictionnées avec la teinture de digitale ; peu de jours suffirent pour faire disparaître cette infiltration.

6e OBSERVATION.

Un homme âgé de 28 ans, d'un tempérament sanguin, cultivateur, se trouvant sous l'influence de l'épidémie régnante, et habitant une demeure très-malsaine, voisine, ou pour mieux dire, entourée de marais, ressentit pendant quatre à cinq jours des lassitudes, un malaise général, des douleurs contusives dans les membres inférieurs , des dégoûts , un peu de diarrhée , quelques coliques et de la céphalalgie.

Le 19 mars , il est pris de fièvre et obligé de garder le lit. Huit à dix jours se passent sans que des secours soient réclamés, et pendant ce laps de temps la maladie fait des progrès rapides.

Le 28, je le vis pour la première fois ; il me présenta les symptômes suivans : décubitus dorsal, peau chaude et sèche, pouls accéléré , donnant 102 pulsations par minute , face pâle , amaigrissement prononcé , prostration , grande diminution des forces , yeux fixes, pupilles larges , réponses brèves , délire taciturne, haleine fétide , langue sèche , fendillée , fuligineuse , deux ou trois selles liquides , noirâtres , fétides , dans les 24 heures; douleurs à l'épigastre et à la région iléo-cœcale , ventre tendu dans ces deux régions , souple ailleurs ; rate volumineuse, bronchite , l'auscultation fait reconnaître du râle sibilant en haut et en arrière du poumon droit , de nombreuses pétéchies couvrent le ventre , la poitrine , le cou et la face interne des cuisses.

Saignée de trois palettes , douze sangsues à l'épigastre , looch blanc , tisane gommeuse , lavemens émolliens , fomentations adoucissantes sur l'abdomen , sinapismes aux extrémités inférieures.

Le 27, la prostration est plus prononcée , un peu d'assoupissement , réponses lentes mais assez nettes , les symptômes gastriques sont les mêmes , le pouls donne 110 pulsations ; le sang tiré la veille offre un caillot qui ne peut supporter son propre poids.

Douze sangsues autour de l'ombilic, tisane et potions chlorurées , deux demi-lavemens d'amidon. Cette médication continuée jusqu'au 31, parut apporter de l'amélioration dans la position du malade ; mais dans la nuit du 51 au 1er , il eut un paroxisme fébrile beaucoup plus intense que les précédens , des symptômes nerveux alarmans se manifestèrent, délire , agitation générale, soubresauts de tendons , tremblement partiel des mains, carphologie, la diarrhée devient plus abondante , le ventre se météorise.

Sinapismes animés aux membres inférieurs , lavements narcotiques, tisane chlorurée, cataplasmes sur le ventre arrosés de chlorure de soude.

Le 2, le hoquet vint se joindre aux autres symptômes : le malade succomba quelques heures après ma visite.

Autopsie 50 heures après la mort.

Cadavre de cinq pieds trois pouces à peu près, raideur très-prononcée.

Tête. Les vaisseaux des ménynges sont injectés, boursouflement de ces membranes, pas d'autres altérations. Le sang contenu dans le système veineux en général est très-fluide.

Thorax. La membrane qui tapisse les bronches est rouge dans beaucoup d'endroits, grisâtre dans quelques autres; elle offre un assez bon nombre d'ulcérations. Il existe une adhérence à la plèvre gauche, signe d'une ancienne pleurésie.

Abdomen. L'estomac offre une arborisation pointillée vers son grand cul-de-sac , la membrane muqueuse est ramollie dans son quart inférieur, la membrane muqueuse qui tapisse les intestins grêles , offre des taches brunâtres ou grisâtres , sept plaques de Peyer sont altérées; elles sont gonflées, rougeâtres , plusieurs contiennent du pus. Le colon offre plusieurs taches brunes et une perforation qui a donné lieu à un épanchement dans la cavité abdominale, un assez bon nombre de glandes mésentriques sont rouges, mollasses, diffluentes quand on les presse. La rate est plus volumineuse qu'à l'état normal, son tissu est mollasse et couleur lie de vin.

CHAPITRE VI.

Typhus Ordinaire.

Généralement on appelle typhoïdes les fièvres ataxiques et
adynamiques, comme je l'ai dit plus haut, à cause de certains rapports de ressemblance qui existent entre elles et le
typhus. Mais il existe aussi entre ces affections des différences
appréciables, surtout dans la marche, les symptômes et les lésions organiques qu'elles présentent, qu'il est très-important
de signaler, pour prouver que le typhus est une maladie que
l'on ne doit pas confondre avec les fièvres axatiques et adynamiques, comme l'ont fait beaucoup de médecins, mais qui
mérite d'être classée dans un ordre particulier.

Sauvages a le premier donné le nom de typhus à la fièvre
maligne ; Cullen appela ainsi toute fièvre accompagnée de
symptômes graves ; Hildenbrand désigna sous ce nom une
maladie caractérisée principalement par la torpeur du cerveau et la stupeur dans laquelle sont plongés les malades.
Selon Pinel, le typhus n'est ni fièvre ataxique, ni fièvre adynamique, mais il tient le milieu entre les deux maladies.

Un médecin anglais, Pringle, observa en Ecosse un typhus
dont les symptômes étaient comme précurseurs : malaise gé-

néral, engourdissement, faiblesse des membres, tremblement
des mains, bouffées d'une chaleur passagère ou frissonnement, perte de l'appétit, anorexie, douleur de tête, sommeil
peu réparateur, accélération de la circulation. Ces symptômes
ne tardaient pas à s'accroître, et d'autres s'y joignaient avec
plus ou moins de rapidité, tels qu'abattement considérable, céphalalgie plus intense et continue, pouls tantôt élevé, tantôt
abaissé dans le jour; sang couenneux, coagulum dissous dans
la dernière période de la maladie, urine rouge ou pâle, claire
ou trouble; vers la fin, épaisse; diarrhée ou constipation,
selles quelquefois involontaires sanguinolentes, d'une odeur
fétide; peau sèche et âcre au toucher; langue le plus souvent sèche, noire, fendillée, quelquefois humide, mais jaune
ou verdâtre jusqu'à la fin de la maladie; soif très-vive, d'autres fois modérée; dents fuligineuses à la fin de la maladie; haleine fétide, toujours une grande stupeur, ordinairement délire; insomnie, air abattu. Quand le délire était
violent, le visage s'enflammait, les yeux devenaient
rouges, la parole brève, puis il y avait prostration, faiblesse extrême de la voix, soubresauts de tendons, surdité,
souvent vomissements, douleurs à l'estomac, parfois difficulté
à respirer, oppression, point de côté, fréquemment de petites
taches plus ou moins rouges apparaissaient sur la poitrine et
le dos, d'autant plus fâcheuses qu'elles étaient pourprées.
Cette maladie durait sept, quatorze ou vingt jours; elle se
terminait par des parotides ou des glandes sous les aisselles;
après la guérison il restait souvent de l'étourdissement, des
vertiges, des bourdonnements d'oreilles et une grande faiblesse.

Pinel fait aussi le tableau du typhus qui régna épidémiquement à la Salpétrière en 1814. Le plus souvent céphalalgie

intense, pesanteurs; douleurs dans les membres, les articulations ; contractilité musculaire considérablement diminuée, stupeur, bégaiement, tremblement général, sensibilité parfois très-vive, remplaçant dans certains cas l'engourdissement ; assoupissementt, indifférence pour tout ce qui entourait le malade, souvent bourdonnement d'oreilles, affaiblissement de l'ouïe. Dans le commencement, yeux brillants, conjonctives rouges, affaiblissement de la vue, délire obscur et taciturne, incohérence des idées, réponses se faisant long-temps attendre mais justes et précises. Au plus haut degré de la maladie, langue sèche et noire, difficulté de parler, stupeur profonde, souvent état catarrhal des muqueuses bronchique, gastro-intestinale, laryngée ou pharyngée ; pleurésie ou pneumonie ; sorte de dyssenterie, de diarrhée colliquative, selles involontaires de matières noires, jaunes ou verdâtres ; le pouls était plus ou moins accéléré, dur, petit ou lent, selon les périodes de la maladie et ses symptômes; des pétéchies se manifestaient vers le sixième jour ; elles croissaient et disparaissaient tour-à-tour, ou restaient permanentes, dans quelque cas de squammation de l'épiderme ; dans d'autres, ictère vers la fin de la maladie, chaleur brûlante à l'intérieur, au ventre, à la tête.

Ces deux écrivains, le dernier surtout, ont fait peu d'ouvertures cadavériques d'individus qui avaient succombé au typhus qu'ils avaient observé ; encore celles qui ont été faites ne l'ont été que d'une manière très-imparfaite. Toujours est-il que Pringle a constamment observé des traces d'inflammation plus ou moins profondes sur le cerveau ou ses dépendances toutes les fois qu'il a ouvert le crâne. Hildenbrand qui, en observateur éclairé et érudit, a très-bien décrit la marche et les symptômes du typhus, ainsi que les lésions qu'il avait remarquées sur les organes de ceux qui y avaient

succombé, a fait beaucoup plus d'ouvertures de cadavres
que Pringle et Pinel. Selon la période de la maladie pendant
laquelle les individus étaient morts, il a vu des lésions plus
ou moins profondes du cerveau, tantôt l'engorgement de ses
vaisseaux, tantôt un épanchement dans ses ventricules, ou
bien un ramollissement partiel de cet organe, ou des abcès
qui s'y étaient formés; il a vu le sang veineux aqueux, des
rougeurs, et même des plaques gangreneuses dans le tube intestinal.

Le traitement mis en pratique par ces nosologistes devait
être conforme, pour qu'ils fussent conséquents avec eux-
mêmes, à l'idée qu'ils s'étaient formée de la maladie. Comme
ils l'attribuaient tous à peu-près aux mêmes causes, c'est-à-
dire à l'asthénie générale, à la débilité, principalement des
systèmes nerveux et musculaire, ou à la putridité des humeurs; ils ont dû employer une médication à peu-près semblable. En effet, les évacuants, les toniques les plus énergiques, les stimulants tant internes qu'externes en formèrent la
base, et furent mis en jeu tour-à-tour. Pinel cependant croit
mieux faire que les autres, en insistant davantage, pendant
tout le cours de cette affection, sur les toniques, sur les révulsifs externes à la fin de la maladie, et enfin en proscrivant
la saignée comme entièrement nuisible.

Le typhus est une maladie qui, sous une influence particulière, revêt un caractère qui lui est propre, ayant son siège
dans le cerveau et dans un ou plusieurs autres organes en
même temps, d'où il résulte le plus souvent une céphalite,
une céphalo-gastrique, une gastro-entéro-céphalite, assez
souvent compliquée d'hépatite, mais rarement de splénite,
une pneumo-céphalite, endémique dans certaines localités,
les camps, les prisons et les hôpitaux, souvent épidémique;

dans ce dernier cas, il est parfois très-meurtrier. Ce typhus paraît être particulier à l'Europe, et se développe à une température au dessous de vingt-quatre degrés. On l'observe très-rarement dans les autres parties méridionales du globe; il est le moins dangereux des autres typhus.

Hildenbrand divise le typhus ordinaire en régulier et irrégulier, en originaire et en contagieux. Cette dernière distinction, qui amène nécessairement l'idée de contagion, doit être rejetée; car jusqu'à ce jour nous n'avons pas de preuves qu'un individu ait gagné le typhus en touchant un individu en étant atteint, ou en portant ses vêtements.

Les causes qui prédisposent à cette maladie sont : la jeunesse, une grande pusillanimité, la faiblesse, le tempérament nerveux et lymphatique, la disette, la mauvaise nourriture, l'exposition continuelle à la pluie et aux intempéries de l'air, une malpropreté continuelle, un séjour dans des lieux bas et humides. Les causes déterminantes sont les miasmes qui se dégagent de substances végétales ou animales en putréfaction, et surtout de l'exhalation d'un grand nombre d'hommes ou d'animaux entassés dans un espace étroit et resserré.

Les lésions organiques que l'on observe sur les individus qui ont succombé au typhus, varient selon les organes qui ont été affectés, et d'après la période à laquelle ils ont succombé. Mais quelle que soit cette période, une altération qui est constante, c'est la grande fluidité du sang veineux, c'est le relâchement de la fibre musculaire, le défaut d'élasticité des autres organes. Toujours encore l'on trouve des lésions dans le cerveau ou ses dépendances, comme rougeur, turgescence des vaisseaux de l'encéphale, épanchement de sang ou sérosité dans ses ventricules, ou bien ramollissement partiel de cet organe, abcès formés dans sa substance; on voit assez souvent des rougeurs sur l'arachnoïde; la moëlle-épinière présente très-rarement des traces de phlegmasie.

Souvent les intestins sont distendus par des gaz, qui sont accompagnés d'une fétidité insupportable quand ils viennent à se dégager; la membrane muqueuse qui tapisse l'estomac et les intestins, offre des rougeurs, des ulcérations, des taches gangreneuses; dans quelques cas, fort rarement à dire vrai, les intestins ont offert des perforations. Les glandes de Peyer sont assez rarement altérées, quelquefois néanmoins elles sont rouges, gonflées, gaufrées, ulcérées; quelquefois le foie est ramolli, ou son volume a augmenté et offre plus de densité, parfois il offre des abcès qui se sont formés à sa surface convexe. La rate est celui des organes contenus dans la cavité abdominale qui s'irrite le moins fréquemment dans cette affection. Les glandes mésentriques sont plus souvent malades; elles sont rougeâtres, tuméfiées ou en suppuration. Dans une épidémie observée à Brest par Poissonnier-Desperriers, il trouva une lésion des épiploons; c'était leur suppuration et par suite leur fonte. Le péritoine, dans certains cas, offre des rougeurs, et contient de la sérosité claire ou roussâtre; dans d'autres, il n'offre aucunes traces d'inflammation. La membrane muqueuse qui tapisse la vessie, celle de l'urètre, sont plus souvent altérées; les membranes muqueuses buccale, pharyngée, laryngée, bronchique sont souvent altérées; elles sont rouges, épaissies, quelquefois ulcérées, la muqueuse bronchique surtout. La plèvre offre des rougeurs dans certains cas; elle est épaissie, contient de la sérosité, ou un liquide séro-purulent; quelquefois elle présente des adhérences. Parfois les poumons sont engoués, hépatisés ou dans un état de suppuration, selon le degré d'inflammation dont ils ont été frappés; la lésion de ces deux derniers organes est plus fréquente dans le typhus irrégulier que dans le typhus régulier. La fibre musculaire du cœur est plus molle, le sang qu'il contient est très-noir et très-fluide.

Si je compare ces altérations avec celles offertes par les fièvres typhoïdes, je vois qu'il y a beaucoup d'analogie entre elles, mais elles sont plus constantes au cerveau dans le typhus; la lésion de la moëlle épinière est plus fréquente dans les fièvres typhoïdes. Les lésions du tube intestinal, et surtout des plaques de Peyer et des follicules de Brunner, sont plus constantes dans les fièvres typhoïdes: le plus souvent l'altération de ces plaques n'existe pas dans le typhus. La membrane muqueuse de l'estomac et des intestins, qui bien souvent ne présente que des rougeurs dans le tyhus, est parsemé de plaques gangreneuses ou d'ulcérations dans les fièvres typhoïdes. Dans ces affections, les intestins sont plus souvent perforés que dans le typhus. Le péritoine, le foie, la rate, la vessie sont aussi plus souvent enflammés dans les premières que dans le second. Les lésions des membranes muqueuses qui tapissent la bouche, le pharynx, le larynx, la trachée artère, sont plus fréquentes et plus profondes dans le typhus que dans les fievres typhoïdes. Quant aux désordres que l'on observe sur la plèvre, les poumons et le cœur, ils sont plus fréquents dans le typhus.

Hildenbrand, qui a si bien écrit sur le typhus, lui assignait huit périodes. En France nous ne lui en accordons que trois: la première d'inflammation, la seconde c'est la nerveuse, la troisième enfin c'est l'adynamique. Cette dernière est bien moins constante dans le typhus que dans les fièvres typhoïdes, mais aussi quand elle existe elle est plus meurtrière. Les mêmes causes peuvent déterminer ces maladies, mais je signale ici celle qui paraît être plus particulière au typhus et qui l'occasionne le plus souvent. Ce sont les exhalations qui se dégagent des corps d'un grand nombre d'hommes ou d'animaux entassés dans un espace étroit. Une autre différence à signaler, c'est que le typhus apparaît moins souvent que les fièvres typhoïdes, et qu'il n'est pas sporadique, au lieu que ces fièvres le sont. Il se développe au-dessous d'une température de 20 à 24 degrés, et paraît particulier à l'Europe; rarement il apparaît dans les autres parties du globe, ce qui n'a pas lieu pour les fièvres typhoïdes qui se déclarent à toutes les températures et en tous lieux.

En examinant avec attention les symptômes que présentent les fièvres typhoïdes et ceux du typhus régulier, on reconnaît facilement que ces maladies s'annoncent par des symptômes qui leur sont communs, et par d'autres qui leur sont particuliers. Les symptômes communs sont des lassitudes plus grandes après l'exercice, un sommeil non réparateur, de la pesanteur, de l'engourdissement dans les membres, des douleurs lombaires, de la pesanteur à l'épigastre, de la céphalagie. Les signes particuliers au typhus, et que l'on peut appeler précurseurs de la maladie, sont un changement dans l'état et le caractère des malades, l'insouciance sur leur position et sur ce qui les entoure, des vertiges. Les signes précurseurs des fièvres typhoïdes et qui leur sont particuliers, outre les communs avec le typhus, et que je viens de signaler, sont des bourdonnements d'oreilles, des étourdissements, des douleurs soit à l'occiput, soit au front, des dérangements dans les fonctions digestives, comme vomissements, diarrhée ou constipation, bouche sèche, langue rouge à ses bords, chargée d'un enduit jaune-verdâtre.

Après quelques jours passés dans cet état, le typhus débute

par une violente céphalagie, des frissons dans le dos, des
tremblements, une soif vive, l'angoisse et l'abattement qui
vont en augmentant; à ces premiers signes succède une
grande chaleur, dont les malades ne tardent pas à se plaindre; ils demandent des boissons froides; la tête devient pesante, le vertige continue, et ce dernier signe est le plus constant de tous les autres signes pendant le cours de la maladie.
Le visage devient rouge et animé, le plus souvent la langue
est blanche, quoique dans quelques cas elle soit rouge à sa
pointe et sur ses bords; le pouls est plein et fréquent, le plus
souvent déprimé avec dilation toujours plus marquée, et contraction peu prononcée. La peau est chaude, l'urine rare et
brûlante, quelquefois douloureuse lors de son émission. Les
selles sont souvent natnrelles. Les jours suivants, les malades
ressentent des douleurs plus ou moins aiguës dans le tube intestinal, accompagnées de vomissements et de diarrhée; ces
symptômes durent ordinairement peu de jours. La chaleur
augmente, la tête devient encore plus pesante; les malades ne
répondent que lentement, la stupeur se manifeste, les bourdonnements d'oreilles surviennent, le vertige augmente encore; les malades accusent une grande faiblesse, le plus souvent elle n'est qu'apparente. Les douleurs continuent de se
faire sentir dans les muscles, mais plus particulièrement dans
ceux du dos et de la région sacro-lombaire. Les membranes
muqueuses nasale, gutturale, bronchique commencent à
s'irriter.

Vers le quatrième ou sixième jour on voit apparaître sur la
peau des taches rosées, des pétéchies, de légères vergetures,
ou de petits boutons simulant la milliaire; les parties où réside
une plus grande chaleur en sont principalement affectées.
Vers le quatrième jour encore, il survient presque toujours une

hémorragie nasale peu abondante, et qui soulage un peu les malades. Les symptômes d'inflammation continuent jusqu'au septième jour.

Examinons d'abord quels rapports d'analogie ou de différence peuvent exister entre les symptômes qui caractérisent la première période du typhus ordinaire régulier, et ceux de la première période des fièvres typhoïdes. Dans le typhus, le vertige se manifeste dès le commencement de la maladie, va en augmentant, et persiste pendant toute sa durée; il existe bien plus rarement dans les fièvres typhoïdes, et ne persiste pas long-temps. La langue, qui le plus souvent est blanche dans le typhus, est ordinairement rouge dans les fièvres typhoïdes. Dans ces dernières, le pouls est régulier ou irrégulier, grand ou petit, fort ou faible, fréquent ou lent; dans le typhus il devient de plus en plus déprimé avec dilatation, à mesure que la maladie fait des progrès. Dès les premiers jours de l'apparition du typhus, l'urine devient rare et brûlante, souvent même douloureuse quand elle est excrétée, ce symptôme n'apparaît ordinairement dans les affections typhoïdes que vers la fin de la deuxième ou pendant la dernière période, encore est-il peu fréquent. Quelques vomissements, de la diarrhée, ai-je dit plus haut, apparaissent parfois au commencement du typhus, pour ne durer que quelques jours. Le contraire a lieu dans les fièvres typhoïdes, car pendant toute la durée de la maladie il y a ou constipation ou diarrhée; ce dernier symptôme est bien plus fréquent. De ces deux signes l'un est constant.

L'inflammation des membranes muqueuses oculaire, nasale, gutturale, bronchique qui se manifeste de bonne heure dans le typhus, n'existe pas le plus souvent dans les fièvres typhoïdes; j'excepterai toutefois celle des bronches, qui les complique fréquemment, mais plus particulièrement la fièvre entéro-adéno-céphalique. Les taches typhoïdes, les pétéchies qui dans le typhus apparaissent constamment du quatrième au sixième jour, ne se montrent ordinairement dans les affections typhoïdes que du sixième au douzième jour, quelquefois même plus tard; assez souvent ce symptôme manque. Dans le typhus, l'hémorragie nasale qui a lieu si souvent le quatrième jour, et que l'on peut regarder comme l'un des signes pathognomoniques de la maladie, se montre parfois dans les fièvres typhoïdes, mais elle n'est jamais constante. Pendant cette première période, certains symptômes nerveux, tels que le délire, l'exaltation de la vue, de l'ouïe, de l'odorat, du tact, l'insomnie, les douleurs aiguës à l'occiput ou le long de la colonne vertébrale, le grincement des dents, l'agitation générale, etc., etc., etc., existent à peine dans le typhus, et sont très-manifestes dans les fièvres typhoïdes. Dans la première de ces maladies, les symptômes gastriques suivants sont bien moins fréquents que dans les dernières : sécheresse de la bouche, douleurs intestinales, diarrhée, vomissements, ventre ballonné, météorisé.

Vers la fin du septième jour, il se déclare une exacerbation bien manifeste, qui, peu de temps après, fait place à un soulagement momentané. Mais presque aussitôt ces symptômes reviennent plus violents qu'ils ne l'ont encore été ; la chaleur augmente, la peau et la langue deviennent sèches, l'exanthème disparaît, à moins qu'il ne soit formé par des pétéchies; l'épiderme se dessèche, l'abdomen se météorise et devient douloureux au toucher ; les malades éprouvent des tremblements partiels, des soubresauts de tendons, de la carphologie, un délire plus constant, de la torpeur avec une idée dominante. La sensibilité s'altère de plus en plus, l'ouïe s'affecte plus particulièrement, le pouls devient de plus en plus dé-primé avec dilatation. Les exacerbations sont irrégulières pendant le jour, mais régulières pendant la nuit. Des crises ont souvent lieu par des sueurs, d'autres fois par des selles abondantes ou par des urines très-sédimenteuses. Si la crise a été complète, la maladie se termine d'habitude le quator-zième jour; si au contraire elle a été incomplète, elle se pro-longe jusqu'au dix-septième ou vingt-unième jour, qui sont eux-mêmes marqués par de véritables crises. Celle qui appa-raît le quatorzième jour peut également avoir lieu le septième, le neuvième ou le onzième. A cette époque de la maladie, je veux dire le quatorzième jour, il y a toujours hémorragie nasale.

Si la maladie doit se terminer favorablement, le vertige disparaît peu-à-peu, le délire cesse, les malades perdent cette indifférence que jusque-là ils avaient témoignée pour ce qui les entourait et pour ce qui faisait naguère l'objet de leurs plus chères affections. Le regard s'anime, les sens recouvrent leur action, à l'exception de l'ouïe, dont la lésion persiste quelquefois long-temps après la guérison, le pouls reprend insensiblement son type naturel, la convalescence arrive après huit ou quinze jours, ou même après un temps plus long.

Lorsque la maladie dure plus de quatorze jours, ce qui ar-rive quand la crise, qui se fait à cette époque, n'a pas été complète, on voit constamment une légère rémission des symp-tômes qu'on avait observés du septième au quatorzième jour; mais malgré cela, la position des malades n'en est pas moins critique. L'adynamie se manifeste, ou si elle existait déjà, elle fait des progrès rapides. C'est à cette période de la maladie que l'on voit quelquefois apparaître des bubons. A cette époque aussi, l'on voit très-souvent devenir gangreneuses les plaies occasionnées par les vésicatoires. Quant aux autres symptômes du typhus dans cette troisième période, ils sont à peu près les mêmes que ceux que l'on observe à cette époque dans les fièvres typhoïdes, si ce n'est que le vertige est plus constant et plus effrayant dans le typhus, et que la mort est presque toujours le résultat de la maladie arrivée à cette période. Tels sont les symptômes et la marche qu'offre ordinairement le typhus régulier.

Je passe à l'examen des symptômes de la seconde période de ces maladies. La plupart des symptômes nerveux sont à peu près les mêmes pour ces affections. Dans le typhus cependant, un symptôme nerveux est plus constant que dans les affections typhoïdes ; c'est l'affection plus particulière de l'ouïe. Je ne reviendrai pas sur le vertige, qui est, comme je l'ai dit plus haut, le symptôme dominant pendant toute sa durée. Dans cette maladie, le septième et le quatorzième jour sont marqués par des crises, qui ont la plus grande influenc sur sa terminaison favorable, ce qui n'a pas lieu pour les fièvres typhoïdes, ou quand il en survient, elles ne jouent qu'un rôle secondaire ; aussi compte-t-on peu sur leur apparition.

Les symptômes de la troisième période du typhus et des fièvres typhoïdes ont beaucoup d'analogie entre eux. J'observerai que cette période a lieu plus rarement dans le typhus que dans les affections typhoïdes. Arrivé à cette dernière période, le typhus est presque toujours mortel. Cette période est moins dangereuse dans les fièvres typhoïdes. A cette époque on voit quelquefois survenir des bubons dans le premier, ce qui est extrêmement rare pour les secondes.

Le typhus irrégulier n'offre pas de périodes distinctes ; elles empiètent les unes sur les autres, les symptômes de-

viennent fort intenses, la stupeur se change en coma profond, le délire est furieux, la gorge, les parotides, le larynx,
les bronches deviennent le siège d'une vive inflammation ;
les signes propres à la pleurésie, à la pneumonie se déclarent;
l'estomac, les intestins, le péritoine, le foie, les reins ou la
vessie deviennent parfois le siége d'une vive irritation. La
peau est sèche, la langue aride et fendillée, la soif ardente, le
pouls plein, fort et précipité, ou lent et mou; aux symptômes
inflammatoires ne tardent pas de se joindre des symptômes
nerveux, tels que soubresauts de tendons, spasmes, hoquet,
paralysie de telle ou telle partie. Quelquefois ces symptômes
se montrent dès le début de la maladie, des pétéchies noires
apparaissent sur la peau, il survient des hémorragies, des
vomissements, une diarrhée de matières sanguinolentes. Si
on approche du lit des malades, on est frappé d'une odeur cadavéreuse. Communément, quand de tels symptômes se manifestent, la mort arrive avant le septième jour.

Malgré l'apparition des symptômes nerveux, ceux d'irritation se montrent après le septième jour, ou bien on voit apparaître au milieu des symptômes nerveux, ceux de la pneumonie, de la gastro-entérite ou de tout autre organe. Dans quelques cas il survient un ictère qui ne dure que quelques jours
ou même quelques heures. De larges pétéchies noirâtres se
montrent sur la peau; la langue devient extrêmement sèche
et fuligineuse; les dents, les lèvres sont également fuligineuses.
Du mucus épaissi forme comme une espèce de membrane et
unit la langue au palais. Les malades éprouvent une agitation
générale, des convulsions, un délire presque continuel, le
hoquet, des crampes, la carphologie, des frémissements involontaires, des mouvements convulsifs, des tremblements partiels; les selles sont involontaires. Lorsqu'après le septième

jour on voit apparaître ce groupe de symptômes : la mort arrive presque toujours avant le quatorzième.

Les crises qui apparaissent ordinairement dans le typhus régulier, le quatrième et le quatorzième jour, n'ont pas d'époque marquée dans le typhus irrégulier, et ne procurent que très-peu de soulagement.

Le talent d'un écrivain ne consiste pas seulement à bien décrire les causes, les symptômes, la marche, la durée d'une maladie, ainsi que les lésions qu'il a observées après la mort ; il faut encore (et c'est le point le plus délicat) qu'il en trace le traitement le plus rationnel, le plus conforme à la physiologie ; malheureusement il n'en est pas ainsi, et souvent des hommes du plus grand mérite, imbus de certaines maximes fausses, ou voulant demeurer fidèles à un système qu'ils ont adopté, commettent des erreurs graves dans le traitement. C'est ce qui est arrivé pour le typhus. A combien de médicaments n'ont pas eu recours Hildenbrand, Pinel, pour combattre cette affection ? On dirait que ce dernier surtout avait pris à tâche de marcher sur les pas de Brown ; car les toniques, les excitants de toute manière, les stimulants les plus énergiques et les plus variés qu'a pu lui fournir la pharmacie, ont été tour à tour mis en usage. On est vraiment étonné qu'avec cette médication qu'il employa en 1814 à la Salpêtrière, pour combattre le typhus qui y régnait alors, il ait perdu si peu de malades. Aussi est-on porté à croire que le chiffre des morts est inexact, lorsque l'on compare le traitement mis en pratique avec les symptômes que présentait la maladie. L'homme philantrope qui écrit dans l'intérêt de la science et de la vérité, doit, en dépouillant tout esprit de coterie et mettant de côté toute fausse théorie, envisager une maladie sous tous ses rapports, surtout ceux qui existent entre les symptômes et les altérations organiques qu'elle présente, et tracer le plus habilement qu'il le peut, le traitement qui doit naturellement se déduire de ces rapports. C'est en adoptant cette marche que je vais faire la description du traitement qui me paraît le plus propre à triompher du typhus.

Le typhus ordinaire, qui suit une marche régulière, n'est pas plus dangereux que les fièvres typhoïdes ; mais il n'en est pas de même du typhus épidémique et de celui qui est irrégulier. Dans ces deux cas, il est le plus souvent mortel. Pour prévenir les effets du typhus épidémique, il faut procurer l'éloignement des substances en putréfaction, ne pas permettre l'entassement des hommes ou des animaux dans des lieux trop resserrés, comme les hôpitaux, les camps, les vaisseaux, les lazarets, les prisons ; et si malgré ces sages précautions, l'épidémie se déclare, il faut traiter les malades dans des salles vastes et aérées. Le traitement en sera d'autant plus énergique, que les symptômes seront plus intenses.

Lorsque les malades éprouveront un engourdissement général, des douleurs dans les bras, les cuisses, le dos, les lombes, lorsqu'ils auront la face rouge et animée, s'ils se plaignent d'une grande céphalalgie, de bourdonnemens d'oreilles accompagnés de vertige, il faudra prescrire une saignée de quatre à cinq palettes, des boissons aqueuses, comme l'eau d'orge, de chiendent, la limonade, une infusion de violettes édulcorée avec le sirop de gomme, de guimauve, l'eau pure mêlée au sirop de groseilles, d'orgeat, de vinaigre. Il faut attendre jusqu'au lendemain l'effet de la saignée ; si elle n'a pas produit de soulagement, il faudra la répéter, appliquer aux apophyses mastoïdes quinze à vingt sangsues, la glace sur la tête, des sinapismes aux extrémités supérieures et inférieures, ou seulement des cataplasmes sinapisés. On fera observer une diète stricte.

Pendant les signes précurseurs, on peut essayer, dans beaucoup de cas, de faire avorter le typhus par un vomitif, l'ipécacuanha par exemple, ou par quelque tisane sudorifique. Mais il faut bien se garder d'avoir recours à ces moyens, si déjà des signes de phlegmasie se sont manifestés.

Si des symptômes d'inflammation apparaissent du côté des organes contenus dans la cavité thorachique, il faudra, selon l'indication, insister plus ou moins sur la saignée, soit générale soit locale. Les tisanes seront mucilagineuses et données tièdes aux malades. L'inflammation se fixe-t-elle de préférence sur les voies digestives, il faut ordonner des sangsues en plus ou moins grand nombre sur l'abdomen, des fomentations émollientes, des lavements d'eau de graines de lin, d'amidon ou d'eau de mauves. Tel est le traitement que je conseille pendant la première période. Il est des praticiens qui redoutent d'employer la saignée générale ou locale dès le début de la maladie, dans la crainte d'empêcher l'hémorragie nasale, qui arrive ordinairement vers le quatrième jour ; mais on doit y donner peu d'attention, quand on a été à même d'observer le typhus, et lorsque l'on songe combien est léger et de courte durée le soulagement qui résulte toujours, il est vrai, de cette hémorragie. Il faut favoriser la crise qui arrive le septième jour, puisqu'elle a la plus grande influence sur la guérison ou sur la durée de la maladie.

Si, malgré ce traitement, les symptômes cérébraux augmentent vers le septième jour, et qu'en même temps des symptômes inflammatoires très-intenses, se montrent du côté de quelques-uns des organes abdominaux, il faudra de nouveau saigner les malades, prescrire des sangsues sur telle ou telle

partie de l'abdomen, selon l'organe affecté; des demi lavements, tels que ceux que j'ai recommandés dans la première
période; insister sur les boissons gommeuses, adoucissantes;
si les vomissemens sont fréquents, on les arrêtera avec la potion anti-vomitive de Rivière. A cette époque aussi, je recommande l'usage des préparations chlorurées, en tisanes, potions, lavemens, lotions. S'il existait une inflammation de la
vessie, telle que l'urine ne pût être excrétée, il faudrait sonder
les malades, si les autres moyens employés avaient échoué.

Mais heureusement que le typhus régulier ne suit pas toujours la marche que je viens d'indiquer, et ne réclame pas un
traitement aussi énergique. Si l'on voit chez certains malades
une exacerbation arriver le septième jour, aussi à cette
époque l'on voit souvent diminuer le cortége effrayant des
symptômes qui accompagnent cette maladie. Ordinairement,
sous l'influence de la médication que j'ai indiquée, il survient un soulagement bien marqué; seulement les malades
éprouvent toujours des vertiges et une grande faiblesse; il
faut alors soutenir les forces chancelantes par quelques
bouillons à la rave, à l'oignon, de poulet. Je recommande
d'être extrêmement réservé sur le régime; car la moindre imprudence pourrait amener une rechûte qui serait indubitablement suivie de la mort. Si malgré le traitement le mieux
dirigé, la maladie semble vouloir parcourir toutes ses périodes, il faut attendre la crise du quatorzième jour et la favoriser si elle paraît devoir être incomplète. Lorsqu'elle passe à
la période adynamique, elle devient très-grave; il faut alors
appliquer un large vésicatoire camphré sur la tête, ou un séton
à la nuque, que l'on pansera avec un onguent excitant; l'on
insistera sur les boissons adoucissantes et sur les préparations
chlorurées; on aura également recours aux sinapismes, qu'on

ne laissera pas séjourner trop long-temps, dans la crainte que des plaies, qui deviendraient très-difficiles à guérir, ne se forment aux endroits où ils auraient été appliqués. Le traitement du typhus irrégulier est à-peu-près le même que celui du typhus régulier que je viens de prescrire, si ce n'est qu'on est obligé de combattre à la fois un plus grand nombre de symptômes, plus rapides dans leur marche et bien plus effrayants, et qu'on est obligé par conséquent d'employer une médication plus active et plus multipliée.

Dans la convalescence de cette affection, qui est lente et de longue durée, il faut prescrire le séjour à la campagne, des promenades dans des lieux agréables, procurer aux malades des distractions qui puissent leur donner de la gaîté ; leur défendre de se livrer à aucune occupation sérieuse, surtout aux travaux de cabinet ; la faiblesse, qui persiste ordinairement, se dissipe peu-à-peu sous l'influence des toniques, des frictions sèches faites sur les membres, ou celles faites avec la teinture de quinquina, de canelle ; les alimens seront de facile digestion. Pendant long-temps les malades devront s'abstenir de faire usage du café et des liqueurs.

Pour rendre plus complet le tableau que j'ai tracé des maladies typhoïdes et du typhus, dans le but que j'ai eu de faire connaître tout ce qui peut rapprocher ces maladies, je crois devoir signaler ce qu'il y a d'analogie ou de différence dans leur traitement. Dans le typhus comme dans les fièvres typhoïdes, il faut avoir souvent recours aux émissions sanguines, soit générales, soit locales ; cependant dans la première de ces affections, il faut insister davantage sur ce moyen thérapeutique, parce que l'inflammation de l'encéphale est plus intense, ou persiste plus long-temps que dans les fièvres typhoïdes. Dans ces dernières on peut saigner à toutes les époques de la maladie, jusqu'au vingtième jour, tandis qu'il ne faut plus saigner dans le typhus après le quatorzième. Après la disparition des symptômes inflammatoires, il faut insister davantage sur les révulsifs externes sur le cuir chevelu ou derrière le cou dans le typhus que dans les fièvres typhoïdes.

Pendant les signes précurseurs, et avant l'apparition des signes de phlegmasie, on peut, comme je l'ai dit plus haut, tâcher de faire avorter le typhus, soit par un vomitif, l'ipécacuanha de préférence, ou par quelque tisane sudorifique. Cette médication ne doit jamais être mise en pratique pendant les symptômes précurseurs des fièvres typhoïdes, car elle ne ferait que hâter le développement de l'inflammation gastro-intestinale, qui toujours se manifeste plus tard, et qui est ordinairement plus prononcée dans ces fièvres que dans le typhus.

Il faut dans le typhus favoriser les crises qui se manifestent le septième et le quatorzième jour, puisque d'elles dépendent le plus souvent la terminaison ou la prolongation de la maladie, la guérison ou la mort des individus. Il faut donner bien moins d'attention à celles qui apparaissent dans les fièvres typhoïdes, puisque le plus souvent elles n'ont pas la moindre influence sur la marche de la maladie.

CHAPITRE VII.

Fièvre Jaune.

La fièvre jaune qu'on a observée pour la première fois en Amérique en 1635, y est endémique sur son littoral, souvent épidémique, contagieuse selon les uns, ne l'étant pas selon les autres. Cette opinion a été partagée par des médecins d'un très-grand mérite; mais depuis 1828 on est moins partisan de la contagion; et ce qui a peut-être contribué le plus à en faire rejeter l'idée, c'est que les gouvernemens français et Anglais, ayant envoyé à cette époque des médecins à Gibraltar pour y observer l'épidémie qui était très-meurtrière, ceux qui étaient le plus partisans de la contagion, malgré les efforts qu'ils firent pour en trouver des preuves, ne purent réussir, tandis que les médecins non contagionistes demeurèrent convaincus que la maladie ne se communiquait pas.

Devèze, il faut le dire, qui n'était pas contagioniste, avait déja, il y a plus de vingt ans, fait partager son opinion aux médecins français et anglais qui étaient en Amérique.

La contagion ne peut être démontrée, car l'on a des preuves nombreuses que des individus communiquent avec des personnes atteintes de cette maladie, touchent leurs vêtemens, couchent sous la même couverture, sans la contracter. Une autre preuve de la non contagion , c'est qu'elle ne s'étend pas au-delà de la ville ou elle exerce ses ravages, ou du moins dans un rayon peu éloigné, et que des individus, qui vont mourir dans des lieux qui sont plus ou moins éloignés du foyer de l'infection n'y portent pas la maladie.

Elle a commencé par exercer ses ravages à la Martinique, à la Guadeloupe, Saint-Domingue, la Jamaïque, la Dominique, la Nouvelle-Orléans; plus tard on l'a observée dans différentes contrées de l'Europe, telles que l'Espagne, l'Italie, la France; elle a été aussi observée en Afrique. Il ne faut pas moins de 20 à 24 degrés au-dessus de zéro, thermomètre Réaumur, pour qu'elle se manifeste. Elle sévit de préférence sur les blancs, surtout sur les Européens qui sont arrivés récemment en Amérique , et qui sont jeunes, robustes, vigoureux, sanguins et livrés à la bonne chère, aux liqueurs alcooliques, aux plaisirs de l'amour.

Les indigènes n'en sont atteints qu'une fois; les Européens eux-mêmes ne l'ont qu'une fois également quant ils sont acclimatés. Mais ils perdent le plus souvent le bienfait de l'acclimatation quant ils quittent l'Amérique pour y revenir ensuite ; rarement elle attaque deux fois le même individu.

Lorsque la fièvre jaune vient à se manifester dans un pays, c'est le long des côtes ou des bords des fleuves qu'elle exerce ses ravages. Jamais elle ne sévit sur tout un pays à la fois ; elle débute ordinairement dans les quartiers bas , humides , populeux et où régne la pauvreté. Elle gagne insensiblement les autres quartiers , où , à dire vrai , ses effets sont moins meurtriers.

Les symptômes de la fièvre jaune ont été bien décrits par beaucoup de médecins qui l'ont observée ; plusieurs d'entre eux en ont signalé les lésions organiques avec un soin tout particulier, mais ils n'en ont pas avec autant d'habileté tracé le traitement.

Jakson qui observa cette maladie en Amérique, en a décrit les variétés et les formes les plus ordinaires, suivant la position des lieux et les diverses stations des troupes britanniques à Saint-Domingue. Dans certains lieux, les malades offraient les premiers jours, tous les caractères d'une forte commotion ou irritation dans le système vasculaire : anxiétés, inquiétude, mobilité inexprimable, face animée, deux ou trois jours après, pouls faible et concentré, peau sèche, vomissemens rares, œil animé, cornée rarement d'une couleur jaune d'orange, jusque vers la fin de la maladie. Dans quelques cas, déjections mêlées de sang, ou plutôt hémorragies alvines ou hémoptysie. La matière rejetée par le vomissement dans le dernier temps, était ordinairement noire; l'ictère était rare même dans la dernière période, mais le visage était flétri avec délire. Dans d'autres stations, la fièvre était rémittente, et les accès sous le type tierce avec vomissemens et déjections d'une matière jaunâtre ; les symptômes se terminaient alors, surtout en automne, par un vomissement noir, ou des hémorragies de différentes parties du corps. Dans certains lieux, les symptômes qu'on appelle putrides étaient portés au plus haut point, et l'énergie vitale était très-promptement éteinte, quelquefois même dans les 24 heures. Un régiment fut particulièrement attaqué de la maladie portée au plus haut degré d'activité ; lividité des membres, hémorragies, déjections mêlées de sang ou noirâtres, vomissemens de même nature, ictère d'une couleur foncée, convulsions et mort prompte.

Valentin rapporte l'histoire de la fièvre jaune qu'il observa aux États-Unis, avec une précision admirable ; sans m'arrêter aux causes de la maladie, je ne veux faire mention ici que des symptômes et des altérations organiques qu'il a si bien décrits. La maladie était quelquefois précédée de symptômes avant-coureurs, tels que lassitudes, céphalalgie, anxiété, dégoûts, envies de vomir ; le plus souvent elle se déclarait brusquement, sans aucuns signes précurseurs, par un froid général ou seulement par de légers frissons alternant pendant plusieurs heures avec des bouffées de chaleur ; parfois la chaleur générale était augmentée sans que le froid se fût manifesté. Les malades éprouvaient des douleurs dans les lombes et les membres, de la céphalalgie ; la chaleur générale augmentait, la langue était d'abord blanche et humide, mais elle ne tardait pas à devenir sèche, noirâtre ; la soif était très-vive. Il y avait pesanteur d'abord, puis douleurs à l'épigastre, coliques, constipation ou diarrhée ; le ventre était tendu ; le pouls était dur, plein, tendu ; la respiration était parfois gênée ; il y avait oppression. Le second jour certains malades éprouvaient des vomissemens fréquens de matières aigres, amères, jaunes, ou verdâtres, provoqués par les boissons les plus adoucissantes. Ces symptômes caractérisaient d'habitude la première période. La seconde commençait le troisième jour : elle était marquée par des vomissemens de matières noirâtres, quelquefois par une diarrhée abondante de, matières semblables formées le plus souvent par de la bile et du sang mêlés ensemble. Souvent la conjonctive et même la peau prenaient une teinte ictérique, orangée ; le pouls devenait petit, accéléré. Les malades éprouvaient assez souvent un soulagement de peu de durée, auquel succédaient des symptômes nerveux, comme délire, hoquet, tremblement général ou seulement partiel. Les extrémités se refroidissaient, la face devenait cadavéreuse, quelquefois l'urine cessait de couler. La peau se couvrait de taches noirâtres ou de vergetures, des hémorragies par les narines, les gencives, la langue, les lèvres, le vagin, le rectum, avaient quelquefois lieu, et ne pouvaient être arrêtées que difficilement. La mort arrivait ordinairement du quatrième au huitième jour. Telle était la marche la plus fréquente que suivait la maladie.

A l'autopsie, Valentin remarqua des lésions graves dans le tube digestif, comme rougeurs, érosion, épaississement de la membrane muqueuse de l'estomac et des intestins grêles; parfois il y avait des matières liquides ou épaissies, noirâtres, sanguinolentes. Le foie était souvent dans l'état normal, souvent aussi il était rougeâtre, augmenté de volume, et renfermait des foyers purulents; la rate était durcie ou ramollie, livide; la muqueuse de la vessie rouge et gangrenée; les organes contenus dans la poitrine offraient assez souvent des altérations; ainsi la plèvre ou le péricarde contenaient un liquide séro-sanguinolent; les poumons étaient parfois engorgés ou présentaient des traces d'inflammation on de suppuration, quelquefois de gangrène. Le cœur était le plus souvent pâle, flétri, vide, excepté l'oreillette droite; dans quelques cas il était très-volumineux et contenait des caillots de sang noir et épais; quelquefois aussi il y avait des épanchemens sanguins dans le crâne.

Si Valentin a mérité des éloges pour avoir contribué à faire connaître le siége de la fièvre jaune, par ses intéressantes recherches pathologiques, il mérite aussi d'être blâmé pour n'avoir pas examiné avec plus de soin qu'il ne l'a fait le cerveau et la moëlle épinière, la vésicule, les conduits biliaires, les glandes mésentériques, les plaques de Peyer, les reins.

Bailly, François et Parizet trouvèrent les lésions suivantes

sur les organes des individus qui succombèrent à la fièvre
jaune de Barcelonne en 1821 : peau couleur de citron , plaques brunâtres aux paupières, à la face , aux extrémités,
taches typhoïdes commençant à devenir brunes. Selon son
degré d'inflammation , la membrane muqueuse gastro-intestinale offrait des plaques rouges ou brunes , parfois violacées ;
dans quelques cas toute la membrane était phlogosée. Quand
l'inflammation était portée au dernier degré, la membrane se
détachait facilement et se réduisait comme en bouillie. Rarement on découvrait des traces d'inflammation dans les gros
intestins. Chez deux ou trois malades ils ont vu l'estomac contenant une assez grande quantité de sang d'une odeur fade et
nauséabonde, n'ayant pas d'autre goût que le sang ordinaire.
Chez les deux tiers des malades à peu près, ils remarquèrent
dans les intestins un liquide noirâtre , ressemblant à de la
suie délayée dans de l'eau ; plus elle s'éloignait de l'estomac,
plus elle devenait épaisse et noire. Le foie paraissait un peu
plus volumineux que de coutume, et offrait une couleur
jaunâtre, semblable à celle de la rhubarbe. Le péritoine offrait
rarement des traces d'inflammation ; elles étaient moins rares
dans la vessie et la vésicule biliaire.

L'encéphale ou ses dépendances présentèrent des traces
d'inflammation dans quelques cas ; c'est ainsi que sur plusieurs cadavres on vit du sang épanché entre le crâne et la
dure-mère, ou entre les deux feuillets de l'arachnoïde, quelquefois aussi à la base du crâne. La fin du cordon rachidien
était presque toujours baigné dans une assez grande quantité de sérosité jaunâtre , limpide. Un épanchement de sang
avait lieu très-souvent à la partie supérieure de la région
lombaire , entre le corps des vertèbres et la dure-mère.
Dans la même région, l'arachnoïde en contenait quelquefois ;

la plèvre, les poumons, les bronches, le péricarde présentaient parfois des traces de phlegmasie, ou un épanchement
de sérosité et même de sang. Le cœur contenait toujours un
caillot fibro-albumineux dans l'une de ses cavités, mais plus
particulièrement dans le ventricule droit. Lorsqu'il y avait
eu écoulement de sang par la bouche, il paraissait être
provenu des lèvres, de la langue ou du palais.

Les lésions observées par MM. Chervin, Louis et Trousseau
sur les cadavres des individus qui succombèrent à Gibraltar,
en 1828, siégeaient principalement dans l'estomac et le foie;
très-souvent la muqueuse de l'estomac était phlogosée dans
toute son étendue ou seulement dans une partie : ce dernier
cas était le moins fréquent. Cette membrane, le plus souvent,
se détachait avec une grande facilité de la membrane musculaire, et se déchirait de même. Les mêmes lésions existaient très-fréquemment sur la membrane muqueuse des
intestins grèles. Souvent le foie fut trouvé d'une couleur
jaune, plus ou moins foncée.

Sans chercher à rappeler ici les dénominations variées qui
ont été données à la fièvre jaune par beaucoup de médecins,
je me bornerai à dire que cette affection n'est autre chose
qu'une gastro-entérite, compliquée selon les circonstances de
l'inflammation de divers autres organes, mais surtout du foie.
Cette opinion est à peu près celle du professeur Broussais, et
celle qui est la plus généralement admise. Ses causes sont une
plage marécageuse, des côtes maritimes peu élevées au-dessus du niveau de la mer; Tous les âges, tous les sexes y sont
prédisposés; mais dans tel pays ou dans telle épidémie, un
sexe ou un âge est plutôt affecté qu'un autre. Certaines
professions semblent préserver de la maladie, telles que
celles de boucher, de corroyeur, de manier de la soude

de potasse. Les individus doués d'un tempérament sanguin, d'une force prodigieuse y sont plus prédisposés que ceux qui ont un tempérament lymphatique; ceux qui quittent les pays du nord pour aller en Amérique y sont aussi très-prédisposés. L'habitation dans des lieux populeux, bas, humides, ou régnent l'indigence et la malpropreté, la nostalgie, les chagrins, les fatigues excessives, les excès de table, l'abus des plaisirs de l'amour, la disette, le défaut de vêtemens propres à garantir de l'humidité, la suppression de la transpiration par le froid humide de la nuit. La cause déterminante de la maladie consiste dans des miasmes qui se dégagent des matières animales, mais surtout végétales, en putréfaction. Une condition essentielle pour que cette affection se déclare, c'est l'élévation de la température au moins à 20° th. Réaumur.

A l'autopsie, on rencontre toujours, ou du moins presque toujours (dix-neuf fois sur vingt), des traces d'inflammation sur le tube digestif, mais principalement sur l'estomac et les intestins grêles. C'est la membrane muqueuse qui présente ces altérations; elle offre des plaques brunes ou rouges, selon son degré d'inflammation; souvent elle se détache de la membrane musculaire avec la plus grande facilité; parfois elle est épaissie. La muqueuse du duodénum et des intestins grêles présente à peu près les mêmes lésions, le plus souvent les gros intestins sont sains. On trouve dans le tube digestif des matières liquides ou à demi coagulées; elles sont d'autant plus liquides qu'elles se rapprochent d'avantage de l'estomac. Ces matières doivent être attribuées à l'hémorragie qui se fait à la surface de la membrane muqueuse gastro-intestinale; ce sang, qui coule ainsi par exhalation, doit nécessairement subir des altérations dans les intestins. Chervin a goûté ces matières et leur a trouvé un goût de sang, quand elles se rapprochaient le plus de ce liquide par leurs qualités extérieures; amères, âcres lorsqu'elles étaient mêlées à d'autres substances.

Le foie, dans beaucoup de cas, présente des altérations : quelquefois il n'en présente pas; le plus souvent il est augmenté de volume, offre une couleur rouge, violette, verdâtre ou jaune serin; il est plus dense et contient souvent du pus. Quand je dis qu'il contient du pus, il ne faut pas croire que le pus s'écoule des parties divisées comme d'un abcès qu'on vient d'ouvrir, mais c'est en râclant avec la lame du scalpel les parties divisées, qu'on la voit se couvrir de pus. Très-souvent la membrane muqueuse de la vésicule et des conduits biliaires est rouge. Rochoux prétend avoir vu la rougeur de cette membrane sur presque tous les sujets qu'il a ouverts. C'est à l'inflammation de ces organes, autant qu'à celle du foie que doit être attribué l'ictère général, l'un des symptômes les plus ordinaires de la fièvre jaune. Rarement la rate est altérée ; elle a cependant été vue augmentée de volume, plus dure ou plus molle, brunâtre. Les reins, auxquels on paraît avoir donné trop peu d'attention, sont souvent colorés en rouge et contiennent plus de sang que de coutume. Cette lésion est sans doute l'une des plus grandes causes de la suppression de l'urine, qui peut aussi dépendre de l'inflammation de la vessie, qu'on trouve quelquefois comme rapetissée sur elle-même ; sa membrane muqueuse offre souvent des rougeurs, surtout à son bas-fond; elle contient un peu d'urine mêlée à du sang. Plus rarement les organes contenus dans la cavité thorachique présentent des altérations. Plusieurs médecins néanmoins, parmi lesquels je citerai Valentin, Bailly , Jourdain, ont signalé des traces de phelgmasie de la plèvre, son épaississement, un épanchement séro-sanguinolent; ils ont vu parfois les poumons engoués, hépatisés ou à l'état de suppuration. Le péricarde était rouge dans différents endroits, ou bien il contenait plus ou moins de sérosité épanchée; le cœur était le plus souvent pâle, flétri, contenant dans l'une de ses cavités un caillot fibro-albumineux. Parfois l'encéphale ne présente pas d'altération; dans d'autres cas il y a une injection bien prononcée dans ses vaisseaux ou un épanchement à sa base; quelquefois l'arachnoïde est rouge et opaque. L'arachnoïde vertébrale est parfois rouge, et contient de la sérosité épanchée, surtout à son extrémité inférieure.

La fièvre jaune est peut être précédée de symptômes avant-coureurs, comme céphalalgie, lassitudes, malaise général, tristesse, abattement, perte d'appétit, dégoûts, nausées, bouche pâteuse, amère, envies de vomir; ces signes durent quelques jours ou seulement quelques heures, après lesquels la maladie se déclare; mais elle s'annonce le plus ordinairement le matin, par un frisson ou par une chaleur plus forte. Les malades éprouvent de vives douleurs sus-orbitaires, au fond des orbites ou au front, dans les lombes ou les membres. La face est animée, les yeux sont rouges et brillans, la pupille est dilatée. Bien que le sommeil soit entrecoupé de rêves effrayans, il n'y a pas de délire. La peau conserve sa chaleur naturelle; quelquefois cependant elle est ou plus rouge ou plus pâle que d'habitude; la sclérotique et le pourtour des ailes du nez commencent a prendre une teinte jaunâtre. Le pouls est dur et concentré, mais régulier; quelquefois il est petit et lent. La respiration quoique gênée dans quelques circonstances, est le plus souvent naturelle; la langue est recouverte à son milieu d'un enduit blanc, jeune ou verdâtre, plus ou moins rouge à sa pointe et sur ses bords; la bouche est pâteuse, amère; il y a dégoût, perte de l'appétit et désir des boissons acidulées.

Des douleurs plus ou moins vives, augmentant par le toucher, se font sentir dans la région abdominale , mais surtout à l'épigastre et dans l'hypocondre droit. On voit survenir des vomissemens d'abord de matières blanchâtres , jaunes ou verdâtres , mêlées de stries sanguinolentes , quelquefois déjà noires dans cette période ; quelquefois des matières semblables sont rendues par les selles ; parfois il y a constipation. L'anxiété , l'abattement , la tristesse , l'angoisse augmentent avec les vomissemens. L'urine coule difficilement. Les malades ressentent des douleurs déchirantes dans les reins ou la vessie ; ils ne peuvent garder aucune position dans leurs lits, déjettent les bras et les jambes de côté et d'autre ; quelquefois ils sont abattus par la douleur, ils versent des larmes et poussent des cris plaintifs.

Telle est la marche la plus ordinaire de la fièvre jaune dans sa première période , qui dure ordinairement deux, trois ou quatre jours au plus; mais il arrive quelquefois que plusieurs des symptômes qui sont ordinairement bien plus légers dans cette période que dans la seconde , prennent tout-à-coup , dès le début , un tel degré d'intensité , que les malades meurent dans l'espace de 48 heures. Mais très-souvent , après le troisième jour, l'on voit survenir une rémission trompeuse, qui dure ordinairement un ou deux jours, quelquefois plus, quelquefois moins. Cette période est caractérisée par la diminution d'intensité des symptômes : ainsi la face perd en grande partie sa rougeur, les yeux cessent d'être brillans, la pupille perd de sa dilatation , la céphalalgie sus-orbitaire ou frontale se change en pesanteur , les douleurs lombaires diminuent singulièrement , la langue se nétoie et prend une couleur rosée plus uniforme , le pouls n'est plus aussi dur ni aussi accéléré , les vomissemens ne sont pas aussi fréquens

ni aussi intenses , les douleurs ressenties à l'épigastre diminuent , l'urine coule plus facilement , les malades demandent
des alimens.Toute la peau , néanmoins , malgré ce mieux apparent , commence à prendre une couleur jaunâtre. Trompés par ce soulagement momentanné , les médecins ont quelquefois l'imprudence d'accéder aux désirs des malades ; mais
ils ne tardent pas à se repentir de leur complaisance. Les vomissemens reparaissent bientôt plus violens qu'auparavant ,
et avec eux apparaît le cortège effrayant des symptômes propres à la seconde période : les traits s'altèrent , le regard devient effrayant , le délire se manifeste surtout pendant la
nuit , le pouls devient plus précipité ou il est concentré , les
douleurs épigastriques augmentent encore , les vomissemens
deviennent de plus en plus répétés , les matières expulsées
soit par le haut soit par le bas , offrent une couleur semblable
à du marc de café délayé , l'ictère fait des progrès rapides et
gagne toute la peau , qui se colore en jaune verdâtre ou en
jaune citron : les ongles eux-mêmes participent à cette coloration ; les malades sont dans un état d'agitation et d'angoisse
difficile à décrire ; la langue et les dents deviennent fuligineuses , les douleurs lombaires s'accroissent , l'urine mêlée
à du sang ne coule qu'avec la plus grande peine , et encore
n'est-ce que goutte à goutte ; des hémorrhagies surviennent
par la bouche , le nez , l'anus , le canal de l'urètre, le vagin ;
la langue , les lèvres se fendillent ; la première se recouvre
d'un enduit noirâtre fort épais et laisse couler du sang. Un
hoquet continuel survient en même temps qu'un froid glacial
s'empare des extrémités inférieures , la peau se couvre de
pétéchies ; dans quelques cas on observe des parotides. La
durée la plus ordinaire de cette affection grave est de quatre
à huit jours ; quelquefois elle se termine avant , quelquefois

après : rarement la mort arrive après cette époque. Le type en est le plus ordinairement continu, avec redoublement le soir, quelquefois rémittent et même intermittent, comme l'a observé Valentin.

Les malades qui guérissent de la fièvre jaune, entrent assez promptement en convalescence ; néanmoins ils conservent, pendant long-temps, de la gêne à l'épigastre et des douleurs qui reviennent sans cesse au front, au-dessus des orbites, mais surtout à la région lombaire. Les rechûtes en sont assez fréquentes, presque toujours mortelles, et le plus souvent déterminées par des écarts dans le régime, principalement par une indigestion.

Si je compare les lésions organiques avec les symptômes que l'on voit dans la fièvre jaune, il m'est facile d'établir qu'ils sont dûs à l'inflammation des organes, et que le traitement le plus rationnel qui se déduit de ce parallèle, doit être antiphlogistique. Je commence par les signes que me fournissent les fonctions digestives : langue rouge à sa pointe et sur ses bords, dès le début, jaune ou verdâtre à son milieu, puis sèche, fuligineuse, se recouvrant, à mesure que la maladie fait des progrès, d'un enduit noirâtre très-épais ; vomissemens d'abord de matières blanchâtres, jaunes ou verdâtres, mêlées de quelques stries de sang, puis de matières noirâtres contenant beaucoup de sang, ou même de sang pur (ce dernier cas est rare); déjections par le bas de matières analogues, douleurs épigastriques augmentant par la pression, et à l'hypocondre droit ; ictère, hémorrhagie intestinale. Je ne puis rapporter ces symptômes qu'à l'inflammation de la membrane muqueuse de l'estomac et des intestins grêles, ainsi qu'à celle du foie, de la vésicule ou des conduits biliaires. La langue qui est, a-t-on dit, le miroir fidèle de l'estomac, n'annonce-

t-elle pas, par sa rougeur, l'inflammation de la muqueuse
gastro-intestinale ? Les douleurs ressenties principalement à
l'épigastre, les vomissemens, la diarrhée, ne sont-ils pas des
signes positifs de l'inflammation de cette membrane ? L'ictère,
les douleurs éprouvées dans l'hypocondre droit, n'annoncent-ils pas l'inflammation du foie ? Faut-il, à l'exemple de
plusieurs chimistes, attribuer la coloration de la peau en
jaune, à la présence de quelques matériaux de la bile dans
le sang, ou plutôt à la résorbtion de ce liquide qui passe dans
le torrent de la circulation ? Cette dernière hypothèse est la
seule admise aujourd'hui. La matière noire rendue par les
vomissemens et par les selles, n'est autre chose qu'un mélange de sang, de bile et de mucosités, et cette matière est
d'autant plus liquide qu'on la trouve plus près de l'estomac ;
ce qui me fait penser que le sang dont je parle provient d'une
hémorragie qui a lieu dans l'endroit ou du moins très-près
de l'endroit où siége l'inflammation primitive, c'est que le
sang mêlé aux substances indiquées plus haut, est vomi pour
ainsi dire à mesure qu'il s'épanche, avant qu'il n'ait le temps
de se coaguler, au lieu que celui rendu par les selles se coagule le plus souvent, imparfaitement il est vrai, attendu qu'il
parcourt un plus long trajet. Lorsque les individus viennent
à succomber, les lésions que l'on trouve sur le tube digestif
et sur le foie, sont parfaitement en rapport avec les symptômes indiqués. Les facultés intellectuelles étant presque toujours intactes dans cette maladie, on n'observe pas ou du
moins peu d'altérations sur le cerveau ou les ménynges. Des
douleurs vives se font sentir au front, au-dessus ou au
fond des orbites, ainsi qu'à la région lombaire. Elles dépendent, à n'en pas douter, d'une irritation sympathique
nerveuse ; celle des lombes doit être rapportée à la même

cause , ou bien à la lésion de la moëlle-épinière ou de l'a-
rachnoïde vertébrale vue par un certain nombre d'observateurs , et très-souvent par Bailly.

On dirait que la plupart des médecins qui ont décrit le
traitement de la fièvre jaune, aient eu plutôt en vue de satis-
faire à l'empyrisme, que de s'entourer des lumières qu'aurait
pu leur fournir la physiologie. En effet, si l'on cousulte les
écrits de Wrigt, Jackson, Gilbert, Valentin, Bailly, l'on voit
que ces médecins se sont appliqués à mettre en œuvre toute
espèce de médicamens pour combattre cette maladie. Mais ils
ont surtout insisté sur les évacuants , sur les toniques et les
stimulants les plus énergiques. C'est à peine si dans certains
cas on prescrivait quelques tisanes adoucissantes , et
des cataplasmes de même nature sur l'abdomen. La saignée
générale était souvent pratiquée; quant à celle opérée à l'aide
des sangsues, elle fut entièrement rejetée. Un jeune médecin
cependant, enlevé trop tôt à la science, animé du désir de
s'instruire et d'être utile à l'humanité, m'écrivait, en partant
pour Barcelonne où il allait observer la fièvre jaune avec Parizet et Bailly, qu'il pensait que le traitement jusqu'alors
adopté pour guérir cette affection, devait subir de grandes
modifications s'il n'était entièrement abandonné. Les toniques,
ajoutait-il, et les évacuants ont fait plus de mal que la maladie
elle-même , dans les différentes épidémies de fièvre jaune.
J'en ai été témoin dans l'épidémie que j'ai observée à Cadix.
Les sangsues, les boissons aqueuses, gommeuses ou acidulées,
les fomentations adoucissantes sur le ventre, les lavements
émolliens formeront la base du traitement que je prescrirai à
Barcelonne. Mazet n'eut pas le temps de mettre à exécution
ses vues physiologiques; le second jour de son arrivée, il fut
atteint par la maladie et succomba. Il était l'unique soutien

d'une mère pauvre et infirme, à laquelle l'Etat fit une pension en reconnaissance de l'acte de dévouement de son fils. Je prie le lecteur de me pardonner cette petite digression en faveur d'un homme que j'ai connu particulièrement, et que nous posséderions sans doute encore aujourd'hui, si les confrères qui le traitèrent eussent employé chez lui la médication qu'il se proposait d'employer chez les autres.

Jourdain, dans l'épidémie qu'il observa au port du Passage, eut recours à un traitement le plus souvent anti-phlogistique; aussi avoue-t-il qu'un plus grand nombre de malades guérirent sous l'influence de cette médication que sous l'influence de toute autre. Ce médecin observe qu'il ne faut néanmoins pratiquer que le moins souvent qu'on le peut la saignée générale, mais insister sur la saignée locale par les sangsues; qu'il ne faut pas craindre d'appliquer en trop grand nombre, et de répéter, selon les indications, en ayant égard toutefois aux symptômes, à la période de la maladie, et aux forces ainsi qu'à l'âge des individus.

Les évacuants étaient donnés dans le but d'expulser la matière noire, que l'on regardait comme entretenant la maladie, et comme provenant du foie ou de la rate; les toniques, les stimulants les plus énergiques pour soutenir les forces des malades et faire cesser la prostration. Nous voilà donc, dans cette maladie, comme dans celles que j'ai décrites plus haut, rentrés dans le domaine de l'empyrisme. et par conséquent sous l'influence Brownienne pour la thérapeutique. Mais aujourd'hui que l'on sait à quoi s'en tenir sur le siège de cette maladie, sur cette matière noire, qu'on a prétendu être sécrétée par le foie ou la rate, et qui n'est rien moins qu'un mélange de bile fournie par le foie, de mucosités et de sang fournis par les intestins, des idées plus saines doivent être émises sur le traitement de la fièvre jaune. Que faut-il penser de la conduite que tint Bailly, quand il fut atteint de cette maladie? qu'il ajoutait peu de confiance aux médicamens qu'il prescrivait si largement aux autres, et qu'il aima mieux se confier aux efforts de la nature que dans l'effet des médicamens.

Le traitement que je conseille dans cette affection, doit être distingué en hygiénique et en curatif. Le traitement hygiénique consiste dans des précautions que je regarde comme très-utiles à l'égard de ceux qui vont habiter dans des pays chauds, après avoir résidé pendant toute leur vie dans des pays froids ou tempérés. Il ne faudrait recevoir à bord que des individus sains, ne pas les entasser dans des pièces de navires qui soient trop étroites, leur fournir assez de linge pour les maintenir propres. Pendant la traversée, il faut leur prescrire les exercices, les bains de mer, leur recommander la gaîté, leur retrancher, en approchant des tropiques, les substances salées, diminuer leur ration d'eau-de-vie, et leur donner des fécules, du riz en plus grande quantité qu'on n'a coutume de le faire.

Il faudrait, au moment du débarquement, placer les nouveaux arrivés (je parle de ceux qui vont habiter l'Amérique) dans des lieux élevés et salubres, dans des habitations entourées d'arbres. Les Anglais qui vont dans ce pays relâchent ordinairement au cap de Bonne-Espérance, pays très-chaud, mais fort sain, dans l'intention de s'habituer peu-à-peu à l'acclimatation. Il faut recommander aux nouveaux débarqués une grande sobriété, un usage modéré du lait, des distractions, des promenades; leur recommander la gaîté pour empêcher la nostalgie. Ils ne feront usage des liqueurs et du café que très-modérément; ils ne feront pas excès de la limonade ou de l'orangeade ; ils se vêtiront chaudement, lorsqu'ils seront obligés de passer les nuits (ceci s'applique aux militaires). Quant ils seront agglomérés sous des tentes, il faudra que l'air puisse y circuler librement. Telle est la marche qui me paraît la plus convenable ponr se préserver de la maladie.

La fièvre jaune existe-t-elle ? il faut autant que possible éloigner les causes qui peuvent l'entretenir, et traiter les malades dans des lieux à part, vastes et bien aérés. Je ne conseille pas l'emploi de la saignée générale, puisque l'on a reconnu qu'elle était le plus souvent nuisible. J'excepte les cas néanmoins où des symptômes cérébraux graves se seront manifestés. Dans la première période il faut appliquer vingt à trente sangsues à l'épigastre et sous l'hypocondre droit ; on en répétera l'application selon les indications ; le malade sera soumis à une diète stricte : on lui prescrira des tisanes et des potions adoucissantes, de la limonade, de l'orangeade, l'eau pure donnée en petite quantité et édulcorée avec le sirop de groseille, d'orgeat, de gomme ou de guimauve, la potion antivomitive de Rivière, des demi-lavements d'eau de riz, de gruau, d'eau de graine de lin, de feuilles de mauves, d'amidon, des cataplasmes émollients sur le ventre, des bains tièdes. Puisque l'on a remarqué que les individus qui maniaient habituellement les préparations de potasse et de soude, les substances grasses, étaient moins fréquemment atteints de cette maladie, pourquoi ne prescrirait-on pas des bains et des lavements où entrerait le savonule de potasse ? Pourquoi ne donnerait-on pas la glace pour arrêter les vomissements, à l'instar du professeur Broussais, qui s'en est servi si avantageusement dans le choléra-morbus ? Lorsqu'une vive irritation se fera sentir vers les reins ou la vessie, il faudra la combattre par

les sangsues, les bains, les cataplasmes émollients. Si l'urine ne coule plus, il faut sonder les malades. La douleur lombaire qui est toujours le signe d'une irritation sympathique, doit être attaquée à l'aide des bains généraux par les sangsues ou des ventouses scarifiées, par des fomentations émollientes, des frictions sèches, par celles qui seront faites avec un liniment opiacé.

Dans la seconde période, je conseille aussi l'usage des émissions sanguines ; la quantité de sangsues sera proportionnée à l'intensité de la maladie et aux forces des malades ; les autres moyens employés dans la première période , le seront également dans celle-ci. C'est à cette époque , lorsque toutefois on peut trouver l'occasion favorable , qu'il faut recourir à quelques astringents pour arrêter l'hémorragie intestinale, comme la gomme kino, la ratanhia, le cachou , l'eau frappée de glace que l'on prescrit en lavements. C'est surtout dans cette période , si l'on se décide à les mettre en pratique , que l'on ordonne les révulsifs externes. Si l'on prescrit les vésicatoires volants, il faut avoir soin de les saupoudrer de camphre , pour empêcher l'action des cantharides sur les organes génitaux urinaires. Les mulâtresses paraissent retirer de très-bons effets des frictions faites sur tout le corps avec le suc de citron ; pourquoi ne les imiterions-nous pas , en faisant concourir le moyen qu'elles emploient avec le traitement anti-phlogistique que je viens d'indiquer? Quant à la rupture de la cicatrice des morsures de sangsues , ou de celle provenant de la saignée générale, il faut, quand cet accident survient , exercer la compression lorsqu'elle est possible , et si elle ne l'est pas , cautériser avec le nitrate d'argent , ou avec un stylet rougi à blanc. Si les extrémités deviennent froides , il faut prescrire des pédiluves très-chauds.

Lorque les malades commenceront à entrer en convalescence , il faudra leur prescrire d'abord des bouillons , tels que ceux à l'oseille , à l'oignon , à la rave ; ceux de veau , de poulet , de bœuf ; des consommés , des crêmes , du riz , du vermicelle soit au maigre , soit au gras , des fruits cuits , le racahout , et à mesure que l'anxiété épigastrique diminue , on leur ordonnera un régime plus tonique. Ils prendront un exercice modéré soit à pied soit à cheval , respireront l'air de la campagne et se procureront des distractions agréables.

CHAPITRE VII.

Choléra-Morbus Asiatique.

ON a dit que le choléra asiatique n'était autre que la peste
noire qui parut au quatorzième siècle ; cette assertion est
inexacte ; car le choléra manque d'un symptôme qui fut pa-
thognomomique dans la peste noire , je veux dire d'un seul
plusieurs bubons.

Le choléra, qu'on pense généralement avoir pris naissacc
en Asie, semblable à un torrent rapide qui entraîne tout dans
son cours impétueux , est venu porter l'épouvante et la terreur au sein de Paris , en 1832, après avoir exercé ses ravâ-
ges en Russie, en Pologne, en Prusse , en Autriche , en Angleterre. Ce sont les Russes qui, dans leurs communications
avec l'Inde, ont apporté cette maladie en Europe. Ils l'ont
portée à Varsovie dans leurs dernières guerres avec les Polo-
nais ; de là elle s'est répandue dans le reste des provinces du
Nord et de l'Est de l'Europe ; elle a gagné insensiblement celles
du Midi , puis elle est allée porter au loin ses ravages dans
l'Afrique et l'Amérique.

Une grande question fut soulevée dans les différens pays où
le choléra a paru , savoir s'il était contagieux ou non. Cette

question , très-vivement débattue en Pologne , fut résolue négativement d'après les expériences que firent plusieurs médecins , entre autres Foy, jeune médecin français , qui respira pendant une demi-heure l'haleine d'un cholérique , qui s'inocula son sang et goûta des matières rendues par les vomissemens. Des gouvernemens tels que ceux d'Autriche, de Prusse, croyant à la contagion , n'en établirent pas moins des cordons sanitaires. En Sardaigne , il fut même fait défense de dire que le choléra n'était pas contagieux. Ces précautions ne contribuèrent pas peu à jeter la crainte parmi les populations , et à les rendre par conséquent plus aptes à contracter la maladie, puisque la peur en est une des causes déterminantes. Mais, me dira-t-on, la maladie respecte-t-elle tous ceux qui, comme Foy, pourront répéter ces expériences ? oui et non sera ma réponse ; oui , pour ceux qui sont doués d'une ame forte et courageuse , qui les élève au-dessus du danger; non , pour les personnes pusillanimes qui ont fait des essais en tremblant ou contre leur volonté. Mais en supposant qu'un seul ou plusieurs individus peu courageux ou portant en eux le principe de la maladie en soient atteints , faudrait-il en tirer la conséquence qu'elle est contagieuse ? non sans doute , 1º parce qu'après les expériences faites ou pendant leur durée , les individus auront pu être frappés de terreur ou se livrer à quelques excès ; 2º parce qu'en approchant des cholériques , ils pouvaient porter en eux le principe de la maladie , qui pouvait se montrer sous l'influence d'une cause même légère. La non contagion bien établie , il reste à savoir s'il n'existe pas une sorte d'infection au moyen de laquelle la maladie attaquera de préférence plutôt tels individus que tels autres ; sévira dans une bourgade plutôt que dans une autre. Examinons les faits : le choléra exerce ses ravages de préférence dans des lieux bas et humides, où pénètrent peu les rayons du soleil , où l'air ne circule pas librement. La maladie attaque de préférence la classe malheureuse qui endure toutes les privations , ceux qui se livrent à toute espèce d'excès , surtout à l'ivrognerie ; ceux qui ont une inflammation soit aiguë, soit chronique du tube intestinal. On l'a vue respecter les habitans d'un étage supérieur, pour sévir sur ceux qui sont logés à un étage inférieur dans la même maison. Rarement un seul individu est frappé du choléra dans la même demeure. Quand on est appelé, dit le professeur Broussais , pour aller visiter un cholérique , on est presque toujours assuré d'en trouver un second , et même un plus grand nombre, après deux, trois ou quatre jours. Ces faits déposent bien certainement en faveur de l'infection. Le choléra est épidémique , endémique dans certaines parties de l'Inde , à Calcutta par exemple. Quelques temps avant son apparition dans certains pays du Nord , tels que la Russie , la Prusse , l'Angleterre, le choléra fut précédé d'un catharre convulsif appelé grippe. On l'a également observé en France. Souvent aussi on a remarqué chez certains malades une plus grande susceptibilité des organes digestifs.

Des médecins, envoyés en Pologne pour y observer le choléra-morbus , entre autres Londe et Foy, nous donnèrent la description des symptômes de cette maladie et des divers traitemens employés à Varsovie pour la combattre; l'un, dans un rapport fait à l'Académie de médecine, l'autre dans des lettres particulières envoyées de Varsovie. Selon eux la maladie paraissait avoir son siége dans le système nerveux spinal.

La cause première leur était inconnue ainsi qu'aux médecins de Varsovie ; ces derniers cependant prétendaient qu'après quatre jours consécutifs de durée du vent du nord , le choléra se manifestait ou devenait plus grave. Quant aux autres causes , Londe signala comme déterminantes , les excès de toute espèce , un dérangement des fonctions digestives , les privations , la misère , un séjour dans des lieux bas , humides , marécageux ; l'usage d'eaux croupies , bourbeuses , d'alimens gâtés , commençant à se putréfier ; les émanations de substances animales ou végétales en décomposition ; les affections morales tristes , la peur.

Cette maladie était assez souvent précédée de symptômes avant-coureurs, comme malaise épigastrique , borborygmes , vomissements, diarrhée légère, douleurs contusives dans les membres et les lombes, altération des traits, pouls élevé et dur, quelquefois crampes des extrémités; d'autres fois l'invasion était subite. On a vu dans ce dernier cas des individus succomber en quinze ou vingt minutes. Les symptômes observés le plus fréquemment étaient : face décomposée, livide; yeux enfoncés dans les orbites, abattus; pommettes saillantes, joues déprimées, nez effilé, froid; lèvres froides, béantes; langue blanche , humide, peu rouge à sa pointe et sur ses bords; soif vive , douleurs très-vives à l'épigastre et dans le reste de l'abdomen; nausées suivies de hoquets, vomissemens de matières blanchâtres , comme séro-albumineuses, de saveur fade, légèrement alcalines; diarrhée tantôt légère, tantôt blanchâtre ou jaunâtre; mouvements convulsifs. Les déjections alvines et les vomissemens alternaient ou avaient lieu en même temps, et lorsque ces symptômes cessaient brusquement, la mort ne tardait pas à arriver. Ventre ordinairement déprimé, comme acculé à la colonne vertébrale; région du foie et de la rate quelquefois tuméfiée et douloureuse au toucher; prostration profonde, voix très-faible, respiration facile, pouls misérable, battemens de cœur quelquefois convulsifs, fonctions cutanées complètement abolies, urine nulle ou rare ; crampes aux extrémités supérieures et inférieures, surtout aux mollets ; membres froids, marbrés, comme ecchymosés, ainsi qu'une grande partie du corps ; ongles bleuâtres, maigreur rapide se rapprochant du marasme.

Le pronostic variait d'après les symptômes plus ou moins intenses de la maladie, l'âge des individus et les secours qui leur avaient été donnés dès le début.

Les lésions organiques étaient d'autant plus apparentes, que la maladie avait duré plus long-temps.

Les veines en général étaient gorgées d'un sang noir et visqueux, les vaisseaux de l'encéphale étaient fortement injectés et pleins d'un sang noir ; l'estomac et les intestins contenaient une matière blanchâtre, opaque, visqueuse, adhérente ; la membrane muqueuse ramollie ou épaissie, offrait des rougeurs ou des ulcérations. La queue de la moëlle allongée, dans un très-petit nombre de cas s'est trouvée ramollie ; la vessie était fortement contractée, vide et retirée derrière le pubis ; les reins plus ou moins gorgés de sang noir ; les bassinets conténaient assez souvent une petite quantité de mucus blanchâtre ; le foie, à l'état normal, était gorgé de sang noir ; la rate le plus souvent à l'état normal, présentait parfois des adhérences avec l'estomac.

Le traitement le plus ordinairement suivi, consistait dans une saignée du bras, de douze à seize onces, selon la force du sujet, dans l'application de huit à dix ventouses scarifiées sur l'abdomen, dans un ou plusieurs bains généraux, dont la température était élevée à 30 ou 40 °. On pratiquait des frictions sur toute la surface du corps ; des cataplasmes étaient appliqués sur le ventre ; la boisson était de l'eau tiède ou une infusion de menthe poivrée.

Quelques empyriques prétendaient guérir le choléra en Pologne par des spécifiques, les uns avec le calomélas, d'autres avec le sous-nitrate de bismuth, etc., etc., etc. Mais l'expérience fit bientôt connaître qu'il ne fallait pas ajouter beaucoup de confiance dans ces prétendus spécifiques. Dieffenbach, en Prusse, employa la transfusion, mais avec insuccès. Le galvanisme fut mis en pratique en Angleterre, et beaucoup prôné, malgré que l'on n'en retirât que peu d'avantages.

Le choléra, tel qu'il a été observé en France en 1852, offre des symptômes, des périodes, une marche qui ont été bien décrits par plusieurs médecins distingués, entre autres par Broussais, Magendie et Bouillaud. Ces observateurs ne se sont pas aussi bien entendus sur le siége primitif de la maladie, puisque Broussais et Bouillaud le font résider dans l'inflammation des voies digestives, tandis que Magendie le place dans le système circulatoire. Delpech l'a placé dans le plexus solaire et les ganglions semi-lunaires. Mais l'opinion la plus généralement admise sur le siége de cette redoutable maladie, et qui doit prévaloir, est sans contredit celle de MM. Broussais et Bouillaud, puisqu'à la suite des nombreuses autopsies qui ont été faites, on a toujours trouvé, à moins que la mort ne fût survenue en quelques heures, des traces d'irritation sur les voies digestives ; mais cette irritation n'avait sans doute été que le résultat d'une congestion active.

La cause première du choléra échappe à toutes les investigations qu'on a pu faire jusqu'à ce jour, à toutes les suppositions que l'esprit médical a pu enfanter ; mais en revanche, il existe des causes prédisposantes, dont l'éloignement agit puissamment dans la guérison de la maladie. Sophianopoulo prétend qu'il existe une atmosphère cholérique, dont l'action se borne à une ville, à une rue, à un hameau ; mais les expériences qui ont été faites, avec la plus scrupuleuse attention, par Julia de Fontenelle sur l'air qu'il a décomposé, n'ont apporté aucunes preuves en faveur de cette assertion. Néanmoins on ne peut se refuser à admettre que des individus ne soient plus aptes à contracter la maladie que d'autres. Parmi les causes prédisposantes, il faut mettre en première ligne les dérangements dans les fonctions digestives, une diarrhée habituelle, la cardialgie, les vomissements, les douleurs abdominales, surtout celles ressenties à l'épigastre, une indigestion ; l'usage de substances trop salées ou trop épicées, des viandes de difficile digestion, de fruits non encore parvenus à leur maturité ; les excès de vin, l'abrutissement, l'abus des liqueurs alcooliques, la misère, les privations de toute espèce, l'habitation dans des lieux bas et humides, étroits, où l'air ne circule pas librement, et où les rayons solaires ne pénètrent presque pas ; l'entassement d'hommes ou d'animaux dans un même lieu, la trop grande quantité de cholériques dans des salles trop étroites. Piorry a remarqué que le choléra diminuait ou exerçait ses ravages avec moins de force, lorsque les malades, peu nombreux, étaient couchés dans des appartemens vastes et bien aérés. Les travaux trop pénibles, les vêtemens qui ne peuvent garantir des injures de l'air, l'abus de l'acte vénérien, l'onanisme, les passions ardentes, les contentions d'esprit, les veilles prolongées, la faiblesse qui existe chez les individus qui relèvent de longues maladies, la peur, les chagrins profonds, la nostalgie, l'abus de certains médicamens en temps de choléra, des évacuants par exemple, en sont autant de causes.

Le choléra sévit indistinctement, mais inégalement sur les

deux sexes, les âges, les professions et sur les fortunes. C'est ainsi que les enfants en sont moins souvent atteints que les adultes; les vieillards y sont plus prédisposés sans doute, parce que la plupart d'entre eux sont porteurs d'affections chroniques de l'estomac et des intestins; les femmes y sont moins sujettes, peut-être parce qu'elles commettent moins d'excès dans le vin que les hommes; mais en revanche, elles sont plus libidineuses (ce que je dis ici ne s'applique qu'aux femmes qui offrent le plaisir aux coins des rues, qu'aux filles de joyeuse vie). Aussi dans les cités populeuses où la maladie a sévi avec force, un grand nombre en a-t-il été atteint. L'on se tromperait beaucoup si l'on croyait, d'après ce que je viens de dire, que ces femmes mercenaires sont plus aptes à gagner le choléra, par cela seul qu'elles se livrent très-souvent au coït. En effet, un plaisir ne produit pas, ou du moins peu de sensations chez celle qui le vend: or, je ne regarde l'excès dans l'acte vénérien comme cause de choléra, qu'autant qu'il existe chez individus qui s'y sont livrés, cet état de langueur et de faiblesse provenant d'émotions fortes et souvent renouvelées. Mais chez ces filles à tous venants, cette cause ne peut avoir lieu; il existe seulement chez elles une fatigue momentanée, provenant de cause physique qui, jointe à la crapule, à la misère, à l'ivrognerie, aux intempéries de l'air et à une habitation dans des lieux le plus souvent obscurs, bas et humides, contribue puissamment à faire gagner la maladie à cette classe la plus ignoble de la société. Parmi les professions, celle de portier, chiffonnier, savetier, tisserand, marchand de vieux habits, marchand de vin, y prédisposent singulièrement. Les individus qui vivent dans l'opulence y sont moins prédisposés, sans doute parce qu'ils peuvent éviter les causes déterminantes de la maladie.

Le choléra s'annonce par des symptômes précurseurs ou il se déclare brusquement. Sa marche est régulière ou irrégulière : dans le premier cas elle est marquée par trois périodes, dans le second , par deux ou même par une seule. Il n'y a donc rien de fixe dans sa marche , ses périodes et ses symptômes ; aussi , peut-on dire qu'il n'a qu'une seule période qui soit constante : c'est la période algide. Si nous examinons cette maladie sous sa forme la plus ordinaire , nous voyons qu'elle s'annonce très-souvent par des signes précurseurs communs à beaucoup d'autres maladies , surtout aux affections gastriques et typhoïdes. Ces signes sont : lassitudes , malaise général , douleurs dans les membres , céphalalgie , étourdissements, dégoût, perte d'appétit, nausées, diarrhée ou constipation , urine moins fréquente que de coutume. Après quelques jours, ou seulement quelques heures, le choléra fait invasion ; assez souvent aussi apparaît-il brusquement , sans aucuns signes précurseurs. Le choléra est léger ou grave. Le premier, qui a été improprement appelé cholérine , outre les symptômes que je viens de signaler, présente un état pâteux de l'abdomen , une perte marquée de la force musculaire, l'engourdissement des muscles, tel que le corps ne peut supporter son propre poids; la diarrhée, de couleur variée, est quelquefois floconneuse ; de légères douleurs se font sentir dans l'abdomen ; parfois il existe des crampes aux extrémités inférieures ; la soif est modérée. Ces symptômes disparaissent le plus souvent par les secours de l'art , quelquefois sous l'influence d'une sueur abondante, qui devient critique. Alors, les malades entrent en convalescence, et guérissent promptement, ou bien leur position devient plus grave.

Le choléra grave présente trois périodes ; la première d'in-

vasion , dite aussi des évacuations ; la seconde de concentration ou algide ; la troisième enfin de réaction , accompagnée
le plus souvent des signes propres aux fièvres typhoïdes.

Dans la première, dit Bouillaud, on remarque les symptômes
suivants : peau un peu plus chaude qu'à l'état normal, sueur
légère et visqueuse , pouls faible , déprimé et un peu plus
fréquent , respiration à peu près naturelle , langue ordinairement froide et plate , blanche , assez souvent livide sur ses
bords , humide , blanchâtre ou jaunâtre à son milieu ; soif
inextinguible , désir des boissons froides , perte de l'appétit,
nausées , envies de vomir , douleurs à l'épigastre , coliques
chez la plupart des malades, n'augmentant point par la pression, espèce d'empâtement de l'abdomen lorsqu'on le presse,
douleurs dans les gros intestins , tension de l'épigastre chez
les malades qui boivent beaucoup sans vomir , anxiété extrême, jactitation, oppression , crampes légères aux membres inférieurs , mais surtont aux mollets , vomissements
abondants et coup sur coup , de matières blanchâtres très-
liquides , semblables à de l'eau de riz, quelquefois remplacés
par un hoquet très-fatigant ; déjections par le bas très-souvent
répétées de matières blanchâtres floconneuses , analogues à
celles rendues par le vomissement ; quelquefois verdâtres ,
brunâtres ou même sanguinolentes. Ces dernières selles rem-
placent en général les évacuations blanches. Diminution de
la sécrétion de l'urine; quelquefois même entière suppression.

Dans la seconde période, le choléra revêt un aspect qui lui
est propre. Les traits s'affaissent , la maigreur fait des progrès rapides, les joues se creusent, les yeux deviennent caves ;
on dirait qu'on les retire en arrière à l'aide d'un fil ; ils sont
secs , retrécis , atrophiés; ils perdent tellement de leur volume , que l'on remarque un espace entre les paupières et

leurs globes ; ils sont entourés d'un cercle cyanique plus livide que le reste du corps. Une matière grise pulvérulente se voit sur les cils, les paupières et à l'ouverture des narines ; le nez est effilé et froid, ses ailes paraissent accolées l'une à l'autre ; les lèvres sont livides, la face est grippée ; la sclérotique est comme ecchymosée, animée, transparente, au point de laisser paraître la choroïde. Ces signes, a dit un médecin spirituel, donnent un tel air de ressemblance aux cholériques qu'on est porté, au premier abord, à les prendre pour frères. Clément, à Paris, a vu la cornée perforée donner issue aux humeurs de l'œil qui a été perdu.

Les parties extérieures, mais surtout les extrémités inférieures se refroidissent ; tout le corps devient bleuâtre, cyanosé ; cette coloration gagne les ongles. Les muscles des membres inférieurs, des membres supérieurs, et même de la région sacro-lombaire, sont le siége de crampes douloureuses. La voix est altérée, sourde, sépulcrale, comme soufflée ; quelques cholériques cependant peuvent l'élever. Le pouls est petit, misérable, souvent imperceptible. C'est avec peine que l'on entend, dans la plupart des cas, les battements du cœur et le murmure respiratoire. La respiration est froide et se fait lentement. Les doigts et les orteils sont rétractés avec force ; les muscles extérieurs paraissent dessinés sous la peau. Les malades sont dans une grande prostration ; ils paraissent comme frappés de la foudre, dans une stupeur difficile à dépeindre, semblables à des automates. L'ouïe et la vue sont altérés, mais l'intelligence, quoique singulièrement affaiblie, est conservée ; il y a indifférence chez la plupart des cholériques pour tout ce qui les entoure ; dans quelques cas, convulsions, tétanos. La mollesse, l'empâtement des parois abdominales augmentent, les douleurs diminuent,

les vomissements et surtout les déjections par le bas continuent; mais lorsque la maladie persiste, les matières rendues
prennent un autre aspect; elles ne sont plus aussi liquides
que dans la première période; peu à peu elles diminuent et
deviennent plus épaisses. Magendie a dit avoir trouvé altéré
l'air expiré par les cholériques. Davy en Angleterre, Leroy,
d'Etiolles et Barruel en France, l'ont analysé avec soin, sans
y avoir trouvé aucune altération.

La période de réaction peut être régulière ou irrégulière,
complète ou incomplète. Comme la précédente, elle n'a rien
de fixe dans sa durée, tantôt elle n'existe que quelques heures, tantôt un seul, deux, ou même trois jours. En général,
elle est d'autant plus complète, plus franche, que la période
algide dure moins de temps. Quand elle doit avoir lieu d'une
manière régulière et qu'elle doit être complète, le refroidissement disparaît peu à peu, la peau redevient moite et douce
au toucher, les évacuations cessent, les crampes disparaissent, le pouls se ranime, le bruit respiratoire et les mouvemens du cœur se font mieux entendre, les sècrétions se font
insensiblement, la cyanose s'efface également, des sueurs
abondantes surviennent; la convalescence ne se fait pas long-
temps attendre. Mais malheureusement la réaction n'a pas toujours lieu ainsi. Trop souvent elle revêt un caractère éminemment inflammatoire; alors il survient une phlegmasie d'un
seul ou de plusieurs organes internes, surtout de l'estomac et
des intestins, du cerveau ou des ményages, de la plèvre ou
même des poumons, et les symptômes qui caractérisent ces
maladies apparaissent plus ou moins promptement; mais les
plus constants sont ceux qui appartiennent aux fièvres typhoïdes. Décrire ici ces signes variés, serait, je crois, chose
déplacée; je renvois le lecteur, pour ce qui concerne les fièvres

typhoïdes, à la description que j'ai faite de ces affections, et
pour ceux des autres maladies, aux différentes monographies
qui en ont été faites. Je dirai seulement que lorsque la réaction est incomplète, insuffisante, il existe souvent des transi-
tions de froid au chaud , *et vice versâ ;* que l'haleine ne s'é-
chauffe presque pas, la cyanose s'efface à peine , et que
lorsqu'elle est trop prolongée , les symptômes propres aux
phelgmasies dont je viens de parler apparaissent de suite.
Magendie distingue six espèces de réaction , celle de forme
franche et forte , celle de forme adynamique, celle de forme
fibrillaire, celle qui revêt un caractère typhoïde, celle qui est
incomplète, et celle enfin qui s'accompagne d'anxiété et de
persistance des vomissemens et des déjections par le bas. Ces
trois dernières sont beaucoup plus graves que les trois premières.

Mais parmi ces symptômes, en existe-t-il qui soient toujours
assez constants pour établir, dans tous les cas de choléra, un
diagnostic certain? Oui, lorsque la maladie est grave; ainsi, la
cyanose, les crampes, les déjections par le haut et par le bas
de matières blanches, liquides, floconneuses, que l'on ne remarque que dans le choléra, ce groupe de symptômes qui
rendent la face dite cholérique, le refroidissement général,
l'empâtement de l'abdomen , suffisent bien certainement pour
faire reconnaître la maladie. Il n'en est pas de même lorsqu'elle est légère, c'est-à-dire tant qu'elle ne présente que les
symptômes qui caractérisent la première période ; il est alors
permis de la confondre avec une gastrite compliquée de l'inflammation des intestins.

Le pronostic doit varier d'après les périodes de la maladie,
l'âge des individus, leur santé antérieure, la situation de leur
moral et la médication mise en pratique dès le début. En ef-

fet, il est bien autrement grave, lorsque la maladie est intense que lorsqu'elle est légère, chez les vieillards que chez les enfants, chez les individus atteints de maladies chronique, surtout de gastro-entérites, que chez ceux qui ont constamment joui d'une bonne santé, chez les individus faibles et pusillanimes, que chez ceux qui sont doués d'une âme forte et élevée ; quand dès le début on a mis en pratique les stimulans, les toniques, les échauffans et autres médicamens incendiaires, que lorsque l'on a eu recours à un traitement anti-phlogistique.

Abandonné à lui-même, le choléra se termine par la mort ; assez souvent par le retour à la santé quand il est méthodiquement traité, mais souvent aussi par la mort. Gravier a observé à Calcutta que les cholériques succombaient presque toujours pendant la période algide ; tandis qu'en France, pendant l'épidémie de 1832, l'on a remarqué que c'était pendant la période de réaction.

Lorsque la période algide a été de courte durée, celle de réaction complète et régulière, la convalescence est ordinairement facile et la guérison survient promptement. Néanmoins, il reste chez les convalescens un état de langueur, de faiblesse qui persiste pendant un temps plus ou moins long, et qui ne se voit dans aucune autre maladie ; ces cas sont les plus heureux. Le plus souvent, sous l'influence de bouillons même très-légers, d'alimens fort peu substantiels, les malades éprouvent de la céphalalgie, de la pesanteur à l'épigastre, des nausées, quelquefois même des vomissemens, des gaz sont rendus par le haut et par le bas, les digestions en un mot ne se font que difficilement. La face reste pâle, amaigrie, allongée, comme grippée, une teinte bleuâtre colore la paupière inférieure, les yeux sont ternes, sans expression ; la voix est faible, le sommeil peu réparateur. C'est alors que si les malades viennent à éprouver quelque accès de colère, s'ils commettent quelque écart de régime, ou toute autre imprudence, ils font des rechûtes qui sont parfois légères et guérissables. Mais lorsqu'on remarque de nouveau l'état de cyanose et d'asphyxie, la mort est certaine. A la suite des rechûtes, l'on remarque le plus souvent des symptômes qui sont propres aux affections typhoïdes : une inflammation du tube digestif, du cerveau ou des ménynges, de la plèvre ou des poumons; les récidives sont fréquentes.

Magendie a observé que toutes les femmes enceintes qui sont atteintes par le choléra, avortent ou accouchent d'enfans morts, ce qu'il attribue au défaut de la circulation, ou à l'altération de cette fonction. Cette observation a été également faite par plusieurs autres médecins.

On a dit que dans plusieurs circonstances (lorsque les cholériques succombent rapidement) on ne trouve pas de lésions organiques. Cette assertion est inexacte, car toujours, quelle que soit la promptitude avec laquelle la mort puisse survenir, l'on observe des traces d'irritation plus ou moins marquées sur la membrane muqueuse qui tapisse l'estomac ou sur celle des intestins. La vessie est le plus ordinairement rapetissée, contractée, ramassée derrière le pubis, vide ou presque vide d'urine.

Les lésions organiques sont d'autant plus appréciables, que la maladie a duré plus long-temps, qu'on a mis en usage pour la combattre un traitement plus stimulant, et que les évacuations ont été moins abondantes.

Les cadavres des cholériques présentent une couleur violacée, d'autant plus prononcée, que la mort est arrivée plus promptement. La chaleur y persiste plus long-temps que sur

les cadavres des individus qui ont succombé à toute autre affection. Les jambes sont tendues avec force, les doigts fortement rétractés, la raideur cadavérique est très-prononcée,
l'amaigrissement des mains et surtout de la face est considérable, les muscles sont parfaitement dessinés sous la peau.

Le pharynx est ordinairement à l'état sain ; dans quelques
cas cependant il est très-sec. La muqueuse de l'œsophage
présente parfois de légères rougeurs, et ses follicules muqueux
sont plus développés. Le péritoine ne présente pas de traces
d'irritation ; il n'est pas rare de le voir humide, poisseux, mais
le plus souvent il est sec. Les intestins offrent ordinairement
une couleur rougeâtre, plus ou moins prononcée, souvent
rosée, d'autres fois brunâtre. L'estomac est tantôt dilaté, tantôt contracté ; cette dernière altération est plus rare et s'observe plus particulièrement après plusieurs jours de durée de
la maladie. Il contient un liquide semblable à celui rendu
par le vomissement. On trouve dans les intestins la matière
blanchâtre, floconneuse, que l'on ne voit dans aucune autre
maladie, analogue à celle rendue par les selles. Cette matière
n'exhale pas de mauvaise odeur; dans plusieurs circonstances, au lieu de présenter la couleur blanche, elle est couleur
lie de vin et très-fétide. Lorsque la mort a été prompte, la
membrane muqueuse de l'estomac offre de légères rougeurs,
quelquefois elles sont arborescentes vers le grand cul-de-sac.
Il n'est pas rare de voir le développement des cryptes muqueux, l'épaississement ou le ramollissement de la muqueuse
gastrique. Si au contraire la mort est arrivée après plusieurs
jours, la membrane muqueuse présente des rougeurs foncées
ou même brunâtres, et des plis plus ou moins épais; elle est
alors épaissie ou ramollie, quelquefois amincie.

Lorsque la mort survient rapidement, les intestins contiennent de la matière cholérique , la membrane muqueuse offre une injection très-prononcée , capilliforme , pointillée ou arborescente. Elle prend une rougeur de couleur hortensia ou violette ; cette couleur est plus prononcée dans les gros intestins. On observe une éruption granuleuse , qui devient de plus en plus marquée , à mesure qu'elle se rapproche davantage du rectum ; les cryptes de la membrane muqueuse de cet intestin commencent à s'ulcérer. Si l'on enlève le liquide contenu dans les intestins, il reste une matière crêmeuse qui recouvre leur membrane muqueuse. La mort arrive-t-elle après plusieurs jours, le plus souvent on ne trouve plus de matière cholérique ; les rougeurs sont plus prononcées dans les intestins grêles ; souvent elles sont brunâtres. L'éruption granuleuse est plus marquée ; la muqueuse est épaissie ou ramollie ; les plaques de Peyer sont parfois tuméfiées , rougeâtres, ulcérées. La membrane muqueuse des gros intestins est souvent ramollie ou épaissie et durcie , d'une couleur grisâtre ou brunâtre, exhalant une odeur de gangrène très-prononcée. Le cœcum , dit le professeur Broussais , est ordinairement plus altéré que le reste des gros intestins. Il n'est pas rare de trouver des vers dans le tube intestinal. Le foie est ordinairement à l'état normal , seulement quand on l'incise , il s'écoule de ses vaisseaux une assez grande quantité de sang noir. La vésicule contient ordinairement beaucoup de bile très-épaisse et foncée. La rate ne présente rien de remarquable qu'une couleur lilas. Lorsque la mort survient promptement, la vessie est presque constamment rapetissée , contractée , ramassée derrière le pubis, contenant une matière crêmeuse, semblable à celle contenue dans les intestins. Mais lorsque la mort n'a eu lieu qu'après la période de réaction, elle a repris sa forme naturelle , et contient de l'urine ; cette altération de la vessie ne se voit que dans le choléra.

Les reins présentent ordinairement une couleur plus foncée ; quelquefois les artères contiennent de la matière crémeuse.

Les membranes séreuses, surtout la plèvre et le péritoine sont dans un état de sécheresse remarquable.

Dans les cas de mort prompte, les mé'nynges sont injectées, les vaisseaux sous-arachnoïdiens contiennent un sang noir, épais ; la substance cérébrale est à l'état normal. La mort survient-elle pendant la période de réaction (ce qui est le plus ordinaire), le cerveau est injecté et il contient une quantité notable de sérosité dans ses ventricules ; parfois il présente une couleur gélatiniforme à sa partie postérieure.

La moëlle épinière est ordinairement plus abondante à sa partie qui forme la queue de cheval ; ses membranes contiennent aussi plus de sang qu'à leur état normal, ce qui leur donne une couleur violette. Le plexus solaire et les ganglions sémi-lunaires que Delpech a dit avoir vus constamment altérés en Angleterre, sont ordinairement sains.

Les poumons ne présentent pas d'altérations, à moins que pendant la vie des individus, ils n'aient été frappées de phlegmasie. Leurs vaisseaux seulement contiennent un sang noir et épais. La muqueuse bronchique est souvent injectée, et offre une couleur lilas. Bouillaud l'a vue recouverte par de la matière cholérique, cette lésion est très-rare.

Le cœur et les gros vaisseaux sont gorgés d'un sang noir, demi-coagulé, semblable à de la gelée de groseille.

Les os et les dents offrent assez souvent une couleur rougeâtre, violacée, de manière à faire croire que les individus ont succombé à une vive inflammation de ces organes. Bégin et Toirac ont les premiers signalé cette altération à Paris.

Les vaisseaux lymphatiques examinés avec soin, n'offrent rien de particulier.

La matière blanche dite cholérique a été analysée par Magendie ; il l'a trouvée non acide , contenant beaucoup d'eau, une grande quantité d'alumine et du mucus qui rend cette matière floconneuse. Celle recueillie dans l'estomac rougit le papier de tournesol , sans doute à cause de la présence du suc gastrique. Le professeur que je viens de citer, pense qu'elle est fournie par les veines mésentériques ; il a remarqué qu'elle était plus floconneuse dans les intestins que dans l'estomac.

Le sang des cholériques a été également soumis à l'analyse ; O'Saugnessy l'a vu en Angleterre, privé d'une grande quantité de son eau , d'une forte portion des matières salines qu'il contient ; le plus souvent il ne contenait pas ou du moins très-peu de l'alcali libre que l'on trouve dans le sang des individus bien portans. Il y a trouvé de l'urée lorsque l'urine avait été supprimée. Enfin il a retrouvé dans les matières blanches , les sels qui manquent dans le sang. Lassaigne , en France , d'après l'analyse qu'il a faite du sang des cholériques, a reconnu qu'il possédait les mêmes propriétés alcalines que celui des individus en santé ; qu'il a perdu une certaine quantité d'eau , et qu'il ne contient pas un acide libre , comme l'a avancé Herman , médecin russe.

Si l'on compare les symptômes qu'offre le choléra , avec les lésions que l'on observe sur les organes des individus qui y ont succombé, on ne peut se refuser d'admettre que le siége primitif de cette maladie n'existe dans les voies digestives. En effet , c'est là qu'une irritation le plus souvent subite , profonde, commence par se manifester. Les autres lésions organiques ne sont que secondaires , ainsi que les dérangements variés de diverses autres fonctions. L'embarras gastrique, les nausées, les dégoûts et plus tard les déjections par le haut et par le bas, de matières d'abord jaunâtres ou verdâtres, puis blanchâtres, floconneuses. Les angoisses intestinales, les douleurs dans la région abdominale et paraissant siéger de préférence sur les gros intestins, ne sont-ils pas autant de signes qui annoncent une inflammation plus ou moins vive des voies digestives, confirmée du reste par l'autopsie? La grande quantité de matières dites cholériques, rendues par le bas, indiquent assez qu'il y a une super-sécrétion de la muqueuse gastro-intestinale, déterminée par une congestion active, et c'est sans doute à cette super-sécrétion qu'il faut rapporter la suppression de toutes les autres sécrétions. Il faut le dire toutefois, la suppression urinaire peut dépendre d'un défaut de la circulation artérielle à travers les reins. En effet, la stagnation du sang dans les veines de ces glandes, indique que ce liquide ne leur apporte plus les matériaux nécessaires pour la formation de l'urine. Il existe beaucoup d'autres désordres dans la circulation ; c'est ainsi que la diminution, le ralentissement de cette fonction doivent être attribués à la contraction moins forte des ventricules du cœur ; or, cette contraction moins forte est due elle-même au défaut d'action des nerfs de cet organe ; de là, faiblesse du pouls, refroidissement glacial de certaines parties, surtout des extrémités inférieures. Le sang n'étant plus poussé avec la même force dans les artères, il en résulte de la stagnation dans les veines, qui produit la coloration bleue de la peau ou cyanose. C'est encore de cette stagnation que dépend la coloration noirâtre, bleuâtre des os, des dents et des ongles. Les plis que l'on remarque sur certaines parties surtout aux mains, ne sont-ils pas une preuve que la circu-

lation ne s'y fait pour ainsi dire plus, et que la vie y est presque éteinte ? On peut en dire autant de l'enfoncement des
yeux et de la maigreur rapide de la face. En effet, le sang qui
parvient dans les vaisseaux de ces organes, est considérable;
s'il cesse d'y affluer, il en résulte l'enfoncement des yeux
et la maigreur de la face.

Pour que le système nerveux puisse s'acquitter de ses fonctions, il faut qu'il soit stimulé par un sang rouge, oxigéné, et
dès le moment où il cesse de l'être, il doit résulter de graves
désordres dans les différentes fonctions, surtout dans l'acte
de la respiration, comme oppression , étouffement dont se
plaignent les malades, et désir de leur part d'un air frais et
fréquemment renouvelé. Est-ce à une perversion dans le
système nerveux qu'il faut rapporter la cause des crampes si
douloureuses chez certains malades, au point de leur arra-
cher des cris aigus, ou bien sont-elles dues, comme le pense
le professeur Broussais, à l'irritation brusque et profonde des
voies digestives? Nul doute que la cause première de ces
crampes ne réside dans une irritation de système nerveux.
Mais cette irritation est-elle primitive ou secondaire? Elle est
bien certainement secondaire, puisqu'elle n'a lieu qu'après
l'inflammation du tube intestinal. Il faut admettre que les
voies digestives, se trouvant gorgées de cette matière blanche,
dite cholérique, il en résulte des contractions gastro-intestinales, qui sont d'autant plus fréquentes que les cryptes muqueux fournissent une plus abondante sécrétion. Par suite de
ces contractions, les nerfs qui se rendent dans les intestins
s'irritent; l'irritation s'étend de proche en proche, elle finit
par gagner la moëlle-épinière , de là les crampes si douloureuses chez certains malades, des convulsions, parfois même
le tétanos. Quant à la coloration noire du sang, on ne peut

l'attribuer qu'au défaut d'oxigénation de ce liquide. La rétention de l'urine dépend de la paralysie de la vessie. L'altération de la voix ou même l'aphonie complète est due à la paralysie des muscles du larynx, déterminée par le défaut d'action des nerfs qui s'y distribuent; cette aphonie ne peut être attribuée à aucune autre cause, puisque l'on ne trouve aucune altération, aucunes traces d'inflammation des ligamens de la glotte.

J'attribue l'indifférence des cholériques pour ce qui les entoure au défaut de la circulation cérébrale. L'état automatique qu'ils offrent dépend, selon moi, d'un manque d'irritation nerveuse sur le système musculaire. En effet, l'on conçoit que les nerfs n'étant plus stimulés par le sang, perdent une grande partie de leur sensibilité dans les différentes régions qu'ils parcourent. Quant au trouble que l'on remarque dans les facultés intellectuelles pendant la période de réaction, il dépend certainement de l'inflammation du cerveau ou de ses enveloppes.

Il est peu de maladies contre lesquelles on ait employé autant de remèdes que contre le choléra, et les efforts que beaucoup de médecins ont faits pour trouver un spécifique contre cette affection ont été sans résultat. C'est donc à tort que l'on a vanté tels médicamens plutôt que tels autres; l'expérience les a tous fait juger, et il n'y a plus que les charlatans qui vont impudemment mentir sur les places publiques au bruit de la trompette et du tambour, ou certains docteurs qui ne craignent pas de faire afficher leurs noms aux coins des rues, qui puissent se dire porteurs de spécifiques anti-cholériques.

Le calomélas, le sous-nitrate de bismuth, l'ipécacuanha, l'opium, l'acétate de plomb, le galvanisme, le camphre, différents alcoolats et vinaigres, les chlorures, l'ail, l'acide hydro-chlorique, l'huile de tiglium, le sulfate de quinine, les injections salines dans les veines, la transfusion, l'oxigène, le gaz protoxide d'azote, etc., etc., etc., ont été tour à tour employés dans les différentes contrées où à sévi le choléra, soit comme moyens curatifs, soit comme préservatifs ; mais aucun de ces médicamens ne mérite de confiance; ils doivent tous être rejetés, les uns comme augmentant l'inflammation gastro-intestinale qui existe déjà, les autres comme pouvant à peine calmer quelques symptômes secondaires, d'autres enfin comme déterminant une stupeur du cerveau, promptement suivie de la mort dans la plupart des cas, ou bien seulement des étourdissemens, des vertiges, de la céphalalgie, de la toux, de l'oppression, des angines. Un médecin espagnol a avancé que tous ceux qui avaient la gale étaient exempts du choléra; si l'observation pouvait confirmer l'exactitude de cette asser-tion, malgré la répugnance qu'ils pourraient avoir pour cette maladie, je dirai à ceux qui auraient peur d'en être atteints : Faites-vous galeux ! faites-vous galeux! Biett a remarqué le contraire à Saint-Louis; beaucoup de galeux y ont été atteints par le choléra.

Avant de décrire le traitement qui me semble être le plus ra-tionnel pour combattre cette redoutable maladie, je crois devoir rapporter les médications variées qui furent mis en pratique dans les hôpitaux de Paris, lors de son invasion en 1832, et peut-être retirerons-nous quelque utilité dans l'intérêt de la science et de l'humanité, du rapprochement que nous en al-lons faire, de la comparaison que nous allons établir entre elles. A l'Hôtel-Dieu les médecins ne convinrent pas d'un traitement qui serait le même pour les cholériques : chacun en traça un à sa manière et d'après les idées qu'il s'était faites de la maladie. Ainsi Dupuytren, dès l'arrivée des malades, ordonnait qu'on les plaçât sur un lit de sangle, qu'on leur appliquât cinq à six ventouses sur l'épigastre, et qu'il leur fût tiré quinze à vingt onces de sang, plus ou moins, selon les forces et l'âge des individus. Il prescrivait des frictions avec de la flanelle sur tous les membres ; une grande tasse de décoction de têtes de pavots, immédiatement après la friction, une fumigation d'une demi-heure de durée. Après la fumigation, on séchait le malade à l'aide de linges chauffés, et on le plaçait dans un lit très-chaud. Toutes les deux heures il ordondait une tasse de décoction de têtes de pavots, et toutes les heures une cuillerée ordinaire d'une potion composée de huit onces d'infusion légère de menthe, de cinquante gouttes de sous-acétate de plomb et d'une once de sirop de sucre ; un demi-lavement, de demi-heure en demi-heure, de décoction de racine de guimauve et de tête de pavots, et enfin de fréquentes frictions avec de la laine sur tout le corps, et principalement sur la région précordiale. Plus tard ce célèbre chirurgien apporta quelques modifications à ce traitement ; il supprima les émissions sanguines locales, il ordonna une saignée et des sinapismes dans la période de réaction, dans la seconde une potion composée de vin de Madère, quatre onces ; extrait de ratanhia, demi-gros ; laudanum de Sydenham, gouttes 20 à 30, à prendre par cuillerée de demi-heure en demi-heure, et en lavemens de trois heures en trois heures, décoction composée de ratanhia, huit onces ; extrait de ratanhia, un gros.

Magendie faisait frictionner avec un liniment ammoniacal camphré. Il prescrivait pour boisson ordinaire une infusion de camomille, contenant de l'acétate d'ammoniaque, de la teinture d'écorce de citrons et du sucre. Un punch théiforme, contenant du suc de citron et beaucoup d'alcool à prendre par petits verres , toutes les demi-heures , et enfin du vin chaud , contenant une quantité notable de teinture alcoolique de canelle , et beaucoup de sucre. Ce traitement était mis en pratique pendant la période algide , et dans la période de réaction il prescrivait des boissons émollientes, adoucissantes , des saignées , l'application du froid sur la tête , des lavements adoucissants.

Le traitement de Récamier et de Husson était à peu près le même ; il se composait , à l'entrée des malades , d'une affusion d'eau à 16° ou même froide, pendant une minute ; immédiatement après , on les séchait et on les couchait dans un lit chaud. On leur donnait , par cuillerée, de demi-heure en demi-heure , une potion composée d'eau de menthe , six onces; mucilage de gomme adragante, un gros; laudanum de Sydenham, un gros; éther, un gros; esprit de Mindéréus , quatre gros. On frictionnait les malades d'heure en heure , et sans les découvrir , avec un liniment volatil camphré , contenant beaucoup de laudanum. Des sinapismes froids étaient appliqués sur l'estomac et aux jambes ; ils prescrivaient la saignée dès le début et dans la période de réaction.

Caillard , au lieu de boissons , donnait des oranges à ses malades , une potion à prendre par cuillerée toutes les heures , composée d'eau de mélisse, trois onces ; d'acétate d'ammoniaque, deux onces; laudanum de Sydenham, trois gros ; sirop, trois onces , et des lavemens contenant dix-neuf parties de sulfate de soude et une de chlorure de soude.

Petit ordonnait une boisson chaude et abondante , toutes les heures , un demi-verre de punch chaud ; une potion camphrée d'eau de canelle orgée , trois onces ; sirop de sucre, une once ; extrait aqueux thébaïque , six grains ; acétate d'ammoniaque, un gros ; des frictions avec la farine de moutarde humectée d'ammoniaque , et la cautérisation sur tout le trajet de la colonne vertébrale à l'aide du repassage.

Chomel prescrivait dès le début , des sangsues à l'épigastre, et plus rarement des ventouses scarifiées , des potions gommeuses contenant un peu d'opium , des lavemens émolliens et un peu narcotiques , une infusion de thé ou de feuilles d'orangers , édulcorée avec le sirop de gomme , des frictions avec l'huile camphrée et un long vésicatoire appliqué sur le tiers ou la moitié de la colonne vertébrale. Dans la seconde période , il employait les mêmes tisanes et potions ; il prescrivait la saignée générale, les sangsues appliquées derrière les oreilles, des sinapismes aux pieds, des cataplasmes émolliens sur le ventre.

Le traitement général mis en pratique par les médecins de la Charité, consistait dans la prescription de stimulans à l'intérieur et à l'extérieur. Les préparations opiacées étaient prescrites contre les douleurs et les déjections abondantes, soit par le haut soit par le bas; dans la période de réaction , on ordonnait assez souvent des sangsues.

Fouquier ordonnait une infusion de camomille pour boisson ordinaire, contenant par pinte une once d'esprit de Mendéréus; une cuillerée toutes les heures d'eau de canelle, contenant par once deux gros d'ammoniaque, deux grains d'extrait d'opium par jour; quatre sinapismes chauds aux extrémités, renouvelés toutes les deux heures, des frictions avec l'alcool camphré , et lorsque la réaction survenait il prescrivait quinze à vingt sangsues. Dance et Rayer suivirent le même mode de traitement; ce dernier y ajouta les lavemens narcotiques.

Rullier prescrivit la potion suivante : Dans suffisante quantité d'une décoction de tête de pavots édulcorée , vingt-quatre grains d'éther sulfurique, un gros de laudanum de Sydenham, une once et demie d'eau distillée de tilleul et de menthe, **plus** des frictions avec la teinture de quinine camphrée. Ce médecin, ainsi que Fouquier, modifièrent bientôt leur mode do traitement ; le premier en prescrivant la décoction blanche de Sydenham acidulée avec l'eau de Rabel, de l'eau de gomme émulsionnée, citronnée et alcoolisée, des potions contenant de l'éther, de l'alcool de mélisse et de menthe, des demi-lavemens d'amidon et de têtes de pavots, des sinapismes aux extrémités et des frictions faites avec un liniment composé de teinture de quinquina, de camphre et d'ammoniaque. Fouquier ordonna de l'eau de riz acidulée et édulcorée , la décoction blanche, l'usage d'une potion aromatique avec une once de sirop diacode et deux gros d'acétate d'ammoniaque selon les circonstances, des cataplasmes laudanisés sur la région abdominale, et des sinapismes aux extrémités supérieures et inférieures renouvelés fréquemment.

A l'hôpital de la Pitié, les médecins adoptèrent un traitement stimulant pendant la période de froid, et anti-phlogistique lorsque la réaction survenait ; du reste chaque médecin lui fit subir des modifications plus ou moins variées ; ils donnèrent d'abord l'opium à haute dose, puis ils devinrent plus circonspects sur son administration, ils ne l'employèrent plus tard qu'à petite dose pour combattre les vomissemens et la diarrhée ; ils prescrivirent la limonade pour boisson ou une infusion de thé et l'usage d'une potion anti-spasmodique, dans laquelle entrait le laudanum, à prendre par cuillerée, de demi-heure en demi-heure. Pour réchauffer les malades, on les enveloppait dans des couvertures de laine ; on plaçait autour de leurs corps, et surtout aux extrémités inférieures, des cylindres remplis d'eau chaude.

Bouillaud prescrivit la saignée dès le début, et des sangsues en plus ou moins grand nombre sur l'abdomen, des fomentations émollientes, une légère décoction de café, des frictions, des sinapismes dans la période algide, des potions et des lavemens légèrement opiacés ; il insistait sur la saignée, soit générale, soit locale, sur les fomentations émollientes et les boissons frappées de glace dans la période de réaction.

Andral eut recours aux préparations de quinquina dans la période de concentration, puis à l'ipécacuanha, et enfin au calomélas. Dans la réaction il prescrivit la saignée.

Louis insista d'avantage sur les anti-spamodiques; il faisait faire des frictions avec l'alcool camphré, pour calmer les crampes; dans la réaction, il ordonna la saignée.

Le traitement d'Alibert, à l'hôpital Saint-Louis, consista, pendant la période de concentration, à réchauffer les malades à l'aide de linges chauds, dans des frictions faites avec un liniment ammoniacal camphré et alcoolisé, dans l'emploi des sinapismes et l'usage d'une infusion chaude de camomille, il prescrivait l'ipécacuanha et l'émétique à un jour d'intervalle, et pendant la période de réaction, les préparations de quinquina, sous toutes les formes, des lavemens de quinquina, des potions laudanisées.

Biett n'a point suivi un traitement uniforme; il l'a modifié selon les circonstances et les indications. Il prescrivait pour boisson ordinaire de l'eau à la glace édulcorée, avec le sirop de gomme, la saignée générale dès le début, des sangsues en plus ou moins grand nombre sur le ventre et à l'anus. Dans la seconde période, l'hydrochlorate de soude, le charbon, l'ipécacuanha, quelquefois le calomélas uni à l'opium, des bains chauds, des sinapismes, le sous-nitrate de bismuth contre les crampes, la potion anti-vomitive de Rivière contre les vomissemens, l'acétate de morphine sur la plaie d'un vessicatoire appliqué sur l'épigastre pour calmer le hoquet. Dans la période de réaction, des sangsues derrière les oreilles, des révulsifs externes.

Lugol faisait réchauffer les malades à l'aide de linges et de briques chauds; il faisait appliquer des cataplasmes sinapisés autour des pieds et des mains des cholériques, leur prescrivait une forte infusion de thé alcoolisé, et l'usage d'une potion calmante où entrait l'opium et l'éther sulfurique; l'eau de Seltz seule, ou coupée avec du vin, des pilules d'acétate de morphine, des lavemens camphrés, et dans la période de réaction, des sangsues derrières les oreilles, de larges vessicatoires.

A l'hôpital des Enfans, Guersent eut recours, pendant la période de froid, aux bains chauds, aux affusions chaudes, aux sinapismes appliqués aux extrémités, aux frictions faites avec un liniment camphré, aux vésicatoires sur l'épigastre, aux excitans à l'intérieur; et pendant la période œstueuse, aux saignées locales et générales selon les indications, aux cataplasmes émolliens souvent laudanisés, aux boissons adoucissantes.

Baudeloque prescrivit, dans la période algide, les bains chauds, les vésicatoires aux mollets, les sinapismes, les frictions avec l'huile de camomille camphrée, une infusion de camomille pour boisson, contenant un demi-gros d'acétate d'ammoniaque par pinte, le calomélas; et dans la réaction, les saignées générales et locales.

Jadelot, dans la période de froid, employa les frictions faites tantôt avec la glace, tantôt avec l'huile camphrée, unie à la teinture de cantharide, de l'eau de salep froide pour boisson, des lavemens astringens ou opiacés, selon les indications, l'ipécacuanha; dans la réaction, la saignée générale et locale, des cataplasmes arrosés de laudanum sur l'abdomen, des boissons adoucissantes et diurétiques.

Au Val-de-Grâce, Broussais, Gasc, Damiron ont employé, dans la première période, des sangsues en grand nombre à l'épigastre, à la région iléo-cœcale et à l'anus; dans la seconde, ils prescrivirent des bains de vapeur, et firent réchauffer les malades; dans la troisième, ils ordonnèrent assez souvent la saignée générale, des sangsues sur le ventre, derrière les oreilles ou aux tempes, selon les indications, des fomentations émollientes, quelquefois laudanisées sur l'abdomen, des cataplasmes vinaigrés aux extrémités ou des sinapismes, des lavemens amylacés, souvent laudanisés, et pendant toute la durée de la maladie de la glace en substance, ou de la limonade frappée de glace.

De toutes ces méthodes de traitement mises en pratique, à laquelle donner la préférence? sans contredit à celle qui compte le plus de succès; or, d'après les différens relevés qui ont été faits dans les hôpitaux que j'ai désignés, il a été reconnu que c'était le traitement anti-phlogistique, tel qu'il a été employé par le professeur Broussais, qui a le mieux réussi. On a dit que ce médecin avait compté moins de guérisons dans ses salles que ses confrères du Val-de-Grâce. Cette assertion, qui ne tendait rien moins qu'à la malveillance, et qui était dictée par un esprit de coterie, peut-être aussi de jalousie, était-elle exacte? non; car le traitement adopté par Broussais le fut aussi par les autres médecins du Val-de-Grâce. Pourquoi donc enfin l'illustre professeur a-t-il vu la mortalité un peu plus grande dans ses salles? uniquement parce qu'il recommandait d'y faire transporter les cholériques le plus gravement affectés.

C'est donc la méthode anti-phlogistique que je choisis pour
être la base du traitement de cette redoutable affection; toutefois je ne l'adopte pas sans modifications. Cette médication
est celle que M. Terrier, jeune médecin rempli de mérite , et
doué d'une vaste érudition , a vu réussir le mieux dans l'épidémie qui désola Paris en 1832.

Comme moyens prophylactiques en temps de choléra, je
conseille d'éviter tout ce qui peut porter une atteinte plus ou
moins profonde sur le système nerveux et sur les diverses
fonctions de relation, et plus particulièrement sur celles des
voies digestives. C'est ainsi que je recommande beaucoup de
sobriété dans le vin et les liqueurs alcooliques en général.
Il faudra faire usage des viandes blanches et des mets en
général d'une facile digestion. Il faut se défier des excès
de table, de l'usage des fruits précoces et non encore parvenus à leur parfaite maturité, éviter les trop grandes fatigues, les excès dans le coït, les emportemens de colère, la
vue des cholériques, qui a vraiment quelque chose d'effrayant
(ceci s'applique aux personnes pusillanimes). Les personnes
habituellement tristes devront se procurer des distractions
agréables. Il faut rappeler le flux menstruel ou hémorrhoïdal
quant il a été brusquement supprimé, habiter dans des lieux
secs et élevés, bien aérés et recevant les rayons solaires, por -
ter des vêtemens assez chauds pour garantir la peau des injures de l'air.

Quant aux prétendus préservatifs qu'on a tant vantés , tels
que le camphre, les chlorures, certains vinaigres ou alcoolats,
ils sont nuisibles, car ils déterminent fréquemment de la céphalalgie, des étourdissemens, des bourdonnemens d'oreilles,
et peuvent devenir cause déterminante de la maladie chez
ceux qui y sont prédisposés; il faut donc éviter de les porter

sur soi où de les mettre à profusion dans les appartemens.

Le choléra est très-curable quand il est léger, c'est-à-dire tant qu'il n'existe qu'à l'état de première période, état qui a été improprement appelé cholérine par le vulgaire. La saignée générale, des sangsues appliquées en plus ou moins grand nombre, selon les indications, à l'épigastre, à la région iléo-cœcale ou à l'anus, des boissons froides gommeuses, des fomentations adoucissantes, des demi ou seulement des quarts de lavemens émolliens, quelques bains généraux, la glace en substance ou tout au moins de la limonade frappée de glace, la potion anti-vomitive de Rivière seront mis en usage. Si les déjections tendent à devenir cholériques, l'on ordonnera des frictions avec l'huile camphrée, des cataplasmes laudanisés ; si des crampes se manifestent, une diète stricte sera prescrite pendant quelques jours. Tel est le traitement qui me semble être le plus convenable pour combattre cette affection dant sa période d'invasion.

La maladie existe-t-elle à la seconde période, il faut faire une médecine des plus actives. La première indication qui se présente, c'est de réchauffer les malades. Il faut les mettre dans un bain chaud et prolongé, les sécher, et les placer dans un lit très-chaud. On leur appliquera des cataplasmes chauds et légèrement sinapisés aux extrémités où réside un froid plus considérable. On leur appliquera des sangsues à l'épigastre et à l'anus en même temps, ainsi que des cataplasmes émolliens sur l'abdomen, arrosés de laudanum, si les douleurs y sont trop fortes. On leur prescrira des quarts de lavements, contenant dix à douze gouttes de laudanum ; on les rendra astringents si les évacuations sont fort abondantes et le ventre indolent, ou du moins peu douloureux. Pour combattre les vomissemens, on emploiera la glace

en substance, la potion anti-vomitive de Rivière , l'eau ga-
zeuse. Le hoquet, si fréquent chez certains malades, sera arrêté le plus souvent avec l'acétate de morphine, placé à la dose
d'un grain sur la plaie d'un vésicatoire qui aura été appliqué
à l'épigastre. Contre les crampes, je prescris les frictions faites
avec l'huile de camomille camphrée, les cataplasmes laudanisés. La soif, qui est ordinairement très-vive, sera calmée par
la glace en substance, que le malade avalera de temps en
temps, ou par de petites gorgées d'une limonade très-froide,
si on ne peut se procurer de glace. Cette boisson, du reste, est
celle qui convient le mieux pendant toute la durée de la maladie. Le calomélas et l'ipécacuanha, qui ont été tant préco-
nisés, ne doivent être mis en pratique qu'avec une grande
réserve. Je ne conseille d'y avoir recours que lorsque les émissions sanguines locales ont arrêté l'inflammation du tube
intestinal, et que les autres moyens ont été insuffisans pour
calmer les évacuations; mais j'en rejette l'emploi dès le début
de la maladie et dès le commencement de la période algide.

Dans la troisième période, il faut employer la saignée générale, si les forces du malade le permettent, prescrire des sangsues eux apophyses mastoïdes, la glace sur la tête , des cataplasmes sinapisés ou même des sinapismes aux extrémités
inférieures , si l'inflammation existe vers le cerveau ou ses
membranes. On les prescrira sur l'abdomen ou à l'anus, si les
voies digestives sont le siége de l'inflammation ; des cataplasmes émolliens, des demi-lavemens d'amidon, d'eau de graines
de lin ou de mauves seront mis en usage. Du reste, il faut attaquer cette période sous la forme qu'elle présente.

Il faut désinfecter, à l'aide de chlorure de chaux ou de soude,
les appartemens, les lieux d'aisance, les plombs des cuisines.

Le traitement de la convalescence doit être dirigé avec la

plus grande attention, car l'on conçoit que si l'on donne trop promptement des alimens aux cholériques, on les expose à une récidive qui est le plus souvent suivie de la mort. En effet, le tube intestinal conserve pendant un temps plus ou moins long, une irritabilité qui passe à l'état d'inflammation, sous l'influence d'une cause légère. Eh bien! si dans cet état on permet aux malades l'usage d'alimens trop substantiels, ils éprouvent, non pas toujours, une récidive de la maladie, du moins fréquemment une gastro-entérite, qu'il faut ensuite combattre par les anti-phlogistiques, qu'on ne doit alors employer qu'avec beaucoup de prudence et de réserve. Mais il n'est que trop fréquent de remarquer chez les convalescens, sans qu'ils aient commis d'écart de régime, des vomissemens, de la diarrhée ou de la constipation, ou une faim canine, parfois le trouble se manifeste dans les facultés intellectuelles. Ces symptômes n'indiquent-ils pas qu'il existe encore dans l'estomac et les intestins, le cerveau ou les mé/nynges, un reste d'inflammation qui n'attend que la moindre cause pour passer de nouveau à l'état aigu?

Il faut avoir recours, pour combattre l'inflammation chronique de ces organes, quand elle existe, à quelques émissions sanguines locales, aux révulsifs cutanés, aux boissons gommeuses, aux fomentations adoucissantes, aux lavements émolliens. Il ne faut permettre aux convalescents que des bouillons d'abord très-légers, qu'on rend peu à peu plus fortifiants. A mesure que l'irritabilité de l'estomac diminue, on leur permet l'usage de panades, de crèmes au riz, au vermicelle; de compotes, de marmelade, du racahout. On ne leur permet que tard les viandes blanches et le vin qui doit être coupé avec l'eau de Seltz. On leur procurera des distrac-

tions agréables , quelques promenades , selon leurs forces ,
dans des lieux fréquentés.

PREMIÈRE OBSERVATION,

Le 11 avril 1832 un homme âgé de 51 ans, est pris de vomissemens , de diarrhée , de crampes légères aux pieds ,
après avoir pris du café et de l'eau-de-vie ; il est transporté
de suite à la Pitié, et placé dans l'une des salles de Bouillaud.
Au moment de l'entrée du malade , la face, les membres supérieurs , la verge étaient d'une teinte violette , les mains et
le visage froids, la voix peu altérée , le pouls à peine sensible, les déjections par le haut et par le bas étaient abondantes.

Trente sangsues sur le ventre , cataplasmes émollients ,
limonade gommeuse froide , lavements émollients , diète.

Le 12 , les crampes ont disparu , les vomissements et les
selles n'ont pas encore cessé ; le malade a rendu une certaine
quantité d'urine, le pouls s'est un peu relevé , la langue est
froide , pointue ; la couleur violette continue , soif vive.

Vingt sangsues à l'anus , le reste *ut suprà.*

Le 13, le malade va beaucoup mieux ; la teinte violette est
moins générale et moins foncée ; retour de l'urine , cessation
des vomissements et des selles , langue un peu sèche et rouge.

Limonade frappée de glace , cataplasmes laudanisés sur
l'épigastre , un bain , lavements émollients , diète.

Le 14 , La couleur violette n'existe presque plus , le malade
urine facilement et demande à manger, le pouls est assez développé.

Le 16 , sortie.

2ᵉ OBSERVATION.

Dans le même hôpital , et dans l'une des salles du service

du même professeur, on transporta le 5 avril , un homme âgé de 38 ans , qui fut pris , après un repas assez frugal , de coliques, de douleurs dans les mollets , et de diarrhée abondante. A son entrée , abattement général , découragement , crainte de succomber à sa maladie , visage d'une teinte plombée , yeux encavés , langue , face et extrémités froides , trouble de la vue, bourdonnements d'oreilles ; voix très-faible, cassée, voilée ; quelques crampes dans les mollets ; pouls très-petit , enfoncé ; langue humide , désir de boissons froides , douleurs à l'épigastre augmentant par la pression , pas de vomissements , quelques coliques , selles fréquentes.

Vingt sangsues à l'épigastre , frictions avec l'alcool camphré, lavement contenant douze gouttes de laudanum , potion anti-spasmodique , limonade gommeuse , diète.

Le 6 , peu de changement ; le malade est toujours vivement frappé du danger de sa maladie.

Saignée , vingt sangsues à l'anus , solution de sirop de groseilles froide.

Le 7, les selles sont bien moins fréquentes , la peau est chaude , le pouls développé , douleur dans le flanc gauche.

Quinze sangsues *loco dolenti* , sirop de groseilles étendu d'eau , petit-lait , cataplasmes émollients , lavements , un peu de bouillon coupé.

Le 8 , le malade va bien ; le dévoiement a disparu.

Les 9, 10 et 11, le mieux se soutient.

Boisson rafraîchissante , deux potages.

Le 12, l'urine coule librement , le sommeil est réparateur, il n'y a plus de selles ni de vomissements ; les facultés intellectuelles sont libres.

Boissons rafraîchissantes , la demie.

Le 16, ce malade obtient sa sortie.

5ᵉ OBSERVATION.

Une femme âgée de 28 ans, d'une constitution forte, enceinte de sept mois, fut apportée le 10 avril à la Pitié et placée dans l'une des salles du professeur Bouillaud. Depuis huit jours cette femme avait du dévoiement, et depuis deux des vomissemens et des crampes. A partir de l'apparition de ces symptômes , elle n'a plus senti remuer son enfant.

Le 11 , face et extrémités froides , violettes , bleuâtres ; pouls presqu'imperceptible , soif très-vive , vomissements fréquents , selles multipliées , crampes aux extrémités inférieures.

Une tasse d'une infusion de café, solution de sirop de groseilles à la glace , un julep gommeux , quart de lavement répété trois fois dans le jour, diète. Sur les quatre heures du soir, il survient des douleurs comme pour accoucher, avec rougeur des yeux et délire. L'avortement, en effet, a eu lieu à deux heures de l'après-minuit ; l'enfant est mort.

Le 12, agitation , persistance du délire , état comateux , injection vive des yeux , pouls peu développé offrant de fréquentes intermittences , langue rouge.

Cautérisation de la région rachidienne , le reste *ut suprà*.

Le 15, la malade répond nettement aux questions qn'on lui adresse , stupeur moins prononcée , langue recouverte d'une couche jaunâtre, soif vive ; pouls faible, petit , inégal, intermittent ; chaleur modérée de la peau , dévoiement sans vomissemens ; il s'écoule par le vagin un liquide abondant, sanguinolent ou de sang pur.

Glace sur la tête , boissons à la glace , lavements, cataplasmes , diète.

Le 14, la connaissance est complètement revenue , nulle

douleur dans le ventre , mais céphalalgie avec tendance au coma , deux selles dans la nuit, point de vomissements.

Seize sangsues au-dessous des apophyses mastoïdes, le reste *ut suprà*. Les sangsues coulent abondamment , et le 15, il y a une amélioration générale , en même temps que la céphalalgie et l'injection des yeux ont diminué.

Le 16, la malade va de mieux en mieux , la peau est fraîche , le pouls assez développé sans intermittence, les lèvres sont sèches , la langue est rouge , mais assez humide , soif vive , encore un peu d'injection des yeux.

Un peu de bouillon coupé.

Le 17, nulle douleur ; la malade urine ; état très-satisfaisant. La malade est transférée dans la salle des convalescentes.

Le 18 , l'urine coule abondamment ; la convalescence fait des progrès. L'écoulement lochial n'a présenté rien de particulier.

Deux bouillons , un potage.

Le 19, langue humide , nette , rosée ; bon appétit , visage d'une coloration vermeille. Deux bouillons.

Le 20 et le 21 on augmente la quantité d'aliments.

La malade sort guérie le 27.

4e OBSERVATION.

Une domestique âgée de 32 ans, fut transportée, le 8 août, à la Pitié , dans la salle du professeur Bouillaud. A son entrée elle offrit les symptômes suivants : vomissements et selles souvent répétés, douleurs dans la région abdominale, crampes aux mollets, pouls conservé, chaleur de la peau naturelle, la face ni les membres ne présentent pas de taches bleuâtres ,

la voix n'est pas altérée. La malade avait éprouvé des vomis-
et de la diarrhée dès la veille.

Quinze sangsues sur le ventre , cataplasme émollient , limonade gommeuse , lavement émollient , diète.

Le 9, cessation des vomissemens, mais persistance des selles
liquides , céphalalgie , douleurs dans les reins. Même prescription moins les sangsues.

Le 10 , la malade est bien ; les selles et les vomissements
ont cessé. Même boisson , un bouillon.

Le 11, le mieux se soutient. Bouillon , un potage.

Le 12, rechûte, retour des selles et des vomissements, pouls
à peine sensible fréquent, 120 pulsations par minute ; refroidissement considérable ; tendance à l'état comateux , pulvé-
rulence des narines.

Cautérisation rachidienne , solution de sirop de gomme ,
julep gommeux avec extrait de ratanhia , demi-gros ; lavements amylacés , cataplasme sur le ventre, diète, réchauffer
le malade.

Le 13 , un peu d'amélioration , douleur dans la région
épigastrique et dans l'hypochondre droit.

Quinze sangsues sur cette région , solution de sirop de
gomme.

Le 14, mieux sensible , pas de vomissements , une seule
selle , langue jaunâtre au milieu , rosée à sa circonférence ,
ventre souple , indolent , pouls encore fréquent et faible.

Infusion de café alternée avec une solution gommeuse
pour boissons, le reste *ut suprà*, moins les sangsues.

Le 15, le mieux se soutient. Un bouillon coupé.

Les 16, 17 et 18 l'appétit revient. Bouillon et potage , eau
froide pour boisson , glace en substance.

Le 19, la malade est en pleine convalescence ; le 26 elle sort guérie.

5e OBSERVATION.

Un homme âgé de 57 ans, entre le 1er avril 1832 à l'hôpital de la Pitié (service de M. Andral), et présente les symptômes suivants : céphalalgie, teinte violacée de la face, yeux enfoncés et cernés, pupilles de grandeur naturelle, nez froid, langue un peu rouge vers la pointe, légèrement collante, jaune à son centre ; soif vive, désir des boissons froides, douleurs abdominales augmentant par la pression, borborygmes, vomissements, évacuations alvines fréquentes ; les matières rendues par le haut et par le bas ont une couleur blanchâtre ; elles ressemblent à des œufs brouillés. Les mains sont froides ; le pouls radial, petit, à peine sensible, fréquent sous les doigts, bat cent quatre fois par minute ; la respiration est fortement cortale (24 inspirations par minute), sentiment d'oppression, la peau est sèche ; il y a des urines.

Limonade citrique, potion anti-spasmodique de quatre onces fortement opiacée, demi-lavement avec un gros de la même préparation.

Cinq heures du soir : langue sèche et rouge, les vomissements persistent, la soif est moins vive, le ventre est douloureux à la région ombilicale, chaleur générale, pouls petit, à 120 pulsations, somnolence. On donnera, toutes les deux heures seulement, une cuillerée de la potion opiacée ; le reste *ut suprà*.

Le 2 avril, yeux moins enfoncés, joues moins caves, absence de crampes, langue collante, un peu rouge à sa pointe, ventre indolent, vomissements blanchâtres, déjections de même couleur, 120 pulsations, 16 respirations, sueur froide , pieds froids , pas d'urine. On supprime le laudanum de la potion , et on le remplace par vingt gouttes d'éther sulfurique. Mort à midi.

AUTOPSIE. — *Habitude extérieure.*— Face livide , raideur cadavérique très-prononcée , pas de traces de putréfaction.

Abdomen. — Sécheresse du péritoine , injection veineuse des épiploons et d'un assez grand nombre d'anses intestinales. Le gros intestin est distendu par une grande quantité de gaz.

Estomac. Il contient une assez grande quantité de liquide vert-pré, des grumeaux blanchâtres. La muqueuse présente une couleur violacée autour du cardia et dans le grand culde-sac, avec réseau veineux au-dessous de la muqueuse. Vers la petite courbure, il existe quelques ecchymoses. Dans tout le reste de l'estomac, la muqueuse est d'un rose vif ; elle est molle dans le grand cul-de-sac et vers la petite courbure : il n'existe pas de follicules.

Duodénum. Il contient un liquide jaune assez épais, qui pâlit à mesure qu'il avance vers la partie inférieure de l'intestin grêle ; il contient un assez grand nombre de grumeaux blanchâtres. Vers la fin de l'iléon, il est tout-à-fait blanc ; la surface de la muqueuse duodénale est d'une teinte jaune ; au-dessous, il existe une couleur noire beaucoup plus prononcée vers le bord libre des valvules conniventes. Dans l'iléon, existent 24 glandes de Peyer faisant saillie audessus de la muqueuse. Dans quelques points on aperçoit en même temps une éruption confluente des follicules de Brunner. Le gros intestin contient un liquide exhalant une odeur fétide et ayant l'aspect du pus phlegmoneux , sa muqueuse est pâle ; on aperçoit quelques follicules isolés dans le colon. Le foie est rouge à l'intérieur et à l'extérieur, sa con sistance est normale. La bile est d'un vert foncé; la rate est à l'état sain.

Reins. Ils sont gorgés de sang, de bonne consistance.

Vessie. Elle contient un peu d'urine ; sa muqueuse est saine.

Poumons. Ils sont sains et crépitants, offrant très-peu d'engouement à leur partie postérieure. Le cœur n'est pas plus volumineux qu'à l'état normal ; son tissu est ferme et d'un rouge brun ; sa cavité contient du sang noir, cailleboté.

Le cerveau et le rachis n'ont pas été examinés.

(J'ai emprunté ces cinq observations à la *Gazette des Hôpitaux.*)

Pour terminer le tableau que j'avais à faire du choléra asiatique, il ne me reste plus qu'à parler de l'influence que cette maladie a exercée sur certaines classes d'animaux. Cette influence détermina une épizootie très-meurtrière dans quelques localités environnant Paris. Les lapins, les poules, les dindes et les vaches furent les animaux qui en ressentirent le plus les funestes effets. Mais, me dira-t-on, cette épizootie était-elle réellement due à l'influence cholérique? Sans doute, 1º puisqu'elle apparut en même-temps que le choléra faisait les plus grands ravages sur la population de Paris, et même des villes environnantes ; 2º parce que l'on remarqua chez les animaux qui en furent atteints, quelques-uns des symptômes appartenant au choléra ; 2º enfin parce que, à l'autopsie, on observa certaines altérations analogues à celles que l'on avait trouvées sur les organes de l'homme.

Chez les lapins, il y avait vomissemens ou envie de vomir, déjections par le bas de matières blanchâtres et liquides ; le nez était froid. Le tube intestinal contenait de la matière dite cholérique, sa surface externe était fortement congestionnée.

de couleur lilas; les gros intestins présentaient des rougeurs plus ou moins foncées. La vessie ne présenta pas d'altérations et contenait de l'urine.

Chez les vaches, la sécrétion laiteuse fut supprimée. Le ventre paraissait être le siége de vives douleurs ; le poil se hérissait, les oreilles devenaient froides. Ces animaux respiraient difficilement ; ils éprouvaient des envies de vomir, suivies bien souvent de vomissemens, et une diarrhée plus ou moins abondante de matières blanchâtres et liquides. L'autopsie fit reconnaître des rougeurs plus ou moins foncées, plus ou moins étendues, siégeant dans le tube intestinal, ainsi que des matières blanchâtres, ressemblant à de la bouillie. Les poumons étaient très-volumineux, et gorgés de sang noir.

Les dindes et les poules présentèrent de l'inappétence, parfois des vomissemens, mais toujours des envies de vomir, et très-fréquemment des déjections par le bas de matières liquides, le ventre était très-sensible à la pression; ces animaux éprouvaient un froid général, leurs crètes devenaient bleuâtres et très-froides. A l'autopsie, on remarqua une raideur cadavérique très-prononcée. En général, les ménynges étaient injectées; la crète était plus violette qu'elle ne l'est d'habitude. La muqueuse intestinale était congestionnée. Les intestins contenaient un liquide verdâtre, mais le plus souvent blanchâtre. Les vaisseaux sanguins étaient gorgés d'un sang noir et épais.

CHAPITRE VII.

Peste.

La peste qui a été regardée dès la plus haute antiquité,
comme l'un des plus redoutables fléaux qui puissent sévir
sur l'espèce humaine, a d'abord été attribuée par l'ignorance
et la superstition, à l'apparition d'éclipses ou de comè-
tes. Plus tard, des observateurs avancèrent qu'elle était
due à des débordemens de fleuves ou de rivières, ou à des
miasmes qui se dégageaient des cadavres d'animaux qu'on
laissait se décomposer en plein air, et non loin des habitations.

Fracastor a prétendu que cette maladie avait pris naissance en Asie; d'autres écrivains ont avancé après lui qu'elle
avait été apportée soit de l'Asie, soit de l'Afrique dans les
différentes parties de l'Europe. Selon Fodéré, elle tire toujours son origine d'Egypte. Ces historiens se sont évidemment trompés, puisque les mêmes causes qui l'ont produite
dans le Levant l'ont aussi déterminée en Europe. Rome, au
moment de sa fondation, n'avait pas de relations avec le
Levant, et cependant elle fut ravagée par une peste cruelle
sous son premier roi. Je dis que cette maladie s'observe bien

plus fréquemment en Asie et en Afrique, où elle est endémique dans certaines localités, à Constantinople et à Damiette, par exemple, souvent épidémique et très-meurtrière, ayant pour caractères distinctifs des bubons, des pustules, des pétéchies, ensemble ou isolément.

La peste est-elle contagieuse ou ne l'est-elle pas? Telle est la grande question qu'on agite depuis bien des années, et qui semble devoir toucher à sa fin. Si le gouvernement français eut répondu à la demande d'un homme courageux et philanthrope, le docteur Chervin, qui proposait en 1833, pour démontrer la non-contagion de cette maladie, de se l'inoculer et de porter des vêtemens de pestiférés, l'on n'aurait plus de doutes sur cette question, et l'on saurait à quoi s'en tenir sur les quarantaines, qui portent de si grands préjudices au commerce. Des hommes d'un très-grand mérite, tels que Messieurs Broussais, Geoffroy St.-Hilaire, Serres, Bouillaud, Chervin, Lassis nient la contagion. Larrey et Desgenettes ont pu se l'inoculer impunément. Clot-Bey, Perron, Brayer, Aghi-Mustapha, Bertholoti, Balard, Cholet, qui l'ont observée, les uns en Egypte, les autres, à Constantinople, pensent également qu'elle n'est pas contagieuse. Avant eux, Valériola, Montanus et Naldi surtout, avaient émis la même opinion. Ce dernier a avancé que les médecins qui ont prétendu que la peste est contagieuse, l'avaient mal observée, et que si l'on a vu des individus en être atteints après avoir communiqué avec des pestiférés, c'était uniquement pour avoir été trop long-temps en contact médiat avec eux, et s'être saturés de leurs exhalations. D'autres médecins, également d'un grand mérite, pensent différemment, et citent des faits à l'appui de leur opinion. On en voit des observations dans Diemerbrock. Whyte, médecin anglais, mourut, dit-on, de la peste, après se l'être

inoculée. Si l'on en veut croire messieurs les contagionistes,
un médecin russe, dont le nom doit être à jamais en horreur
à la postérité, si le fait est exact, aurait inoculé la peste
à trois cents personnes, qui auraient toutes succombé;
et, n'étant pas encore assez instruit par les nombreuses
victimes qu'il venait de faire, il en serait mort lui-
même, après se l'être également inoculée. Clot-Bey, dans
la peste qu'il a observée en Egypte, et plus particulièrement
à Abou-Zabel, en 1836, a remarqué que beaucoup d'individus
en avaient été atteints après avoir communiqué avec des
pestiférés, tandis que beaucoup d'autres aussi, tels que
des médecins, des élèves, des infirmiers, qui les touchaient, les soignaient à chaque instant du jour sans aucunes
précautions, en étaient exempts. Le même médecin a
également remarqué que l'isolement des individus ne les ga-
rantissait pas de la maladie, et que les sujets les plus mal-
traités étaient des individus pauvres, mal sains et mal propres. Il est incontestable pour moi que les individus dont
parle Clot-Bey, qui ont été atteints de la peste, après avoir
communiqué avec des pestiférés, n'ont eu la maladie que
parce qu'ils se trouvaient sous son influence épidémique, et
momentanément plus rapprochés du centre de l'infection.

Cholet, qui a fait d'intéressantes recherches sur la peste,
pense que ceux qui soignent les pestiférés en sont le moins
fréquemment atteints. Cette opinion se trouve conforme à
celle du docteur Clot, et opposée à celle de Merteus, judicieux
observateur, qui remarqua à Moscou et à Kiouw, en 1770
et 1771, que ce furent les individus qui communiquèrent le
plus avec les pestiférés, et surtout les infirmiers, qui furent le
plus promptement attaqués par la maladie. Pour moi, je considère la peste comme n'étant pas contagieuse; car si elle l'é-

tait, tous ceux qui touchent des pestiférés, qui respirent leur soufle , qui portent leurs vêtemens, qui les soignent, en seraient atteints sans distinction, ce qui n'a pas lieu.

Dans la peste qui sévit si cruellement en Russie, en 1771, des infirmiers se revêtirent de fourrures qui avaient servi à des pestiférés, après les avoir exposées à l'air seulement pendant 48 heures, et cependant ils ne contractèrent pas la maladie. Larrey et Desgenettes ne l'ont pas contractée, malgré que, que dans des momens urgens, ils eussent enlevé de leurs propres mains des cadavres de pestiférés ou des objets qui leur avaient servi. Bertrand , Chirac , Soulié, Clot-Bey, etc., etc., ne l'ont pas contractée, malgré qu'ils eussent fait des autopsies. Mais il existe bien certainement, à mon avis du moins, une sorte d'infection au moyen de laquelle la maladie attaque plutôt tels individus que tels autres ; sévit de préférence dans tel quartier d'une ville plutôt que dans tel autre. Cela tient évidemment à la propreté ou à la malpropreté des rue ; à la salubrité ou à l'insalubrité des localités , à leur position ; à l'aisance ou à la misère des individus ; à la sobriété ou aux excès dans lesquels ils vivent. Je ne terminerai pas cet article sans émettre le vœu que le gouvernement accède promptement à la demande du docteur Chervin, qui a été faite dans l'intérêt de l'humanité , de la science et du commerce ; et dans l'intention de concourir à un si grand acte de philanthropie , je m'offre l'un des premiers à faire partie des médecins qui voudront se soumettre volontairement aux expériences qui seront faites à cet effet , et me mets dès ce jour à la disposition du gouvernement.

Nous possédons l'histoire de plusieurs pestes qui ravagèrent différentes parties du globe à des époques plus ou moins éloignées. Cinq siècles avant l'ère chrétienne, à l'époque de la

guerre du Pélpoonèse, Athènes fut désolée par une peste des
plus affreuses. Thucydide qui en traça le tableau , rapporte
que l'art des médecins ni les secours des Dieux ne purent en
arrêter les progrès. Selon Soranus , cependant , Hippocrate
aurait délivré l'Attique de ce fléau terrible en purifiant l'air
à l'aide du feu et de fumigations faites avec des plantes odo-
riférantes. D'après l'historien que je viens de citer , les principaux symptômes étaient une violente céphalalgie, yeux rouges et étincelants, ardeur brûlante à la gorge, soif vive, toux
continuelle , peau rouge, noire ou livide, assez souvent gangrène des extrémités et des parties génitales , charbons.

La peste qui parut vers le milieu du sixième siècle , prit
naissance , selon les uns , en Ethiopie, selon d'autres, à Pe-
luse , en Egypte. Ce fut à Constantinople et en Italie qu'elle
exerça le plus de ravages. D'après ce qu'en disent Evragre et
Procope , elle moissonna la moitié de la population des lieux
où elle se montra. Les villes étaient dépeuplées, il n'y avait
plus de commerce , on ne trouvait personne pour enterrer
les morts. Les malades s'imaginaient voir des spectres, ils se
renfermaient dans leurs chambres et ne voulaient ouvrir à
personne. Sous l'influence d'une semblable terreur, le mal faisait des progrès rapides , et la mort arrivait ordinairement
du deuxième au troisième jour. La plupart des pestiférés présentaient les symptômes suivants : violente céphalalgie, yeux
rouges , étincelants, ardeur brûlante à la gorge , soif vive ,
délire, et moins fréquemment coma ou seulement assoupissement , bubons aux aisselles , derrière les oreilles ou aux
aines , taches noires , charbonneuses sur certaines parties du
corps : les bubons passaient très-promptement à l'état de
gangrène. Selon Procope, les dix-neuf vingtièmes des femmes
enceintes mourraient. Aucune des médications qui furent

essayées ne parut utile. Le moyen le plus avantageux qu'employait la nature, était une bonne suppuration des bubons. Plusieurs convalescents furent affectés de paralysie de la langue. Une chose bien digne de remarque, c'est que dans certains pays, en Espagne, en France, par exemple, la maladie se compliqua de petite-vérole et de rougeole.

De toutes les pestes qui ont été décrites, nulle n'a été aussi générale et aussi meurtrière que celle qui parut au quatorzième siècle, elle ravagea successivement l'Asie, l'Afrique et l'Europe. Dans Venise seule elle fit périr cent mille personnes. Pétrarque en a ainsi tracé le sombre tableau, que j'extrais de l'ouvrage de Kurt Sprengel :

« Beaucoup mouraient le jour et quelques-uns peu d'heures après l'nvasion de la maladie, qui s'annonçait ordinairement par une fièvre violente avec céphalalgie, vertiges, assoupissement, incohérence dans les idées et perte de la mémoire ; la langue et le palais étaient noirâtres et brûlés et exhalaient une fétidité insupportable. Beaucoup étaient atteints d'une inflammation violente du poumon avec hémorragie, et aussitôt la gangrène se manifestait par des taches noires sur tout le corps. Mais si au contraire le corps se couvrait d'abcès, alors les malades ne couraient plus les mêmes dangers. Les médicaments ordinaires n'étaient d'aucune efficacité. »

Les principaux symptômes de la peste que Diemerbrock observa à Nimègue, sont : anxiété extrême, agitation, chaleur brûlante à l'intérieur, violente céphalalgie, pouls le plus souvent fort, parfois petit et fréquent, inégal ; chaleur parfois naturelle, mais le plus souvent augmentée ; face tantôt rouge, tantôt pâle ; langue sèche et rouge, bouche fétide, soif ardente, sueurs fétides, douleurs à l'épigastre plus ou

moins aiguës, nausées , vomissements , diarrhée très-fétide ,
urines assez souvent naturelles , rouges chez beaucoup de
malades , troubles chez d'autres, quelquefois sanguinolentes.
Chez certains malades ; prostration extrême ; chez d'autres ,
agitation , mouvements convulsifs , soubresauts de tendons ,
délire , veilles continues , trouble de la vue , tintements
d'oreilles , assoupissement , stupeur, coma.

Mais les symptômes caractéristiques étaient des bubons qui
apparaissaient au cou , aux aines ou sous les aisselles ; des
charbons plus ou moins nombreux qui siégeaient sur différentes parties du corps , et des pétéchies nombreuses.

Chirac qui a bien observé et bien décrit la peste qui ravagea Rochefort au dix-septième siècle , doit être regardé
comme l'un de ces hommes à ame forte , et dont le sang-froid et le courage les mettent au-dessus du danger ; Chirac ,
dis-je , est peut-être le médecin qui a le plus ouvert de cadavres de pestiférés , et qui en a examiné les lésions organiques
avec le plus de soin.

Au début , simple frisson et souvent froid glacial , violente
céphalalgie , yeux abattus ou étincelants , face plombée ,
cadavéreuse, prostration , mouvements continuels des membres , pouls petit , douleurs à l'épigastre , hoquet , vomissements, diarrhée colliquative, syncopes. Des malades succombaient dans la période du froid , dans une sorte d'assoupissement et couverts d'une sueur froide. D'autres , et c'était le
plus grand nombre , éprouvaient une réaction. Au froid succédait la chaleur naturelle ; la fièvre était modérée chez la
plupart , violente chez quelques-uns. Le pouls était petit ,
mou, concentré, inégal ; la peau présentait des pétéchies. La
plupart des malades eurent des bubons sous les aisselles et,
au cou, quelques-uns aux aines ; chez un certain nombre des,

charbons siégeaient dans différentes parties du corps. Il y avait diarrhée de matières séreuses, verdâtres, noirâtres ou sanguinolentes. Les hémorragies nasales furent fréquentes, les urines étaient rouges et déposaient un sédiment briqueté.

Bertrand qui nous a laissé une bonne description de la peste qui fut si désastreuse à Marseille, en 1720, a divisé les symptômes sous lesquels elle se montra, en légers et graves. Dans le premier cas, la maladie s'annonçait par des douleurs dans les membres, par de la céphalalgie, des vertiges, des douleurs dans l'abdomen, surtout à l'épigastre ; des envies de vomir, une fièvre plus ou moins intense, ayant débuté par un léger frisson. Après quatre, cinq ou six jours, une sueur ou une diarrhée critiques faisaient disparaître ces symptômes. On ne remarquait ni bubons, ni charbons, ni pétéchies. Dans quelques cas des bubons apparaissaient, soit dès le début de la maladie, soit après le huitième ou le quinzième jour, arrivaient à bonne suppuration, ou se terminaient par la résolution. En général, les malades qui présentèrent les symptômes de ce premier degré, guérirent assez promptement ; mais il n'en fut pas de même chez ceux qui furent affectés de la seconde sorte de symptômes, je veux dire des symptômes graves : presque tous succombèrent. Cette seconde forme de la maladie présenta elle-même différentes variétés. Dans quelques circonstances, les individus mouraient subitement sans signes précurseurs ; d'autres fois après six, douze ou vingt-quatre heures ; le plus grand nombre après deux ou trois jours, lorsque surtout il ne s'était manifesté ni bubons, ni charbons, ni pustules. Après cette époque, si les bubons venaient à suppuration, et surtout si cette suppuration se soutenait, quelques malades guérissaient ; mais la mort était pour ainsi dire toujours constante, lorsque les bubons disparaissaient avant d'être venus à suppuration. Une grande chaleur se faisait sentir à l'intérieur. Le pouls était élevé ou petit, souvent même naturel. Les yeux étaient brillans, égarés ; le regard sombre et menaçant. On remarquait une violente agitation, un délire taciturne ou furieux, ou un état comateux. La respiration en général était gênée; l'épigastre douloureux. Il y avait nausées, vomissemens violens et fréquens, dhiarrée abondante, hémorragies chez beaucoup de malades. La langue était ordinairement blanche; la soif très-vive, l'urine le plus souvent naturelle, recouverte d'une pellicule huileuse, quelquefois elle était très-rouge. Une odeur douceâtre et très-désagréable s'exhalait du corps des malades. Les bubons se formaient au cou, aux aisselles, aux aînes et à la partie supérieure et interne des cuisses. Les charbons et les pustules se montraient partout.

Samoïlowitz a assigné trois degrés à la peste de Russie: le premier était caractérisé par une céphalalgie sus-orbitaire fort incommode, des vomissemens, des bubons, des pétéchies, quelquefois par des charbons. Le second par une céphalalgie continuelle, des vomissemens fréquens, de larges pétéchies noires, confluentes, qui se réunissant au nombre de trois ou quatre, formaient une pustule sous laquelle était un charbon; et par des bubons peu fréquens. Le troisième par les syptômes qui viennent d'être décrits, qui arrivaient bientôt à leur dernier degré d'intensité, et par un délire presque continuel.

Les symptômes communs furent abattement, tristesse, pleurs sans motifs, légers frissons, tremblement, pesanteur de tête, douleur fixe au-dessus des orbites, yeux rouges, brillans, larmoyans, regard fixe ou égaré, chaleur à l'intérieur, très-intense, peau sèche et brûlante, langue sèche, jaunâtre ou verdâtre, fort pâle et décomposée, anxiété, agitation, syncopes, nausées, vomissemens d'alimens où de matières jaunâtres ou verdâtres, diarrhée, somnolence, réveil en sursaut, désespoir, délire, aphonie, incontinence d'urine, assez souvent hémorragie nasale ou de l'arrière-bouche chez l'homme ; chez les femmes, hémorragie de l'utérus, avortement.

La peste d'Egypte de 1798, observée par Desgenettes et Larrey, présenta le plus souvent trois dégrés. Dans le premier, il y avait fièvre légère sans délire ; bubons. Chez presque tous les malades, le délire ainsi que la fièvre cessaient vers le cinquième ou septième jour. Plusieurs malades guérirent. Dans le troisième enfin, il y avait fièvre, délire considérable, bubons, charbons, pétéchies. La mort arrivait ordinairement du troisième au cinquième jour. Très-peu guérirent.

Bien que cette troisième période fût très-dangereuse, plusieurs guérirent par les seuls efforts de la nature.

Les symptômes généraux étaient, au début, la perte de l'appétit, langueur générale, pesanteur de tête, langue rouge, envies de vomir, peau sèche et brûlante. Le troisième jour était marqué par une douleur vive et de la tuméfaction aux aînes. Le quatrième, il y avait rémission des symptômes. Quand la maladie était très-intense, il y avait vomissemens fréquens de matières verdâtres ou noirâtres, ainsi qu'une diarrhée abondante de matières semblables, pandant toute la durée de la maladie ; la soif était très-vive.

En 1828, Bobilier observa la peste qui fit périr en Morée presque tous les individus qui en furent atteints. Le description qu'il en a donnée est semblable à celle faite par Bertrand et par Desgenettes.

Dans un voyage qu'il fit à Constantinople en 1834, Cholet traça ainsi le tableau de la peste qui y régnait alors. La pé-

riode de début était marquée par un malaise général, de l'insomnie, de la faiblesse, une démarche chancelante, comme
dans l'état d'ivresse, un léger frisson le long de la colonne
vertébrale, qui devenait quelquefois intermittent pendant
plusieurs jours, suivi de fièvre avec exacerbation le soir, céphalalgie peu intense, langue blanche, humide et épaissie, regard inquiet, envies de vomir ou vomissemens de matières
blanchâtres ou jaunâtres, douleur dans la région précordiale,
pouls plein et fréquent, respiration libre, ordinairement
constipation.

Dans la seconde période, qui arrivait ordinairement du
deuxième au troisième jour, il y avait exaspération des
symptômes qui viennent d'être décrits, céphalalgie intense
et sus-orbitaire, prostration des forces, fièvre avec chaleur
brûlante à la peau, suivie de sueurs; trouble dans les idées
délire, yeux étincelans, regard sombre et inquiet, tintemens
d'oreilles, épistaxis, face bouffie, d'autres fois grippée, parole,
gênée, langue sèche et rouge sur ses bords, couverte d'un enduit jaunâtre à sa base; pouls faible et fréquent, donnant cent
vingt à cent trente pulsations par minute chez plusieurs malades, anorexie, soif vive, émission de l'urine difficile et douloureuse, parfois évacuation de liquides jaunâtres ou verdâtres, coïncidant avec des vomisssemens de même couleur, apparition d'un ou plusieurs bubons aux aines et aux aisselles,
ou à ces deux régions à la fois, aux jarrets et au cuir chevelu,
précédés de douleurs sourdes dans ces régions; parotides,
charbons plus ou moins nombreux sur la poitrine et souvent
à l'épigastre, sur les membres, le visage et principalement sur
le nez. Il y avait ordinairement rémission des symptômes le
troisième jour, quand la mort n'arrivait pas avant.

La troisième période s'étendait du troisième au cinquième

jour. Alors , coma , œil fixe et immobile , paupières à moitié fermées, cécité, décubitus dorsal forcé , face hippo-cratique, langue effilée à sa pointe, sèche, rugueuse, avec un enduit fuligineux ou jaunâtre, couverte d'aphthes , ainsi que la membrane muqueuse buccale ; teinte plombée ou d'un jaune paille sur le visage et tout le corps, région du foie vo-lumineuse, quelquefois évacuations alvines liquides, invo-lontaires, aussi bien que l'urine, d'un vert noirâtre, pétéchies ou plaques bleuâtres sur le cou, la poitrine, le ventre.

Si l'on compare entre elles les descriptions des différentes pestes que je viens de rapporter, on voit qu'il existe entre les symptômes qu'elles ont présentés, les plus grands rapports de ressemblance. C'est ainsi qu'il y a eu constamment des bubons, des charbons , des pustules ou des pétéchies ; ces symptômes ont été caractéristiques. La céphalalgie, l'éclat des yeux, un délire sombre ou furieux, ou un état comateux, des douleurs intestinales, les vomissemens , la diarrhée ont été , parmi les symptômes communs, ceux qui ont été les plus constans.

Toutes les fois que la peste s'est montrée dans un pays, des autopsies ont été faites, mais en trop petit nombre, soit par la crainte que la maladie a inspirée , soit parce que les méde-cins ne se sont pas trouvés dans une position favorable pour en pratiquer.

Chirac est bien certainement l'un des médecins qui ont le plus ouvert de cadavres de pestiférés. Le sang, dit-il, contenu dans les vaisseaux propres à la circulation , est noir, couleur d'encre, et coagulé chez les individus qui sont morts dans les trois premiers jours de cette affection; il est très-épais et coule difficilement chez ceux qui ont succombé après cette époque. Le cerveau, le foie, la rate sont gorgés d'un sang noir et non coulant ; l'estomac et les intestins présentent des plaques rouges ou brunes; le cerveau et le foie contiennent quelquefois du pus. Une sérosité claire, roussâtre ou sanguinolente est contenue dans les membranes du cerveau, dans ses ventricules ou dans le bas-ventre des individus morts du septième au onzième jour. Les poumons, quoique gorgés d'un sang noir, sont néanmoins ceux des organes qui offrent le moins d'altération.

Dans la peste de Provence, Soulier fit quelques autopsies chez trois malades, dont il n'ouvrit ni la tête, ni le tube intestinal, et qui avaient succombé dans les trois premiers jours de la maladie; il vit des réseaux vasculaires sur la surface externe des poumons et du péricarde; les poumons étaient en outre livides ou d'un rouge foncé; les vaisseaux propres à la circulation étaient pleins d'un sang noir; les viscères de l'abdomen étaient livides, noirâtres. Des réseaux vasculaires existaient à l'intérieur de l'estomac et des intestins. Chez six autres pestiférés, qui avaient présenté des symptômes graves, il trouva les enveloppes du cerveau, les vaisseaux et les sinus de la dure-mère remplis d'un sang noir et coagulé; des taches gangreneuses sur les poumons; le cœur volumineux, sans altération de texture. L'estomac et les intestins étaient remplis d'une bile verte; le foie était très-volumineux. Les glandes qui formaient les bubons étaient gangrenées, livides, purulentes, surtout dans leurs racines. Chez quelques-uns de ces six cadavres, il y avait des charbons à l'intérieur, ainsi que des taches livides et pourprées, semblables aux extérieures de l'estomac, qui était rempli de vers et d'un sang noirâtre très-fétide.

Dans douze cadavres qu'il avait ouvert à Alais, Couzier observa des traces de congestion cérébrale, l'inflammation des ménynges; le cœur et le foie volumineux, de la bile dans le canal digestif, des taches pourprées et des charbons sur le poumon, à l'intérieur et à l'extérieur de l'estomac et des intestins grêles, sur l'épiploon, le mésentère, le diaphragme, les reins, l'aorte ventrale et le pancréas.

Samoïlowitz, qui a fait quelques autopsies avec assez peu de soin, a trouvé l'estomac, les intestins, la vésicule biliaire gonflés et gorgés de sang noir; l'encéphale, les poumons dans l'état naturel; le grand lobe du foie un peu enflammé, et une matière grasse, jaunâtre dans les cavités du cœur. Les articulations étaient flexibles et les chairs très-molles.

Larrey ouvrit quelques cadavres à Jaffa. Chez l'un, qui était couvert de pétéchies et qui exhalait une odeur fétide, le bas-ventre était météorisé; le grand épiploon jaunâtre et marqueté de taches gangreneuses ; les intestins boursoufflés et de couleur brunâtre; l'estomac affaissé et gangrené dans plusieurs points correspondans au pylore ; le foie d'un volume plus considérable que dans l'état ordinaire; la vésicule pleine d'une bile noire et fétide; les poumons d'un blanc terne, entrecoupès de lignes noirâtres ; le cœur d'un rouge pâle, son tissu facile à déchirer, ses cavités pleines d'un sang noir et liquide; les bronches gorgées d'un sang également noir et liquide. Dans un autre cadavre, le foie était un peu plus volumineux; la vessie très-distendue, le péricarde rempli de sérosité sanguinolente; le tissu cellulaire était parsemé d'un lacis de vaisseaux pleins de sang noir et non coagulé. Les autres altérations comme dans le premier cadavre. Le crâne ne fut pas ouvert.

Dans la peste qui parut à Noja, en 1816, Rubino, Dolco et Perrone ouvrirent deux cadavres, en examinèrent, ont-ils dit, avec soin les différentes cavités, et déclarèrent n'y avoir observé aucunes altérations. Je ne suis pas surpris que ces médecins ne rencontrèrent pas de lésions sur les organes des pestiférés dont ils ont fait l'autopsie; ils regardaient la maladie comme contagieuse et traitaient avec les plus grandes précautions ceux qui en étaient atteints. Dès lors on conçoit qu'ils se trouvaient sous l'impression d'une terreur plus ou moins grande, qui dût naturellement s'accroître lorsqu'ils voulurent ouvrir les deux seuls cadavres dont j'ai parlé plus haut, et que leurs recherches ont été faites avec peu de soin.

Dans les ouvertures de cadavres de pestiférés, faites au Caire en 1835, par Clot-Bey, le cœur et les veines des cavités splanchniques étaient distendus et remplis d'un sang très-noir, les artères vides, le foie et la rate gorgés de sang noir; cette dernière était souvent ramollie et augmentée de volume. Les reins étaient d'un violet foncé; leur tissu gorgé de sang; il y avait hémorrhagie dans les bassinets. L'estomac contenait toujours un liquide noirâtre; la muqueuse, très-injectée, présentait des plaques rouges, assez semblables aux pétéchies, quelquefois même des ulcérations. Les intestins offraient à peu près les mêmes altérations, mais à un plus faible degré. Les ganglions lymphatiques avaient acquis le quintuple de leur volume ordinaire; leur tissu était ramolli, couleur de lie de vin, quelquefois noir. Ces altérations se rencontraient dans les ganglions qui se prolongent le long du trajet des vaisseaux dans l'abdomen et la poitrine. Il y avait engorgement des veines sous-arachnoïdiennes et des sinus. Dans quelques cas seulement, le cerveau était ramolli.

L'altération des ganglions lymphatiques rapportée par Clot-Bey n'existait sans doute pas chez les pestiférés qui furent traités par Samoïlowitz et Larrey, qui disent positivement que ces ganglions ne furent jamais attaqués par les bubons.

Des différentes observations que je viens de signaler , il résulte que les désordres qu'on a vus sur les organes des individus qui ont succombé ont varié selon les pays où la peste a été observée. Il faut conclure , d'après les autopsies qui ont été faites depuis le sixième jusqu'au dix-neuvième siècle, que presque toujours le tube digestif, mais principalement l'estomac, a présenté des traces de phlegmasie violente, caractérisées par des plaques rouges et souvent gangrenées , que souvent il est affaissé et contient du sang noir ; que dans bien des circonstances les épiploons portent l'empreinte manifeste de traces gangreneuses et que leurs vaisseaux sont gorgés d'un sang noir ; le foie est engorgé et contient quelquefois du pus ; la vésicule biliaire est pleine d'une bile noirâtre et souvent fétide ; la rate est augmentée de volume , mollasse , noirâtre , comme réduite en bouillie ; les reins d'un rouge foncé paraissent augmentés de volume ; les ményuges offrent des plaques rouges ; l'arachnoïde contient de la sérosité ; l'encéphale est gorgé de sang noir , livide, et contient quelquefois du pus ; les ventricules renferment de la sérosité ou un sang noirâtre ; les bronches contiennent des mucosités spummeuses ou sanguinolentes ; quelquefois le cœur est flasque et décoloré; le péricarde contient assez souvent de la sérosité ; parfois, enfin , tout le système glandulaire présente des traces d'inflammation.

D'après les rapports qui existent entre les symptômes que présente la peste et les lésions cadavériques que l'on trouve après la mort, l'on voit que beaucoup d'organes se trouvent affectés en même temps , les uns primitivement , tels que les intestins , le cerveau ou ses dépendances; les autres secondairement , comme le cœur, les poumons , le foie , la rate , le système lymphatique , la peau.

Ces symptômes primitifs se voient aussi dans la fièvre jaune, le typhus, le choléra-morbus ; mais chacune de ces affections se distingue par des symptômes secondaires qui lui sont propres : c'est ainsi que la stupeur appartient plus particulièrement au typhus ; le vomissement noir, l'ictère à la fièvre jaune ; des bubons, des charbons, des pustules à la peste ; la cyanose, les crampes, les déjections par le haut et par le bas de matières blanches, liquides, floconneuses, au choléra-morbus. La peste est, pour moi, une gastro-céphalite compliquée, selon les circonstances, de l'inflammation des poumons ou du cœur, du foie, des conduits biliaires, de la vésicule, de la rate, et presque toujours des glandes lymphatiques, des aisselles, du cou ou des aînes.

C'est au moyen de l'air que la maladie se répand d'un lieu dans un autre, et si l'on veut admettre, avec Sophianopoulo, une atmosphère cholérique, on peut bien aussi en admettre une pestilentielle. Il est à désirer que des expériences soient faites sur l'air expiré par des pestiférés. Quelle est la cause première de la peste ? Elle nous échappe ainsi que celle du choléra ; mais il existe beaucoup de causes prédisposantes, telles que le vent du sud, une chaleur humide, la malpropreté, les excès dans le vin, le coït, une grande misère, les privations, des évacuations excessives, de grandes fatigues, l'habitation dans des lieux bas et humides, étroits et mal aérés, l'entassement d'hommes dans des lieux semblables, les hôpitaux, les lazarets, etc., etc. ; la trop grande quantité de pestiférés dans des salles trop étroites, les débris de beaucoup d'animaux en putréfaction en plein air et non loin des habitations, les travaux pénibles, une sueur supprimée, la peur, le découragement, le chagrin, la nostalgie.

La peste manque de symptômes précurseurs qui lui soient

propres ; quand il en apparaît, ce qui n'arrive pas toujours, ce sont ceux des fièvres inflammatoires, gastriques, typhoïdes. Ces symptômes sont très-variés, parfois légers, d'autres fois très-violents.

On peut distinguer trois périodes dans cette maladie : la première, d'inflammation, dure ordinairement trois, quatre à cinq jours et s'annonce par un frisson violent, mais de peu de durée. La face devient pâle ou rouge ; les yeux sont rouges ou hagards, le regard est fixe, tranquille ou sombre ; les traits paraissent altérés profondément et portent l'empreinte de la souffrance et de l'agitation. Les malades éprouvent un bourdonnement dans les oreilles et même de la surdité, des douleurs aiguës au-dessus des sinus frontaux, à la région occipito-frontale, le long du rachis ; il paraissent être dans une espèce d'ivresse ou ils éprouvent du délire ; ils se plaignent d'une forte chaleur à l'intérieur. La langue est sèche ou humide, blanche ou jaunâtre, mais fréquemment rouge, surtout à sa pointe et sur ses bords ; la soif est ordinairement très-vive, l'haleine fétide et repoussante. Des douleurs plus ou moins vives se font sentir dans le tube intestinal, souvent à la région épigastrique ; elles sont accompagnées de vomissemens de matières blanches, jaunes ou verdâtres, ou de déjections par le bas de matières analogues ; souvent aussi il y a constipation ; l'urine est naturelle, rouge, sanguinolente ou trouble et sédimenteuse ; presque toujours la repiration est gênée.

Tels sont les symptômes de la première période, qui se termine assez souvent favorablement, quand elle est légère ; d'autres fois aussi les malades succombent au fort de l'épidémie, ayant éprouvé des symptômes d'ataxie ou d'adynamie, accompagnés ou non de bubons, charbons ou pétéchies.

La deuxième période, ou exanthémateuse , arrive vers le cinquième ou sixième jour et même avant cette époque, dans certaines circonstances ; elle s'annonce par des douleurs sourdes dans tout le corps , mais plus particulièrement dans les endroits où résident le plus de glandes , comme aux aînes, au cou , sous les aisselles , à la face interue et supérieure des cuisses. Ces douleurs deviennent de plus en plus vives et précèdent constamment l'apparition des bubons et des charbons.

Lorsque la maladie est arrivée vers le milieu de cette seconde période , tout porte à croire qu'elle doit se terminer heureusement. On voit apparaître un, deux ou trois bubons, rarement un plus grand nombre ; ils ont leur siège dans les glandes lymphatiques ; ils s'annoncent par une élévation dure, qui augmente en raison de leur développement ; cette élévation est circonscrite et sans douleur , mais douloureuse au toucher. Les bubons se développent avec lenteur ou rapidité ; souvent ils avortent avant leur parfait développement , ce signe est presque toujours suivi de la mort ; ils durent plus ou moins long-temps , selon les progrès de l'inflammation, et se terminent par résolution (ce qui est rare), par métastase, gangrène ou suppuration.

Les charbons apparaissent en plus ou moins grand nombre, sans avoir de lieu déterminé. En général, plus ils sont nombreux, plus la maladie offre de gravité. Des individus en offrent jusqu'à huit ou dix ; ils sont d'une étendue variée et présentent une tumeur dure, circonscrite, élevée à son sommet, d'une couleur rouge, brune ou noirâtre, s'étendant aux parties environnantes. A mesure que les charbons font des progrès, les malades ressentent une douleur locale très-vive. Le sommet en est surmonté d'une très-petite pustule, pleine

36

de sérosité; cette pustule augmente promptement et se déchire quant elle est devenue large comme une pièce de dix sous. Elle donne issue à la sérosité qu'elle contenait, et laisse découvrir le fond du charbon qui est noir et s'étend rapidement; rarement on voit se terminer les charbons par résolution. Les pétéchies sont des taches qui apparaissent sur la peau , sans s'élever au-dessus; elles commencent par être rouges et deviennent ensuite brunes et même noires. Elles augmentent d'étendue en raison des progrès que fait la maladie. Ces trois symptômes, qui existent très-souvent ensemble, peuvent se manifester isolément, quelquefois même ils n'apparaissent ni les uns ni les autres. Dans ce cas la maladie est légère et se termine heureusement après les quatre ou cinq premiers jours; mais il arrive aussi qu'elle se termine par la mort, lors même que ni bubons, charbons ou pétéchies ne se sont montrés.

La troisième période a pour caractères, les symptômes propres à l'ataxie et à l'adynamie, tels que prostration des forces, assoupissement profond, ou bien délire continuel, mouvements convulsifs, hoquet, soubresauts de tendons, carphologie, fuliginosité des dents et de la langue, haleine horriblement fétide, hémorrhagie. Ces périodes empiètent quelquefois les unes sur les autres, ou bien la maladie se termine après la première ou la seconde.

La peste a une marche rapide ou lente; sa durée varie depuis quelques heures jusqu'à deux et même trois septénaires. Le diagnostic en est facile, excepté dans la première période; le pronostic est grave , mais encore doit-il varier d'après la marche de la maladie, son intensité et ses périodes, la situation du moral des individus et la médication mise en pratique dès le début. Cette maladie, quand elle est grave et abandonnée à elle-même, se termine presque toujours par la mort. Cette terminaison fâcheuse a souvent lieu aussi lors même que le traitement le mieux dirigé est employé; elle se termine le plus souvent par la santé, lorsqu'elle est légère, par les seuls effets de la nature ou par les secours de l'art. La peste peut-elle attaquer deux fois le même individu? Oui : Bertrand, Larrey, Desgenettes, Clot-Bey, Aghi-Mustapha en ont observé de nombreux exemples.

Si je voulais entrer dans les détails de chaque traitement qui a été recommandé contre la peste, soit comme préservatif, soit comme curatif, il ne me faudrait pas moins d'un volume. Massaria, dans la peste de Venise, insista sur la saignée, proscrivit entièrement les vomitifs et les purgatifs, n'ordonna tout au plus que quelques doux laxatifs, et ne voulait pas que la diète fut trop sévère. Chirac eut recours à la saignée et aux évacuants ; trop timide dans l'emploi du premier de ces moyens, il fit un trop grand abus des derniers.

Bertrand mitigea la méthode de Chirac ; comme lui il employa la saignée quand le pouls était elevé, mais trop timidement. Dès le début, il prescrivait une purgation douce, les évacuants quand il y avait des signes d'embarras gastrique, les narcotiques dans le délire, le diascordium contre la diarrhée, la potion de Rivière contre le vomissement, les toniques contre l'adynamie.

Mertens, grand contagioniste, recommandait de fuir les lieux où il y avait des pestiférés. Il faut, disait-il, que ceux qui sont obligés de les soigner par devoir ou par nécessité, se tiennent à une certaine distance de leurs lits, portent un surtout de toile gommée ou cirée, et ne les touchent qu'avec des gants de taffetas gommé, ou du moins qu'ils trempent leurs mains dans du vinaigre après les avoir touchés. Ils devront avoir dans la bouche un morceau de linge imprégné de cette liqueur. Comme moyens curatifs, il employait les sudorifiques, les évacuants, les toniques.

Samoïlowitz recommandait à peu près les mêmes moyens; il se servit en outre de la glace en frictions sur tout le corps. Ce moyen parut lui réussir dans plusieurs circonstances.

Ainsi que la plupart des médecins dont je viens d'indiquer très-superficiellement les moyens de traitement, Desgenettes eut recours à la saignée, aux évacuants, à quelques antispasmodiques, aux toniques et aux révulsifs externes. Il favorisait la maturation des bubons en les couvrant d'oignons de scelle très-chauds; il brûlait les charbons en les circonscrivant avec la pierre infernale ou le fer chaud.

Larrey employait les cataplasmes chauds et rubéfiants, ainsi que les caustiques liquides, précédés de scarifications et de l'excision des parties gangrenées.

Il faut, dit Chirac, que le médecin s'arme de courage et de sang-froid quant il approche d'un pestiféré; s'il veut éviter la maladie, il doit bannir toute crainte; il doit donner aux malades un espoir sur leur guérison, qu'il est loin d'avoir lui-même. Il doit leur taire le nom de cette redoutable affection; car l'on sait quels funestes effets produit le mot peste sur le moral de gens timorés. C'est ainsi qu'en Egypte, par des encouragements, par la dissimulation des dangers qu'ils courraient, par l'espérance qu'ils leur donnaient de retourner bientôt dans leur patrie, Desgenettes et Larrey sont parvenus à guérir plusieurs de nos malheureux soldats, qu'un abattement profond, le découragement et des chagrins moraux auraient infailliblement conduit au tombeau.

Avant d'entrer dans la description du traitement qui me paraît le plus convenable pour combattre la peste, je dois jeter

un coup-d'œil sur les rapports qui existent entre les symptômes qu'elle présente et les altérations organiques. Les fonctions des principaux organes se trouvent dérangées, et la maladie n'est si meurtrière que parce que beaucoup de ces mêmes
organes se trouvent phlegmasiés en même temps. Les uns
sont irrités primitivement, les autres sympat.quement ;
parmi les premiers, l'estomac, les intestins, l'encéphale ou
ses dépendances ; parmi les seconds, le cœur, les poumons,
les glandes lymphatiques, le foie, la rate, la peau, le tissu
cellulaire, le sang lui-même est altéré. Les lésions de ces organes sont suffisamment indiqués par les symptômes que l'on
a observés pendant la vie ; c'est ainsi que les vomissements,
la diarrhée, des douleurs à l'épigastre ou dans le reste de la
région abdominale, la rougeur de la langue ne peuvent faire
méconnaître une inflammation de l'estomac et des intestins.
Dira-t-on que le délire, l'assoupissement, un état de stupeur
ne sont pas des signes qui annoncent une irritation du cerveau ou des méuynges, ou seulement une congestion cérébrale? Le sang noir et peu coulant qu'on retire des veines ou
qu'on y voit après la mort, n'indique-t-il pas que la respiration se fait imparfaitement, qu'il y a congestion pulmonaire
et qu'il n'a pas été suffisamment oxigéné par la décomposition de l'air. Mais si l'on pratique plusieurs saignées chez le
même pestiféré, l'on remaïque qu'après la troisième ou quatrième, le sang redevient rouge et se couvre d'une coëune
inflammatoire. J'engage ceux qui me liront à faire attention
à ce signe, qui n'a été signalé que par Cholet. Les glandes
lymphatiques s'irritent, s'enflamment et viennent à suppuration; la peau et le tissu cellulaire ne sont-ils pas phlegmasiés,
phlegmasie qui est assez indiquée par la présence des charbons ou des pétéchies qui s'y forment.

Tant que la peste est légère, elle présente des symptômes communs aux autres fièvres, de sorte que le diagnostic peut être douteux ; mais lorsque la seconde période arrive, et que des bubons ou des charbons se manifestent, surtout en temps d'épidémie, il cesse d'être incertain. Deux indications sont à remplir pour le traitement de cette maladie ; la première est hygiénique, la seconde curative.

Le traitement hygiénique consiste à éloigner les causes qui déterminent la peste ; c'est ainsi qu'en temps d'épidémie, les personnes pusillanimes devront fuir les lieux où elle existe ; il faut qu'on entretienne la salubrité des rues, des villes ; qu'on enterre les débris d'animaux. On devra habiter dans des lieux secs, aérés et recevant les rayons solaires. On évitera les fortes passions, les trop grandes contentions d'esprit, une trop grande fatigue, les excès de table, les mets de difficile digestion, les excès dans le coït, la suppression de la transpiration, les boissons à la glace, les promenades après le coucher du soleil ; l'entassement des malades dans des salles trop étroites ; on y renouvellera souvent l'air ; on pourra y faire des fumigations avec les chlorures ou avec quelques plantes aromatiques.

Quant au traitement curatif, il diffère peu de celui de la fièvre entéro-adéno-céphalique, de la céphalo-gastrique. Il faut dès le début pratiquer la saignée, et la réitérer tant que la respiration n'est pas revenue à son état normal, tant que dure la congestion pulmonaire ; elle convient encore pour combattre les accidents cérébraux. Bien souvent une ou deux fortes saignées pratiquées dès le début de la maladie, l'ont fait avorter. Des sangsues au nombre de quinze à trente, ou des ventouses scarifiées, des fomentations émollientés seront appliquées sur l'abdomen, et de préférence à l'épigastre. On

aura égard aux forces , à l'âge , à la constitution des malades
et à l'intensité des symptômes de la maladie pour l'application des saignées locales , qu'on répétera du reste selon les
indications. Quelques lavements qu'on pourra parfois rendre
laxatifs , des bains généraux seront également prescrits. Ce
dernier moyen sera rejeté, s'il existe des accidents cérébraux;
dans ce cas, on appliquera des sangsues aux tempes , au cou,
derrière les oreilles , en nombre varié , selon les indications ;
une saignée au pied comme révulsive , pourra être avanta-
geuse ; les cataplasmes sinapisés , les vésicatoires volants seront appliqués aux extrémités inférieures. Si le foie ou la rate
sont vivement irrités , des sangsues à l'anus , au nombre de
vingt à trente , produiront de bons effets. Les vomissements
trop répétés , seront arrêtés sûrement par la potion anti-
vomitive de Rivière ; la glace en substance ou de petites gorgées d'une boisson très-froide , à défaut de cette substance.
Les boissons devront être données froides ; elles seront aqueuses , gommeuses ou acidulées. Quant au traitement des bubons et des charbons , je n'en indiquerai pas d'autres que
ceux de Desgenettes et Larrey, qui conviennent parfaitement.
Si la maladie a pris un caractère adynamique très-prononcé ,
il faut insister sur les potions gommeuses et les préparations
chlorurées qu'on donnera en tisane , potions , lavements ,
lotions ; on donnerait quelques cuillerées de sirop de quinquina dans le cours de la journée ; mais quant aux toniques ,
tels que le vin de Madère , de Chypre , de Malaga , aux potions éthérées, au vin de quinquina et autres moyens semblables , je ne conseille pas d'y avoir recours , et je suis étonné
que dans son mémoire sur la peste qu'il a observée à Constantinople, Cholet, qui est un médecin sorti de l'école physiologique, conseille d'avoir recours à de semblables moyens.

Les individus seront tenus à une diète d'autant plus rigoureuse , que la maladie sera plus intense ; et lorsqu'on leur permettra l'usage des aliments , ils commenceront par prendre des crêmes légères , des bouillons de veau , de poulet, de bœuf, puis du riz , du vermicelle au maigre d'abord , puis au gras , des consommés , des viandes blanches de facile digestion , des marmelades , des confitures , le racahout ; quand ils pourront commencer à faire usage du vin , on le coupera avec de l'eau de Seltz ; ils prendront des distractions agréables , iront prendre l'air de la campagne soit à pied soit à cheval.

FIN.

TABLE DES MATIÈRES.

INTRODUCTION.

CONSIDÉRATIONS SUR LA FIÈVRE EN GÉNÉRAL.

CHAPITRE I.

FIÈVRE INFLAMMATOIRE.

CHAPITRE II.

FIÈVRE GASTRIQUE.

CHAPITRE III.

FIÈVRE GASTRIQUE FOLLICULEUSE.

CHAPITRE IV.

FIÈVRE CÉPHALO-GASTRIQUE.

CHAPITRE V.

FIÈVRE ENTÉRO-ADÉNO-CÉPHALIQUE.

CHAPITRE VI.

TYPHUS ORDINAIRE.

CHAPITRE VII.

FIÈVRE JAUNE.

CHAPITRE VIII.

CHOLÉRA-MORBUS ÉPIDÉMIQUE.

CHAPITRE IX.

PESTE.

FIN.

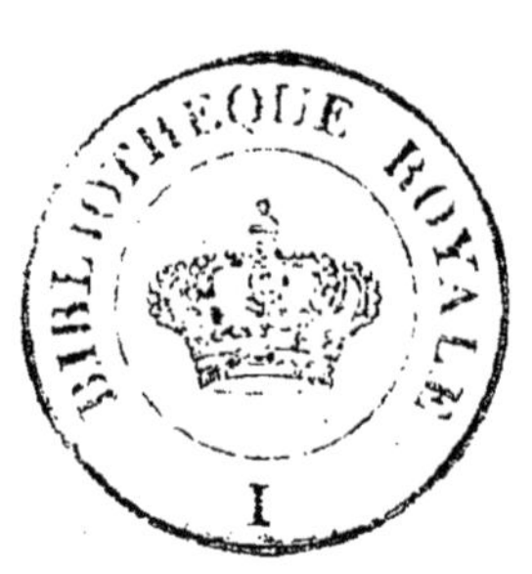

ERRATA.

Page xvij. Ligne 13. *Au lieu de* cépholo, *lisez :* céphalo.
  xxj.   17.   —   le,   — les.
  Id.   23.   —   effusion,   — affection.
  28.   14. *Au lieu de* névroso, *lisez :* nervoso.
  40.   25.   —   septinaire,   — septénaire.
  116.   28.   —   transports,   — · accidents.
  127.   9.   —   fusions,   — affusions.
  129.   23.   —   céphalalgie,   — carphologie.
  134.   24.   —   ulcérations,   — perforations.
  135.   5.   —   mésintériques, — mésentériques.
  Id.   7.   —   ulcérée,   — altérée.
  136.   21.   —   résobsion,   — résorbtion.
  147.   9.   —   marquée,   — masquée.
  150.   10.   —   Frascator,   — Fracastor.
  157.   31.   —   cœur,   — cœcum.
  195.   30.   —   couronne   — couenne.
  264.   1.   —   la soude de potasse, *lisez :* la soude, la potasse.
  2.6.   10.   *Retranchez le mot est.*
  218.   5.   —   un seul plusieurs bubons. *lisez :* d'un seul ou plusieurs bubons.
  Id.   7.   —   naissacce,   — naissance.
  235.   5.   —   alumine,   — albumine.
  256.   15.   —   cortale,   — costale.
  280.   12.   —   Scelle.   — Scille.

A la page 218. chapitre VIII, *au lieu de* chapitre VII, et à la page 260, chapitre IX, *au lieu de* chapitre VII.